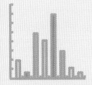 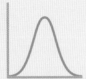   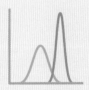

基本からわかる

看護統計学入門

An introduction to Nursing Statistics

第2版

大木秀一 著

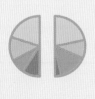 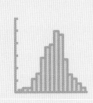 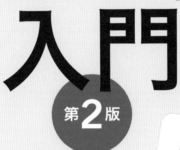 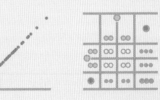

医歯薬出版株式会社

This book is originally published in Japanese
under the title of :

KIHON-KARA WAKARU KANGOTOUKEIGAKU NYUMON
(An introduction to Nursing Statistics)

OOKI, Syuichi
    Former Professor, Ishikawa Prefectural Nursing University

© 2008 1st ed.
© 2016 2nd ed.

ISHIYAKU PUBLISHERS, INC.
    7-10, Honkomagome 1 chome, Bunkyo-ku,
    Tokyo 113-8612, Japan

改訂にあたって

　初版を上梓してから8年がたち，今回，第2版として改訂することになりました．おかげさまで，初版は好評をもって受け入れていただき，9回の増刷を果たしました．この間にも明らかな誤記や，その他さまざまな小修正を行ってきました．

　看護系の論文の査読をしていると，記述統計の方法および推測統計の仕組みに対する初歩的な理解が不十分と思われるのに，いきなり多変量解析（とくに回帰分析，分散分析）を実施するものがあります．統計学の初歩的な考え方を知らないために，学術論文を正しく読めないばかりでなく，せっかく時間と労力をかけて行った看護研究が，世に出ることなく終わることもあります．統計解析には歴史に裏打ちされた，一定の順序（方法論）があります．統計学は確かに高等数学に不慣れな人にとっては，難しい部分があると思います．しかし，基本的な原理や考え方を理解するには，必ずしも高度な数学知識は必要ありませんし，そこに割いた時間は，後で何倍にもなって返ってくると思います．

　今回の改訂にあたり，推測の仕組みを一つのストーリーとして理解できるようにすることに最大の努力を払いました．これが本書の特徴といってもよいと思います．実際には，推測の原理など知らなくても統計解析ソフトを使えば結果は出てきます．しかし，それでは，自分の分析結果に自信がもてないでしょうし，何よりも統計学を学ぶという楽しみが半減するように思います．基本的な執筆方針は初版と変わっていません．わかりやすい内容だけを選んで説明するなど内容の質を下げることはしていません．全体的な流れやつながりを意識して執筆しています．

　以上をふまえて，今回改訂するにあたり重視したのは次の3点です．①全体を通じて「量的な看護研究のきほん」（医歯薬出版）と重複する内容は大幅に削除し，より"統計学"に絞った内容としています．②章立てを5部構成にし，とくに記述統計と推測統計を分けて配置しました．③学習の効率を上げるために相互参照をできるかぎり多くしました．

　最後に，いつもお世話になっている医歯薬出版第一出版部の編集担当者の方々に厚くお礼申し上げます．わかりやすい教材にするためのさまざまな工夫にご尽力いただきました．また，図表の作成・文章校正など煩雑な作業の大半はアシスタントの大間敏美さんにお願いいたしました．金城大学看護学部在宅看護学講座の彦聖美教授には，著者が直接指導する機会のあった元同僚の立場から，本文を何度も通読していただき，さまざまなコメントをいただきました．ご協力に感謝申し上げます．また，一人ひとりのお名前を書きあげることはいたしませんが，本書を熱心にお読みくださり，有益なアドバイスをお寄せくださいました同業の先生方にも深くお礼申し上げます．

2016年7月

大木秀一

はじめに

　統計学は看護学を含めてあらゆる研究分野，さらには日常生活で使われています．統計による数字の情報は，理論的で客観的な印象を与え，多くの人を信用させます．そのため，逆に，誤った解釈や誤解で数字の情報に惑わされる場合もみられます．統計学の基本的な考え方を知ることで生活のさまざまな場面での視野が広がるのではないかという期待があります．

　看護教育の高度化，看護研究の推進やEBN（根拠に基づいた看護）の実践が時代の流れになっている現在，統計学の基本的な知識と最低限度の分析技術の習得は必須の課題となっています．看護統計学とは銘打っていますが，看護学の領域ではまだ看護統計学と呼べるだけの個別に特化した発達は見せていません．これは将来的な課題といえるでしょう．

　実際に，統計学を教えたり，研究指導を行っていて強く感じることは，基本的な事項がよく理解できていないのに複雑で難しい分析に手を出しすぎているということです．結果を急ぐあまりに，大切なことを素通りしている感じです．基本的なデータの読み方をしっかりと身につけていれば，データの特徴はかなり鮮明に伝えることができます．

　本書は看護系の学部学生，大学院生だけでなく，看護研究を実践・指導する人までも対象にした統計学の入門書です．統計学的な考え方の基本を概観できるような内容にしてあります．これから統計学を学ぶ人には，知識と考え方を身につける役に立つと思います．看護研究で統計を実践したことがある人には，改めて統計学の流れを学ぶ機会となり，統計学をより深く理解し，今までの研究における統計学の位置づけに新たな発見を見いだすことができると思います．

　統計学のテキストは本当に数多くあります．実際には，テキストによって内容や項目に大差はありません．しかし，統計学の重要事項と抽象的な考え方をわかりやすく具体的に伝えることが難しいため，難解に思う人や，数式が出てくることで苦手意識だけが先に立つ人も多いと思います．本書を執筆するために，一定の評価を得ている初級から中級レベルのテキストを集中的に読んでみました．専門分野によって強調したい内容にはかなり差があります．また，素晴らしい内容・ハッとさせられるような内容が書かれていても，それが強調されていないため，読者に伝わらないのではと思うことも多くあります．執筆者には当たり前すぎる事実でも，それに気がつくには一定以上の知識レベルが必要だと感じます．

　統計学を学ぶことと統計解析手法に慣れることは別のことです．看護系向けのExcelでの分析方法や統計解析ソフト（SPSSなど）の使い方といったテキストは山ほど出ています．手順どおりに進めていけば結果として数値が出てくるハウツウ本は実践の近道のように感じられるかもしれません．一方，看護系の統計学のテキストで基本的な考え方を書いたものはあまり多くはありません．まずは，統計学的な考え方の基本を身につけることが必要だと考えます．基本がしっかりと身につけば，その後の知識の習得は比較的容易ですし，考え方自体は，一生活

用することができます．

　本書では，統計学の基本的な考え方が理解できるように流れを重視し，なるべく各章ごとに内容が分断されないように意識しました．特に，抽象的で理解がしにくい推測統計の考え方の基本となる部分を，繰り返しできるだけわかりやすく解説しました．しかし，わかりやすさだけに重点を置き内容のレベルを落とすことはしていません．そのため，やや高度な内容に触れている部分もありますので，初読では理解し難い部分もあるかもしれません．統計学の基本となる考え方を習得するためには，やはり最低限の苦労は必要になります．最初は読み飛ばすくらいの気持ちで，とにかく何度か通読して全体的な考え方の流れを理解するようにしてみましょう．

　文章は平易をこころがけ，図表を多く用いてイメージからの理解を深められるようにしました．従来のテキストでは数式の列記にとどまることが多い部分を数式が意味する内容の理解を目標にして，できるだけ詳しく解説しています．突然数式が降って湧いてくるような解説は必要最小限にとどめています．高度な数学の知識がなくても理解できるようにしてあります．本来，計算練習問題や実践問題があったほうがよいのかもしれませんが，統計解析ソフトを使えば求められることは省いて，考え方の解説を重視しました．

　本書を読んだ後で，統計学的な考え方をもって，健康情報に接したり，研究に取り組めれば本書の目的はある程度は達成されたと思います．統計学の知識は日常生活で活用してこそ意味があるといえます．本書の内容を確実に理解しておけば，その後どのようなステップを踏むにしても比較的習得が楽になるのではないかと期待しています．

　最後に，今回の企画の実現にご尽力いただいた医歯薬出版第一出版部の編集担当者の方々に厚くお礼申し上げます．わかりやすい教材にするためにいろいろとご辛労いただきました．また，図表の作成・文章校正など煩雑な作業の大半は山梨大学の大間敏美さんにお願いいたしました．短い執筆期間で出版できましたのもそのご協力のおかげです．感謝申し上げます．

2008年10月

大 木 秀 一

目次

改訂にあたって ……………………… *iii*
はじめに ……………………………… *iv*
本書の基本構成 ……………………… *1*
(Column) ナイチンゲールと統計学 …… *4*
(Column) ベイズ統計学について ……*214*

第1部　統計学の基礎　5

❶ 統計学とは　6

統計学ってなんだろう ……………………… 6
統計学と数学 ………………………………… 6
統計学の歴史と発展 ………………………… 7
学問領域ごとの統計学の発展 ……………… 7
統計学の学習ポイント ……………………… 8

❷ 基本的な用語とデータについて　9

本書で使う基本的な用語 …………………… 9
データの種類の特徴をつかみましょう …… 10
尺度水準とデータの分類 …………………… 11
尺度水準 ……………………………………… 11
質的データと量的データ …………………… 13
離散データと連続データ …………………… 14
量的データの質的データへの変換 ………… 14

❸ 記述統計と推測統計の区別　16

記述統計と推測統計 ………………………… 16
記述統計とは ………………………………… 16
推測統計とは ………………………………… 18
記述統計と推測統計の学習目標 …………… 19
標本あるいは統計量という用語について … 19

データの種類と学習目標 …………………… 20
1変数と2変数 ……………………………… 21

第2部　記述統計　23

❹ 1変数の記述統計
―データの図表化と数値要約　24

図表化と数値要約による
　データの要約とその特徴 ………………… 24
質的データと量的データの要約の概要 …… 25
質的データの図表化 ………………………… 25
量的データの図表化 ………………………… 25
度数分布表の作成手順 ……………………… 25
ヒストグラムの作成 ………………………… 28
累積度数や累積相対度数が役立つ場合 …… 28
階級の個数の設定方法 ……………………… 29
ヒストグラムから何を読み取るのか ……… 29
ヒストグラム以外の図示の方法（参考） … 32
分布の特徴を数値要約します …………… 32
代表値―分布の中心傾向 …………………… 33
パーセンタイル（百分位）（参考）………… 34
質的データの数値要約（参考）…………… 34
散布度―ばらつきの指標 …………………… 37
数学的な証明（参考）……………………… 39
変動係数―平均値が異なる場合のばらつきの
　比較の指標 ………………………………… 43
標準偏差の意味 ……………………………… 43
異なる分布の比較 …………………………… 43
平均値と中央値の数学的な意味（参考）… 44

平均値と標準偏差の提示が適切でない
　場合 ………………………………………… 44
歪度〈わいど〉と尖度〈せんど〉
　—分布の形状の指標 ………………………… 45
推測統計につながる重要な考え方 46
データの線形変換と平均値・分散 ………… 46
標準化と標準得点 …………………………… 48
度数分布表から平均値と分散を求めます … 48
ヒストグラムで縦軸に何を選べばよいで
　しょうか …………………………………… 50
究極のヒストグラム ………………………… 51
量的データにおける理論的な分布曲線 …… 52

5　2変数の記述統計
　—変数間の関係を探る　　54

2変数を同時に扱うこと …………………… 54
2変数の扱い方 ……………………………… 54
関連・相関・関係 …………………………… 55
質的2変数の関連 55
クロス集計 …………………………………… 55
クロス表の基本用語 ………………………… 56
クロス表の縦と横の変数および相対度数 … 57
質的2変数の関連の図示 …………………… 57
質的2変数の関連の考え方 ………………… 57
クロス表を理解するための
　独立と関連の例 …………………………… 58
質的2変数が独立な状態を数式で
　表します …………………………………… 58
観測度数と期待度数 ………………………… 60
クロス表の関連の指標 ……………………… 60
シンプソンのパラドックス（参考） ……… 61
クロス集計以前の非合理的な判断 ………… 62
量的2変数の図表化 64
散布図 ………………………………………… 64
相関表 ………………………………………… 66
量的2変数の関係の数値要約—相関分析 … 66

一般的な式（参考） ………………………… 69
対象数や単位に依存しない指標
　（無名数）（参考） ………………………… 70
高校数学の知識で相関係数を理解したい人の
　ために（参考） …………………………… 70
量的2変数のやや高度な分析—回帰分析 … 73
回帰の意味（参考） ………………………… 75
**質的データ（名義尺度）と量的データの
　関係の指標**—相関比 77
相関比のイメージ …………………………… 79
統計用語の名称に関する補足（参考） …… 79
分散分析 80
平方和の分解 ………………………………… 80
今後の学習に向けて ………………………… 81

第3部　推測統計への準備　83

6　推測統計を学ぶための準備
　—確率について　　84

統計学における確率論とは ………………… 84
確率・確率変数・確率分布 85
確率（probability） ………………………… 85
確率変数と確率分布 ………………………… 86
確率分布 87
離散型の確率変数の確率分布 ……………… 87
連続型の確率変数の確率分布 ……………… 87
確率変数の平均値（期待値）と分散 89
求め方 ………………………………………… 89
性質 …………………………………………… 90
母集団のモデルになるさまざまな確率分布 91
離散型の確率分布 …………………………… 92
連続型の確率分布 …………………………… 94
生物学的特徴に正規分布を当てはめる
　理由（参考） ……………………………… 95
面積95％区間について（補足） …………… 98
確率変数の和と期待値の性質 100
確率変数の和 ………………………………… 100

√n 法則（参考） ... 104
正規分布の再生性 ... 104
正規分布の再生性の具体例（参考） ... 104
二項分布―比率の問題を考える基本 ... 106
大数の法則と中心極限定理 ... 107

7 推測統計の基本的な考え方
―部分から全体を推測する仕組み
112

推測統計を学習するにあたって ... 112
推測統計に必要な考え方の概要 ... 113
母集団と標本 ... 113
母集団に関して（補足） ... 114
標本調査が必要になるわけ ... 115
有限母集団と無限母集団 ... 115
母数と統計量 ... 116
統計学で推測できること ... 116
標本の選び方 ... 117
確率変数としての標本 ... 117
標本の実現値 ... 118
母集団をデータの発生装置と考えます ... 119
標本誤差 ... 119
人は標本がばらつくことを無意識に知っています（参考） ... 120
母集団の分布と標本データの分布 ... 121
母集団の分布（母集団分布） ... 121
母集団の分布の具体的なイメージ ... 122
母集団の分布が連続型の場合のイメージ ... 123
母集団の特徴を表す値と推測に使う値 ... 124
母集団の平均値と分散 ... 124
標本平均と標本分散 ... 124
標本分散と不偏分散（補足） ... 124
統計量の分布
―推測の基本となる最も重要な考え方 ... 125
母集団分布と標本分布の関係 ... 126
標本平均の標準誤差
―平均値の分布のばらつき ... 127

標準偏差と標準誤差 ... 127
標準誤差の解釈 ... 127
ばらつきに関する用語の整理 ... 129
推測の仕組みを考える場合の数学的基本
―定数と変数の区別 ... 130
パラメトリックとノンパラメトリック ... 130
パラメトリックな場合 ... 131
ノンパラメトリックな場合 ... 131

8 正規母集団の標本分布
132

正規母集団ないし正規近似による推測統計 ... 132
正規母集団の特徴 ... 133
正規母集団の標本平均・標本分散の標本分布 ... 133
正規母集団の1標本問題
―母数推測の4つのパターンと標本分布 ... 134
パターン1：母分散が既知のときの標本平均の標本分布―母平均の推測 ... 134
パターン2：母平均が既知のときの標本分散の標本分布―母分散の推測 ... 135
パターン3：母平均が未知のときの標本分散の標本分布―母分散の推測 ... 138
パターン4：母分散が未知のときの標本平均の標本分布―母平均の推測 ... 139
t分布の発見（参考） ... 142
正規母集団の標本平均と標本分散の標本分布のまとめ ... 142
標本比率の標本分布
（二項分布の正規近似の応用） ... 143
標準誤差に基づく標本サイズの見積もり ... 143
正規母集団の2標本問題 ... 144
独立な2群の標本平均の差の標本分布
（対応がない場合の母平均の差の推測） ... 144
母分散が未知で大標本の場合（参考） ... 145
正規母集団の標本分散の比の標本分布

（F 分布） ……………………………… 146
標準正規分布・χ^2 分布・t 分布・F 分布の関係
　　（参考） ………………………………… 148
正規母集団で対応のある場合の平均値の差
　　（前後比較） …………………………… 148
平均値に関する推測のまとめ
　　—標準化と面積 95% 区間 ……………… 149
標本サイズと t 値の関係（参考） ………… 149
さまざまな確率分布（母集団分布と標本分布）
　　の関係 …………………………………… 149
量的な 2 変数の関係の推測 ………………… 151

⑨ 推定と検定を具体的に考えてみる　152

母集団分布が既知の場合を考えてみる
　　（発想の転換） ………………………… 152
問題設定 ……………………………………… 152
区間推定
　　—母平均のありそうな区間を求める … 153
検定—母平均 160cm が正しいのか確率的に
　　確かめる ………………………………… 156
推測統計の基本的な考え方のまとめ ……… 159
現実の標本調査では ………………………… 160
推定と検定に向けて ………………………… 160

第 4 部　推測統計（推定と検定）　161

⑩ 推定—母数の存在する範囲を確率的に推定する　162

推定とは ……………………………………… 162
点推定と区間推定 …………………………… 163
点推定—母数のより良い推定量とは ……… 163
区間推定の基本用語 ………………………… 164
　　区間推定の具体的な方法 ……………… 166
平均値に関する区間推定に使う 1 次不等式
　　…………………………………………… 166

面積 95% 区間から 95% 信頼区間へ
　　—統計量からみるか母数からみるか … 167
95% 信頼区間の意味 ………………………… 168
正規母集団の母数の区間推定の 4 パターン
　　…………………………………………… 169
パターン 1：母分散が既知のときの母平均の
　　区間推定 ………………………………… 169
パターン 2：母平均が既知のときの母分散の
　　区間推定 ………………………………… 170
パターン 3：母平均が未知のときの母分散の
　　区間推定 ………………………………… 170
パターン 4：母分散が未知のときの母平均の
　　区間推定 ………………………………… 172
母比率の区間推定 …………………………… 173
2 標本問題—母平均値の差の区間推定 …… 173
　　母分散が等しい場合 …………………… 173
　　母分散が等しいと仮定できない場合 … 174
区間推定の精度の評価 …………………… 174
母数の既知と未知と推定精度 ……………… 174
標本サイズと推定精度 ……………………… 175
標本の大きさ（調査対象数）の見積もり方（参考）
　　…………………………………………… 175

⑪ 検定（統計的仮説検定）—仮説の正しさを確率的に判断する　176

もう一度区間推定と検定ついて …………… 176
検定の発想—1 ………………………………… 176
検定の発想—2 ………………………………… 177
検定の手順 …………………………………… 178
ステップ 1：仮説を立てる
　　（"差なし"仮説と"差あり"仮説） … 178
ステップ 2：検定に使う標本統計量
　　（検定統計量）の選択 ………………… 179
ステップ 3：仮説の正否の判断基準となる確率
　　（有意水準）の決定 …………………… 179
ステップ 4：実際のデータから検定統計量の

実現値を求めます ……………… 180
ステップ5：仮説の判断 ……………… 180
有意確率（p値）について ……………… 181
両側検定と片側検定 ……………… 182
検定の実際（パラメトリックな場合）…… 182
　1標本の母数の検定 ……………… 182
　2標本問題 ……………… 185
χ^2分布を用いた質的データに対する
　ノンパラメトリックな検定
　　（いわゆるχ^2検定）……………… 186
適合度の検定 ……………… 187
4分クロス表の独立性の検定 ……………… 188
$\chi^2(1)$の右側5%が4に近い理由（参考）…188
クロス表の独立性の検定 ……………… 189
χ^2検定と両側検定・片側検定（補足）… 189
適合度や独立性の検定にχ^2分布を
　利用できるわけ（参考）……………… 190
順序尺度で表された質的データの
　関連（参考）……………… 191
クロス表のセルの度数が少ない場合の問題
　……………… 191
多重比較（参考）……………… 191
検定の本質的な限界
　——正しく理解するために ……………… 191
検定の非対称性 ……………… 192
2種類の過誤——αエラーとβエラー ……… 192
αエラーとβエラーの記憶の仕方（参考）… 195
検出力分析（発展）……………… 196
推測統計のまとめ
　——区間推定と両側検定の類似と相違 ……… 197
統計的な推測における間違いとは ……… 198
平均値に関する統計量の式の構造を
　正しく理解しましょう ……………… 198
区間推定と両側検定の結果の解釈 ……… 199
検定の結果と推定の結果の情報量の違い … 200

第5部　まとめ（統計学の理論と実際の調査研究について）203

 統計学の理論と現実の調査研究のギャップを考える 204

理論と現実のギャップ ……………… 204
推測統計学的な概念の問題 ……………… 206
　母集団の具体的なイメージをもつ ……… 206
　母集団からの対象の代表性と結果の一般化
　……………… 206
　母集団の再設定を考える ……………… 206
　無限母集団からの無作為抽出とは ……… 207
　標本調査の本質的な意味（参考）……… 207
　無作為抽出は本当に可能なのだろうか … 208
　母集団は厳密には正規分布に従わない … 208
　統計解析の前提条件をどこまで考えるか … 209
　統計解析の目的を考える ……………… 209
　確実な記述統計の重要性 ……………… 209
統計学を超えた問題 ……………… 210
　量的な調査研究のなかでの統計学の位置づけ
　……………… 210
　実際的な解釈は統計学的な解釈に優先します
　……………… 211
　統計学で扱える誤差——統計学の限界 ……… 211
　道具としての統計学の有用性 ……………… 212
統計学の学習目標と今後の学習に向けて … 212
『量的な看護研究のきほん』へ ……………… 213
『基本からわかる看護疫学入門（第2版）』へ
　……………… 213

参考文献 ……………… 215
索引 ……………… 216

本書の基本構成

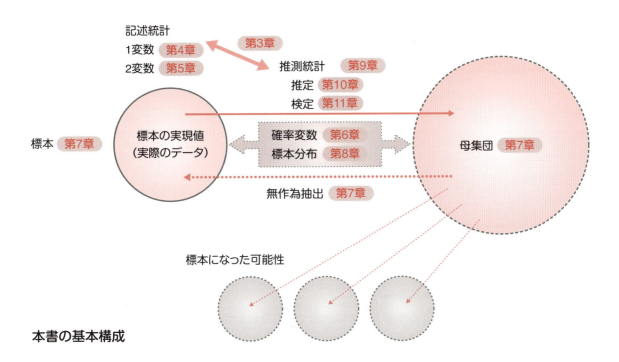

本書の基本構成

　本書は5つの部，12の章で構成されています．　第1部　で統計学全般の基礎的な事項を解説した後で，　第2部　で記述統計を説明します．　第3部　で推測統計の準備となる知識を解説し，　第4部　で具体的な推測統計の手法である推定と検定を解説します．　第5部　はまとめの意味で，統計学を実際の看護研究に用いる際に問題となる諸点について解説します．

第1部　統計学の基礎

　第1章　看護研究において統計学が必要となる理由について考えます．統計学ほどさまざまな分野で用いられている方法論も数少ないでしょう．数字を集めて集団の特徴を表すことの意味について示します．現在では，統計学は利用される分野ごとにさまざまに進化しています．手段としての統計学（統計解析）は自分の考えを客観的に述べる道具となり，知識としての統計学は，正しい判断を下す場合の道具となります．

　第2章　統計学の基本用語について学びます．変数（データ）とはなにか．また，どのように分類されるのか．量的データと質的データの区別，データを測定する尺度水準について学びます．データの種類（性質）によって，その後の集計方法や分析方法が決まるのでこの区別は重要です．

　第3章　記述統計（統計的記述）と推測統計（統計的推測）という2つの考え方を解説します．この区別を正しくつけることは統計学を理解するうえで非常に重要です．得られたデータを用いて現状を客観的・効率的に記述するのが統計的記述です．一方，わずかなデータからその背後にある集団の性質を一般化するのが統計的推測です．統計学は部分から全体を推測する技術の発展によってその応用範囲が飛躍的に広がりました．ただし，しっかりとした記述統計の基礎があってこそ推測統計が有効活用できます．

第2部　記述統計

第4章　1変数の記述統計の解説をします．データを整理する方法は図表化と数値要約に大別されます．それぞれの特徴を知り，使い分けることが大切です．量的データについて，度数分布表を作成しヒストグラムで図示し，その意味を理解することは推測統計への橋渡しとなります．分布の"中心・ばらつき・形状"を数値要約して客観的・効率的にデータを示すことも重要です．

第5章　2変数の記述統計の解説をします．2つの変数の関係を調べる統計的な手法です．量的な2変数では，散布図をもとにした相関と回帰の考え方が基本となります．質的な2変数は，クロス集計という形で要約されます．1変数から2変数になるだけでその応用範囲は飛躍的に拡大します．2変数の記述に対する知識は，その後の複雑な統計手法を理解するための基礎となります．

第3部　推測統計への準備

第6章　推測統計の準備として確率論の解説をします．具体的な標本データとその背後にある母集団を結びつける仕組みが確率という考え方です．記述統計の手法と対比すると効率的に学ぶことができると思います．確率変数，確率分布，確率分布の期待値（平均値）や分散などの基本事項について述べるとともに，ベルヌーイ分布・二項分布，正規分布という推測の基本となる分布を示します．あわせて，大数の法則と中心極限定理という推測統計を支える重要な定理を紹介します．

第7章　確率論をふまえたうえで，具体的に母集団と標本を連結する考え方を解説します．母集団自体も確率分布し，そこから確率的に（無作為に）標本が選び出されます．具体的なデータは確率変数である標本の実現値です．その仕組みがわかれば，"部分から全体を推測する"発想法に対する理解が深まります．推測統計は未知の母数を予測する技術であるため，なかなか実感をともないません．しかし，そこには数学的な前提条件があります．その理論的な枠組みについて解説します．

第8章　標本分布について解説します．標本統計量（標本平均・標本分散）も，繰り返し求めると一定の分布を示します．これが標本分布（標本統計量の分布）です．母集団と標本の概念上の仲介役が確率であるとすれば，具体的な仲介役は標本分布といえます．χ^2分布，t分布，F分布は標準正規分布から誘導される標本分布です．母集団に正規分布を仮定すると推測統計の理論も応用も見通し良く説明できます．正規母集団について理解することが，具体的な推定・検定の基本となります．

第9章　"母集団の分布が具体的にわかっていたら"という逆転の発想をもとに統計的推測の考え方を解説します．推測統計が理解しにくいのは，考え方が抽象的・仮想的なためです．現実には母集団が未知なので標本から母集団を確率的に推測するしかありません．推測結果の真実は不明なので，一定の確率（頻度）で起きる間違いをあらかじめ許容することになります．

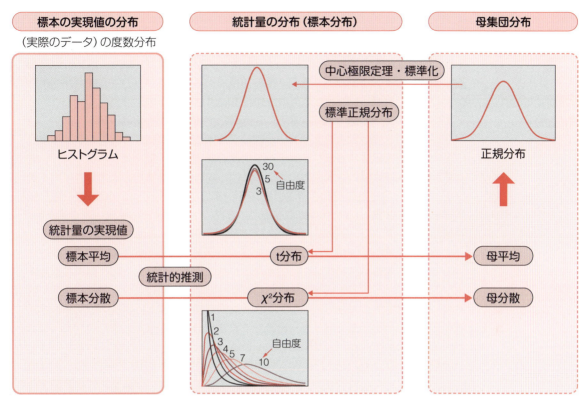

正規母集団からの標本による推測統計の仕組み

第4部　推測統計（推定と検定）

第10章　推定について解説します．推定では，標本の情報をもとに一定の判断基準に基づいて母集団分布の母数（母平均・母分散・母比率など）を一点あるいは区間として定めます．**第3部**が理解できていれば実際には，標本分布の面積95％区間を利用して簡単な不等式を解く作業に過ぎません．情報量が多い量的な推測であり，統計学のエッセンスといえます．基本レベルでは正規母集団ないし近似による正規分布を仮定した推定を考えます．

第11章　検定について解説します．検定では，統計的な仮説を立てて，観察結果と仮説の"ずれ"を検定統計量の分布で表し，実際のデータから得られる検定統計量の実現値をもとに，このずれが偶然に起こりうるものか，そうとはいえないのかを確率的に判断します．検定は質的な（二者択一的な）推測です．多くの場合，区間推定と両側検定は表裏一体の関係にあります．推測に伴う2種類の間違い（過誤）についての理解も深めます．

第5部　まとめ（統計学の理論と実際の調査研究について）

第12章　実際の調査研究をする場合に，純粋に数学的な理論として構築された統計学をどのように用いればよいのかを解説します．統計学を実際に用いる場合には，現実をふまえて多くの"みなし"を行っています．実際のデータと推測統計学の前提条件のずれを丹念に検討することが，結果の過度の一般化を防ぎ正しい考察へとつながります．

Column

ナイチンゲールと統計学

　近代看護学の祖とされるフローレンス・ナイチンゲール（1820～1910）は「白衣の天使」のイメージが強すぎて，他の功績が見落とされがちです．彼女が近代統計学の発展に貢献したことは意外と知られていません．

　イギリスの上流階級の裕福な家庭に生まれたナイチンゲールは，語学，歴史，哲学などの教育を受け教養を高めていきました．また，幼少時から各国を旅する機会に恵まれ，各国のさまざまな統計データに関心をもちました．アドルフ・ケトレは統計学の理論を人間の社会現象の理解に応用しようとした最初の人物です．ナイチンゲールはこの有名な統計学者を信奉していました．そして，20歳のときに，数学を本格的に勉強し，20代半ばになると，看護の仕事に興味を持ち，34歳のとき，看護団を率いてクリミア戦争のスクタリ野戦病院の臨床現場に向かいました．

　そこでナイチンゲールは"ランプ・オブ・レディ"として昼夜働くのですが，兵士の多くは，戦傷や栄養失調，疲労困憊よりもむしろ，野戦病院の不衛生な環境によって亡くなっていると，彼女は確信します．戦後，このことを実証する作業を著名な人口統計学者ウィリアム・ファーらと共同で開始します．ナイチンゲールは死亡率の変化と衛生状態の関係を一目瞭然に表す独自の図を考案しました（ナイチンゲール博物館〈http://www.florence-nightingale.co.uk〉によれば，本来"コウモリの翼（Bat's wing）"とよばれるダイアグラムですが，日本では"鶏のトサカ（Coxcomb）"とよばれることが多いです）．そして，統計による客観的な数値データで国に訴え，その事実を納得させました．ナイチンゲールが統計学や衛生統計に並々ならぬ情熱を傾注したのは，真実を多くの人に知らせ，同じ過ちが繰り返されるのを防ぐためです．"病人を救うのは，宗教者の愛よりも衛生環境である"と語るように，彼女の思想は経験主義にもとづいています．また，目的達成のために，上流階級の人脈を利用する実践家・政治家でもありました．ナイチンゲールの実像は，必ずしも単なる博愛主義者ではなかったようです．

　白衣の天使として，ランプを掲げて負傷兵の夜回り・看護をするだけでは決して死亡率は改善されなかったことでしょう．こうした献身的な行為に加えて，統計学を有用な「道具」として利用して客観的に院内の医療の質や現状を報告し，その対策を提案して実行に移しました．その結果，多くの英国民に支持されたのです．こうした，実践活動は現在でこそ"根拠に基づく医療"（Evidence-based Medicine；EBM）さらには"根拠に基づく看護"（Evidence-based Nursing；EBN），"根拠に基づく実践活動"（Evidence-based Health Practice；EBHP）として，一般的になっていますが，ナイチンゲールはその先駆者だったのです．

　看護統計を学び，ナイチンゲールのように，統計学を有用なツールとして活用し，研究や実践活動に応用していきましょう．なお，ナイチンゲールは"英国陸軍の衛生改革への統計的手法の活用"という業績が認められて，1858年には王立統計学会の会員に推薦されています．そして，1874年には，米国統計学会の名誉会員にも選ばれ国際的栄誉に輝きました．

●**参考文献**：丸山健夫．ナイチンゲールは統計学者だった！．日科技連，2008．
多尾清子．統計学者としてのナイチンゲール．医学書院，1991．

第1部
統計学の基礎

1—統計学とは
2—基本的な用語とデータについて
3—記述統計と推測統計の区別

第1部　統計学の基礎

統計学とは

Point

1. 世の中で起こる現象の多くは不確実でばらつきがあります．こうした現象の背景に潜む法則性や一般的な規則を導き出すには，データを数多く集めて分析する統計学的な方法が有効です．
2. 統計学を学ぶ目的は，統計解析ソフトを使えるようになることではありません．より良い看護実践に役立つ科学的根拠を与える便利な道具だから統計学的な考え方を学ぶのです．

統計学ってなんだろう

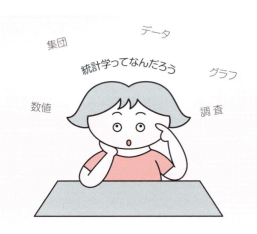

統計という言葉を聞いたことがあるでしょう．難しい病気の名前などと違って日常的にニュースや新聞に出てくる言葉です．それでは統計とは何でしょう．"データを集めること""いろいろな出来事の様子を数字で表すこと""多くの人を観察してわかったことを簡単な数字でまとめること""グラフを使ってさまざまな出来事の特徴を表すこと""質問紙調査の結果から一般的な規則を推測すること"などいろいろと答えがあると思います．"数値""集団""データ""グラフ""質問紙調査""推測（する）"などの要素はどれも統計に結びついています．

それではなぜ統計を取るのでしょう．それは，世の中の多くの出来事には個人差があり，人それぞれ特徴が違う（違う値を取る）からです．全員が同じ値であれば統計を取る必要はありません．

たとえば，クラスのなかには身長が高い人もいれば低い人もいます．クラスという集団全体の特徴を知ろうと思えば，そのなかにいる学生の身長のデータを多く集めることが必要です．なぜなら，1人ひとりには個人差はありますが，たくさんのデータを集めれば何かの一般的な傾向（規則性）が見えてくるからです．

統計学 statistics とは，ある現象の特徴を知るために，データを集計するか，一部のデータを観察してそこから論理的に推測することでその背景にある法則性を発見する科学といえます．

▶ある現象に関するデータを多く集めて集計すると特徴的な傾向が見えてきます

統計学と数学

統計学では数字を扱います．そのため数学の知識も必要になります．統計学を学びにくく

しているのは，数学を使うこと自体よりも，統計学で使われる考え方・方法が"抽象的"であり，しかも，その考え方・方法をわかりやすく伝えることが難しいためだと思います．極端にいえば，数学に対する知識がほとんどなくても，統計解析ソフトを使えば統計的な結果は出せます．しかし，統計学を理解することと，統計解析ソフトが使えることは別問題です．技術的に統計解析ソフトの操作法を知っていても，統計学的な考え方が基本にないと意味がありません．統計学を学ぶ意味を考えることが大切です．

多くのテキストでは数式を使って統計学的な考え方を説明します．数式を使うと統計学的な考え方を簡潔に表現できますし，その本質的な理解に結びつきやすいからです．しかし，数学が苦手な人には数式自体が難しく感じられ，統計学がわからないこととの区別がつきにくくなってしまいます．本書では，数学的に示せば簡潔に表現できることも，あえて言葉で記述している部分を多くしました．

▶数学（数式）がわからないことと，統計学がわからないことは別問題です

統計学の歴史と発展

統計学に限らず，ある学問領域の起源や発展の歴史を知っておくと，その分野独自の考え方や問題点とその解決のための苦労の跡がわかるので有益です．

単独に統計学という学問分野が存在し，発展してきたわけではなく，さまざまな分野の考え方が融合して統計学という学問が形成されてきました．具体的には，確率論（賭けごとが起源とされます），国家の状態の統計（国家財政や軍備のためです．統計学 statistics の語源は"国家"state といわれます），天文観察と観察誤差の理論，生物学における相関関係（親子の身長の類似など），農学における実験計画，経済学における時系列な経済現象の変化，などです．人間の生活に関わるあらゆる分野が統計学と関わっています．数学を中心とする分野（数理統計学）以外にも，より実践的な側面を重視した統計学の分野も多いのです．

統計学は，時代の要請に応じて，統計（多量の数値情報）の時代，記述統計学（数値情報の要約）の時代，推測統計学（一部のデータからその背後にある大規模な集団への一般化）の時代を経て，現在の姿になっています．

▶統計学は現象の法則性に対する人間の強い関心から生まれた学問です

学問領域ごとの統計学の発展

統計学は，どのような分野でも数量的なデータを扱う場合に利用できる便利なツール（道具）です．そのため専門領域ごとにその分野の特徴に合わせて独自の発展をみせています．工業製品の品質管理（製品の大きさ・寿命のばらつきなど），生物現象を対象とした統計（生物統計学），医学を中心とした統計（医療統計学），自然現象や経済現象を対象とした統計，など異なった分野では同じ方法は使いにくいからです．また，生物といっても，人間とそれ以外の生物では"実験的に"扱える範囲がまったく違います．対象を人間に限っても，社会調査（意識調査など）の分野と健康や疾病に関する分野（医学や保健学），保健医療の分野でも地域住民の健康情報と臨床場面での患者情報ではデータの取れる量や質に大きな違いが

あります.そのため,それぞれの学問分野ごとに統計学が独自に発展していくことは,むしろ必然的な結果といえます.

▶統計学は分野ごとの必要や特性によって発展してきた便利な道具です

統計学の学習ポイント

世の中には,健康に関わるさまざまな数字の情報があふれかえっています.これらをきちんと考え,正しく判断しようとする習慣を意識的に実行することが,統計学を身につけるいちばんの近道です.与えられた情報を何でも無批判に信じ込むのではなく,いろいろな可能性を考えながら,注意深く,合理的に考えることが大切です.

統計学の学習のポイントをわかりやすいように10項目にまとめてみました(❶).括弧の中がキーワードです.本書を通読してから確認してみましょう.実際にデータを手にしたときに,この項目を意識できるようになれば統計学の基本が身についたといえるでしょう.

❶統計学の学習ポイント

1. 変数の種類に区別があり,この違いが統計学的な方法に影響することを理解しましょう(尺度水準,質的データ・量的データ,離散データ・連続データ)
2. 1変数の要約と2変数の関係を図表と数値で統計的に記述する方法を身につけましょう(記述統計,図表化,数値要約)
3. 平均値・分散・標準偏差の計算法と具体的な意味・特徴を理解しましょう(記述統計量)
4. 正規分布のいろいろな特徴を図とともに理解しましょう(分布曲線)
5. 統計的な推測の基本的な発想法と道具を理解しましょう(確率変数,確率分布)
6. 母集団と標本を結びつける方法を理解しましょう(無作為抽出,標本分布)
7. 分布という考え方を身につけましょう(データの分布,母集団の分布,標本統計量の分布)
8. 正規母集団の区間推定の考え方を標本分布の面積95%区間とともに理解しましょう
9. 正規母集団の区間推定と両側検定を対比して,考え方の類似と相違を理解しましょう
10. 物事をきちんと考え判断するためには,なぜ統計学が必要なのかを考えてみましょう

第1部　統計学の基礎

基本的な用語とデータについて

Point

1. データの測り方には尺度水準があります．尺度水準が異なると，その後の統計学的な扱い方が異なります．比尺度の情報量が最も多く，四則演算が可能です．以下，間隔尺度，順序尺度，名義尺度の順に情報量は少なくなります．
2. データは質的データと量的データに区別されます．名義尺度と順序尺度で測定されたデータは質的データ，間隔尺度と比尺度で測定されたデータは量的データに分類されます．
3. 量的データを連続データと離散データに区別することがあります．この区別は推測統計で量的データを理論的に扱う場合に重要となります．しかし，離散データであっても取りうる値が多くなると連続データとして扱えます．

本書で使う基本的な用語

　用語のなかには，厳密に使い分けたほうがよい専門用語もあります．しかし，日常語に近い場合や文脈上で解釈できる場合などはあまり厳密さにこだわるとかえって不便です．また，テキストによって同じ用語であっても必ずしも同じ意味でない場合があります．

　データ data　　観察や実験での観測結果を数値にした情報のことをデータとよんでいます．しかし，この用語の使い方はさまざまです．複数の個体から集めた数値全体（たとえば，155 cm，158 cm，160 cm…）をデータとよぶ場合もあります．場合によっては，1つの観測値（たとえば，身長 160 cm）のことをデータとよぶこともあります．データのもつ特徴を抽出する統計的方法をデータの要約といい，**図表化**と**数値要約**に分けられます．

　分布 distribution　　さまざまな数値を取ることを**分布**するといいます．分布が生じるのはその数値が決まる背後に何らかの**不確実さ**が働くためです．人間でいえば個体差（個人差：個人による違い）です．現実のデータから分布の特徴を引き出すのが統計手法です．データがよく知られた（経験的あるいは理論的な）分布に近いときに，このデータは"○○分布に

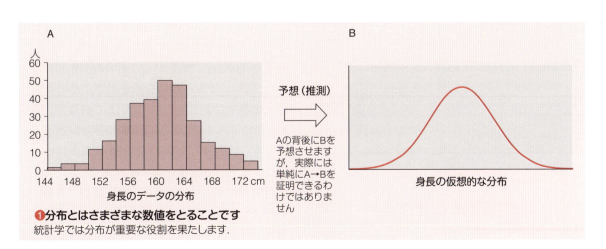

❶ 分布とはさまざまな数値をとることです
統計学では分布が重要な役割を果たします．

従う"と表現します．分布は統計学を理解するうえで最も重要な考え方のひとつです（❶）．この図を見ると直感的には分布 A の背後に分布 B があることを予想（想定）させます．この予想はもちろん間違いではありません．しかし，実際には単純に分布 A から分布 B が証明できるわけではありません．この点については，統計的推測で詳しく説明します（第4部参照）．

変数と変量　個人や状況に応じて値が変わるものを**変数** variable といいます．身長や体重など個人差があるものは変数となります．類似の用語に**変量**があり，この区別を気にする場合もありますが，実際にはほとんど同じ意味と解釈してとくに不都合はありません．本書では変数という表記を使います．意味が通じれば"データ"と"変数"も意識して区別していません．また，質問紙調査における"質問項目"も変数とほぼ同様な意味です．

▶分布の特性を調べ，背後にある規則性を調べることが統計学の目的です

参考　統計学で扱うのは人間か観測値か

　統計学で扱う集団とは何の集団のことでしょう．たとえば，人の身長を観察した場合，統計学的な意味での分析対象は人そのものというよりも，むしろ身長という観測値（変数）です．統計的な推測を行う場合には，説明の都合上，観察した集団の背後にある大規模な集団を考えます．この場合の"集団"とは，実際には人の集団というよりはむしろ観察された項目（たとえば，身長）の集団を考えています．しかし，この違いを気にしすぎるとかえって混乱します．統計学の分析対象は本来は観測値ですが，基本的な考え方を理解するうえでは人と考えても大きな問題はありません．

データの種類の特徴をつかみましょう

　ある看護大学で学生の定期健康診断のデータを集計・分析することを例にして考えてみましょう．学年，学籍番号（2桁），性別（1．女性，2．男性），出生年（西暦4桁），血液型（1．A型，2．B型，3．AB型，4．O型），健康状態（1．悪い，2．普通，3．良い），身長（四捨五入して cm），体重（四捨五入して kg），体温（少数1桁の℃）の項目があり，データが得られたとします．各項目は人それぞれ違った値を取るので変数となります．

　そのなかで，1年生で25番の学籍番号の女子学生は，1990年生まれで A 型，健康状態は普通で，身長が160 cm，体重が48 kg，体温が36.2℃でした（❷）．それぞれの変数を見て，その特徴を考えてみましょう．まず，学年は1年，2年，3年，4年のいずれかになり，この順に学年が上がっています．性別は，女性と男性のいずれかに振り分けられます．血液型も通常は A 型，B 型，AB 型，O 型のどれか1つに，健康状態も悪い，普通，良いのどれか1つに振り分けられます．出生年は，整数でさまざまな値を取ります．身長や体重，体

```
         健康診断結果
学年：    ①1年    2年    3年    4年
学籍番号： 25  番
性別：    ①.女性   2. 男性
出生年：  1990  年
血液型：  ①.A型   2. B型   3. AB型   4. O型
健康状態： 1. 悪い  ②.普通   3. 良い
身長：    160  cm
体重：    48   kg
体温：    36.2  ℃
```

↓数値だけにします

1, 25, 1, 1990, 1, 2, 160, 48, 36.2

❷データの数値への置き換え

温はさまざまな値を取りますが，西暦とは違って，必ずしも整数である必要はありません．四捨五入しなければ160.4 cmであったかもしれません．以上のようにデータには，その特徴によっていくつかの種類（測り方）があります．

尺度水準とデータの分類

尺度水準

❷をもとにデータの測り方の違いを考えてみましょう．データの測り方として**尺度**という考え方があります．尺度というのは測定に必要となる"物差し"のことです．尺度には目的に応じて，大雑把な測り方から精密な測り方までいろいろとあり，これを尺度水準といいます（❸）．これらの尺度は"目的・状況に応じて"使い分けます（❹）．尺度水準が低い順（名義尺度，順序尺度，間隔尺度，比尺度）に解説します（❺）．

名義尺度　性別や血液型など，いくつかのカテゴリーに分類することを目的とした尺度です．各カテゴリーに割り振られた数字そのものに意味はありません．この例では，女性が1，男性が2となっていますが，女性を2，男性を1としても問題はありません．また，男性と女性で違う数字であれば1，2に限らずどんな数字でも構いません．それは，割り振られた数字が単なる区別の標識にすぎないからです．したがって，各カテゴリーの間には大小関係や順序性もありません．血液型の場合も数字の対応は入れ替えても構わないですし，数字が1～4でなくても構いません．名義尺度は四則演算をできません．"1．A型"＋"3．AB型"＝1＋3＝"4．O型"という計算には意味がありません．

ただし，賛成と反対のような**2値データ**（2つの値しか取らないデータ）に0と1を割り振ること（0-1データということがあります）は，統計の理論を展開するうえで大きなメリットがあります（p92参照）．

▶ 名義尺度はカテゴリー分けを目的とした尺度です

順序尺度　学年の"1年，2年，3年，4年"のような一連の順序，あるいは，健康状態の"1．悪い，2．普通，3．良い"の3段階評価のような尺度です．これは尺度の**順序性**（大小関係）に意味のある尺度です．健康状態では，1→2→3の順に状態が良くなっています．しかし，この尺

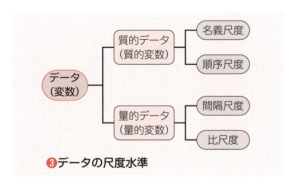

❸ データの尺度水準

❹ 尺度水準の特徴

尺度水準	水準	情報量	必要な条件	データ同士の可能な計算	データの種類	例
名義尺度	低い	少ない	カテゴリー区分	四則演算は不可能	質的データ	性別・血液型
順序尺度	↑	↑	順序性	四則演算は不可能（大小比較のみ）	質的データ	5段階評価・成績順位・学年
間隔尺度	↓	↓	等間隔性	足し算と引き算	量的データ	西暦・体温・摂氏気温
比尺度	高い	多い	絶対零点（原点）	四則演算すべて	量的データ	身長・体重・生化学検査値

注：順序尺度（質量データ）を間隔尺度（量的データ）的にみなすことがあります．

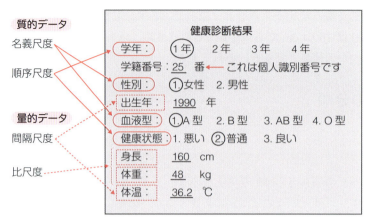

❺ 質的データと量的データ

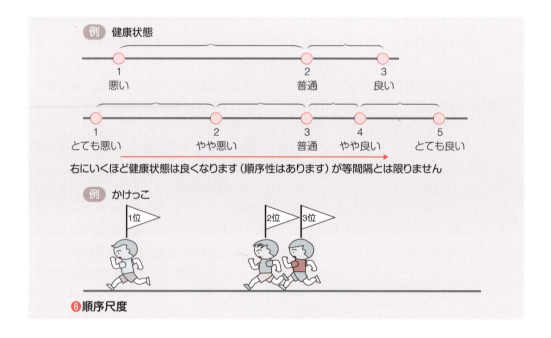

❻ 順序尺度

度では数字のあいだに順序性はありますが，等間隔性はありません．これは最も重要な点です．つまり，"1. 悪い"と"2. 普通"の差が1であることと，"2. 普通"と"3. 良い"の差が1であることが等しいわけではありません．"1. とても悪い，2. やや悪い，3. 普通，4. やや良い，5. とても良い"と細かく分けても同じことです．細かく分けることと等間隔になることは別ですから注意してください．割り振られた数字自体には意味がなく，順序だけを区別する尺度です．"普通"に与えられた数字が最初の分類では"2"であり，あとの分類では"3"になっています（❻）．順序性だけを考えますから"1. 悪い，4. 普通，7. 良い"と割り振っても問題はありませんが，普通はそうしないだけです．割り振られた数字が等間隔でないということは，四則演算ができないということです．つまり，"1. 悪い"と"3. 良い"の平均が"2. 普通"だとはいえないのです．

▶順序尺度は順序を区別する尺度です

間隔尺度　間隔尺度の"間隔"とは"等間隔性がある"ということです．つまり，2点間の差に意味がある尺度です．体温，摂氏気温，西暦などがあげられます．

間隔尺度には"観測値が存在しないこと"を意味する絶対零点（原点：0が"何もない"ことを示します）がありません．そのため足し算，引き算はできますが，掛け算，割り算はできません．これは，"〜だけ"多い（少ない）とはいえますが，"○倍"多い（少ない）という倍数関係を問題にはできないということです．

たとえば，気温の摂氏18度と19度の1度の差は，摂氏19度と20度の1度の差と同じ意味をもちます．しかし，摂氏気温には絶対零点がないですから，摂氏20度が摂氏10度の2倍だけ暑いという意味ではありません．摂氏気温であれば，寒くなれば零下（マイナス）になるので0度は気温がないことを意味しません．

ただし，間隔尺度で掛け算・割り算ができないのは変数の値同士のことであり，平均値を求めるために，観測値の合計を個数で割る場合は別の話です．たとえば，20度÷10度＝2とはしませんが，20度と10度の平均値は(20 + 10) ÷ 2 = 15度としても問題はありません．

▶ 間隔尺度は2点間の間隔（差）に意味がある尺度です

比尺度　比尺度は最も高水準な尺度です．比尺度の"比"は"比を取ること"，つまり，割り算（逆数の掛け算）が可能であり，"○倍"多い（少ない）をいえる尺度です．割り算が可能な理由は，絶対零点が存在するからです．

身長，体重，血圧値，血糖値などは比尺度です．比尺度では**倍数関係**が存在するので，四則演算のすべてが可能になります．

▶ 比尺度は2点間の差と比（倍数関係）に意味がある尺度です

質的データと量的データ

名義尺度と順序尺度で表されたデータを**質的データ（質的変数）**あるいは**定性データ**といいます．分類すること（カテゴリーに分けること）を目的としたデータといえます．一方，間隔尺度と比尺度で表されたデータを**量的データ（量的変数）**あるいは**定量データ**といいます．これらはあらかじめカテゴリーがあるわけではなく，数値として測定されます．

実践的な考え方　統計解析にあたっては，尺度の区別は重要です．なぜなら，尺度によって使う統計的方法が決まってしまうからです．逆にいうと，分析方法を決めるために尺度水準をどれかに決めるという側面もあります．しかし，すべての変数が必ずしも明確に4つの尺度に分類されるわけではありません．とくに，順序尺度（質的データ）と間隔尺度（量的データ）の区別はかなり感覚的な話になります．

人間の心理を扱う検査の多くは，量的に測定できないため，順序尺度を中心に作成されます．しかし，原則どおり，順序尺度に対して四則演算を認めないと，単純な集計（それぞれの回答の割合を求めること）以外は何もできなくなります．データ同士の足し算ができないと平均値を求めることができず，量的データに対する数々の分析ができません．そこで，順序尺度であっても，"便宜的に"間隔尺度とみなして分析することがあります．つまり，それぞれの段階の順序差が等しい（あるいは，等間隔性から著しく逸脱してはいない）と"みなす"のです．順序尺度に対して平均値の算出などを行う場合に，"間隔尺度（量的データ）

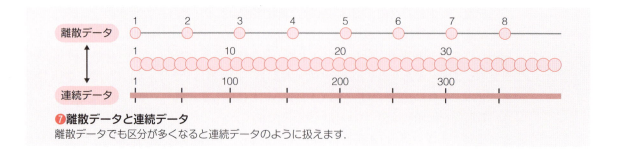

❼ 離散データと連続データ
離散データでも区分が多くなると連続データのように扱えます．

とみなして分析しているが，等間隔の保証はどこにもない"ということは知っておきましょう．決して，無条件に量的データとみなせるわけではありません（第12章 参照）．

また，間隔尺度と比尺度の区別はやや難しいかもしれませんが，実際の分析では，両者を区別しないで量的データとして分析しても大きな問題はありません．

▶場合によっては順序尺度を間隔尺度的に扱うことがあります

離散データと連続データ

量的データを**離散**〈りさん〉**データ**（**離散変数**）と**連続データ**（**連続変数**）に分けることがあります．この分類法は，とくにデータを図示する方法や推測統計で重要になります（❼）．離散というのは，患者数（1人，2人，…），入院回数（1回，2回，…）のように数えられる値であり，数直線上では飛び飛びの値を取る不連続な変数という意味です．一方，連続というのは，数直線を考えた場合にすき間なくあらゆる値を取るという意味です．

試験の成績を数直線上に記すと，普通は"0以上100以下の整数"以外は取らないので離散データです．一方，身長や体重などは理屈上ではいくらでも細かく測定できる連続データです．身体測定で173.5 cmと記録されるのは現在の測定機器の性能や実用的な意味での問題（あまりに細かく測っても実際に役に立つ情報にはならないため）であり，理屈上は数直線上のある範囲をすき間なく埋めていくことが可能です．

実際には，離散と連続の違いはかなり相対的な話であり，"離散データであっても，数多く分かれていれば，連続データとみなせる"といえます．試験の成績は離散データですが，仮に1,000点満点の試験の総得点の分布を調べればほぼ連続となります．ただし，具体的にどのくらいに分かれていれば連続とみなしてよいのかという基準があるわけではありません．

量的データを理論的に扱う場合には，離散か連続かという区別は，それなりに厳密になされます（p87参照）．しかし，統計学の基本的な原理を身につけるだけであれば両者の区別にこだわりすぎることはかえってマイナスです．そこで本書では断り書きをしたうえで，離散データを便宜的に連続データのように表現することがあります．

▶離散データと連続データの違いを知りましょう

量的データの質的データへの変換

情報量が多い量的データをいくつかのカテゴリーに区別して，情報量が少ない質的データ

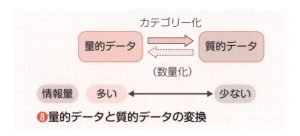

❽量的データと質的データの変換

に変換することは容易です．これを**カテゴリー化**といいます（❽）．たとえば，出生体重のデータを得た後に，1．2,000 g 未満，2．2,000 g 以上 2,500 g 未満，3．2,500 g 以上の質的データ（順序尺度）に分類したり，1．2,500 g 未満（低出生体重児），2．2,500 g 以上（非低出生体重児）の質的データ（この場合 2 群ですから名義尺度になります）に変換するなどです．同様に，質的データの場合には，順序尺度を名義尺度に変換することは容易です．たとえば，健康状態の良し悪しを 1．とても良い，2．どちらかといえば良い，3．どちらかといえば悪い，4．かなり悪いの 4 段階の順序尺度で質問し，分析する段階で，健康状態の 1．良い群と 2．悪い群の 2 群（名義尺度）に分けてしまうなどはしばしば行われることです．

一方，質的データを量的データのように扱う統計手法を**数量化**といいます（❽）．看護研究で得られるデータには質的なものも多いため，この種の手法が必要になることがあります．しかし，情報量が少ないデータ（質的データ）を情報量が多いデータ（量的データ）に変換すること自体に無理が伴うので，こうした応用的な方法は一通りの基礎知識を習得してから必要に応じて学んでいけばよいでしょう．

▶量的データはカテゴリー分けすることで質的データに変換できます

第1部 統計学の基礎

3 記述統計と推測統計の区別

Point

1. 記述統計と推測統計の違いと役割を理解しましょう．記述統計は手元にあるデータの特徴を客観的・効率的に把握し報告する技術であり，図表化と数値要約があります．推測統計は手元にあるデータから背後の分布を推測し，結果を一般化・普遍化するものです．推測統計は確実な記述統計とその解釈を前提としています．
2. 記述統計では，1変数・2変数の特徴を引き出す基本的な方法を広く学ぶとともに，推測統計につながる考え方を理解する必要があります．推測統計では，とくに1変数の量的なデータについての推測の考え方を系統的に理解することに重点を置くとよいでしょう．

記述統計と推測統計

統計学的なアプローチには**記述統計（統計的記述）**と**推測統計（統計的推測）**という2つの方法があります．もちろんお互いに無関係ではありません（❶，❷）．

記述統計とは，実際に自分のもっているデータをわかりやすくまとめること，データの特徴（情報）を浮き彫りにすることです．

一方，推測統計とは，自分のもっているデータの特徴（記述統計）をもとに，その背後にあるより大きな集団に向けての一般的な結論を導き出そうとする方法です．この場合に，手元にあるデータを**標本**（**サンプル** sample），標本が得られたもとであり，結果を一般化したい集団を**母集団** population といいます（ 第7章 参照）．部分から全体を推測するということです．母集団は通常はすべてを調べることができないほど大規模であったり，仮想上の集団であったりします．

両者をきちんと区別することが重要です．実際には，記述統計だけを目的とすることはそれほど多くありません．また，推測を行う場合に用いるデータは記述に用いるものと同じであり，記述統計の延長に推測統計があるので，両者の違いが意識されません．しかし，データを集計する場合は，そのデータを得た集団の特徴自体を知ることが目的なのか，その背後にある母集団への一般化が目的なのかをある程度はっきりとさせないといけません．目的意識がないと，何のためにデータを集計するのか，どの集団に向けてデータを一般化したいのかが定まらないまま，漠然とデータを分析することになります．

▶データ自体の要約（記述）が目的なのか，データの一般化（推測）が目的なのか区別しましょう

記述統計とは

身長，体重，性別，出身地などさまざまなデータがあります．しかし，貴重なデータであっても，そのままでは単なる数字や文字の羅列に過ぎません．10人くらいのデータであればすべてを示しても大した分量ではありません．しかし，100人分，1,000人分とデータが増

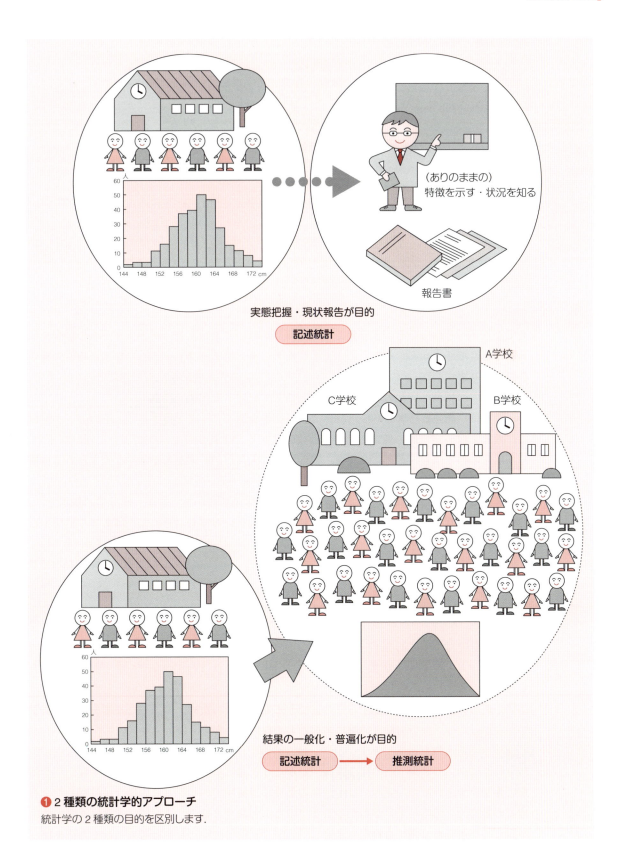

❶ 2種類の統計学的アプローチ
統計学の2種類の目的を区別します．

❷記述統計と推測統計の比較

	記述統計	推測統計
目的	データの要約（現状報告）	結果の一般化・普遍化
レベル	基本的	応用的
考え方	現実的・具体的	仮想的・理想的
結果の標的（ターゲット）	可知	不可知
方法	図表化と数値要約	推定と検定
方法の理解しやすさ	理解しやすい	理解しにくい
イメージしやすさ	イメージしやすい	イメージしにくい
結果の正しさ	確認しやすい	ほとんど確認できない
学習目標	いろいろな方法になれる	考え方（発想法）を身につける
調査の例	○○看護大学生の意識調査	看護大学生一般の意識調査
注意点	十分に練習を積む	過度の一般化をしない

えてくると，それらをそのまま見ていても何だかわかりませんし，相手にデータの特徴を伝えることもできません．そのため，入手したデータ（生データ raw data）をまとめる作業が必要になります．データのもつ情報をわかりやすく記述する統計手法を記述統計といいます．データのもつ特徴や情報のエッセンスを凝縮して記述する作業です．

一般には，**記述統計学**といった場合にはかなり大量のデータを獲得して，そのデータだけで，たとえば一定地域の健康の特徴などを示すような大掛かりな調査の場合に使われます．しかし，本書ではもっと広く考えて，自分が手に入れたデータをわかりやすくまとめる技術を記述統計とよびます．

記述統計は地味な作業であるため，ともすれば軽視されがちですが，統計学の基本です．記述をしっかりと行わないままにいくら複雑な推測を行っても，その結果はあまり信用することができません．

▶記述統計は統計学の基本です

推測統計とは

記述統計では手元にあるデータを分析するので，やっていることを理解するのは比較的簡単です．一方，推測統計では，入手するのは全体からみればわずかなデータであり，これをもとにその背後にある母集団の特徴を推測するので，方法が理解しにくいとともに，通常は結果が正しいかどうかも確認することはできません．そのため，間違った推測をしても気がつかなかったり，分析方法と結果に自信がもてない場合が多くなります．

選挙の開票速報を考えてみましょう．ほんのわずかな情報（開票率1％）でも，適切に実施されれば全体の結果（真の当落情報）がかなり正確に予測できます．まさに少数から全体を"推測"するのです．実際には，選挙のように母集団での状況（この場合は投票した全有権者の最終的な開票結果）がわかることはほとんどありません．よって，通常は推測の結果が正しいかどうかは誰にもわかりません．しかし，統計学的に正しいと考えられる方法を使っ

て推測をすれば，ある程度正確な結果になることが期待できます．

　視聴率や内閣支持率なども統計学的な推測で，一部の情報から大きな集団の結果を予測したものです．実際には，視聴率20%といわれるとその数値が正確な値だと信じてしまう人が多いですが，この視聴率はたまたま（偶然に）得られた値であり，もし別の対象に実施したのであれば違った値が出ます．つまり，結果がばらつくのです．推測の仕組みを考える場合には，この偶然という考え方が重要になります．視聴率20%が全体の真の結果だとは断定はできませんが，適切な方法で実施されていれば，とんでもなく違った数値であることも考えにくいのです．

▶推測統計の難しさは考え方の抽象性と結果が確認できないことです

記述統計と推測統計の学習目標

　記述統計の主たる役割はデータのわかりやすい要約と記述ですから，幅広い手法を知っておくほうが実践的です．記述統計での学習目標は，①データの種類に応じたさまざまな記述の方法に習熟すること，②推測統計に応用できる考え方を習得すること，の2点です．

　まず記述の方法ですが，データとして並んでいる数値を，一定の基準や方法で整理し，意味のある情報を抽出します．記述の方法は大別すると図表化と数値要約の2種類があり，この順に行います．

　記述統計の延長に推測統計があります（記述をしないで推測することはしません）．推測統計の原理を理解するうえでとくに重要なのは，連続型の量的データの記述統計において，①図表化では，全体の面積を1に固定したヒストグラムの考え方（面積＝割合，相対度数＝確率），②数値要約では，平均値・分散・標準偏差の求め方の流れと，度数分布表をもとにした平均値と分散の算出方法です（p46参照）．

　推測統計では考え方の理解に重点を置いてください．個別の解析方法は多岐にわたりすべてを記憶することは困難ですし，パターン化されているので必要に応じて調べればよいでしょう．

▶記述統計では多くの手法を，推測統計では考え方を習得しましょう

標本あるいは統計量という用語について

　データを集めた場合に記述統計だけで終わることは少なく，その延長で推測も行われることが大半です．このことを暗黙の前提として，本来は推測統計の用語を記述統計でも使ってしまうことがあります．たとえば，調査対象集団のことを標本といいます（❸）．あるいは，調査対象者の数であれば**標本の大きさ** sample size（**標本サイズ，サンプルサイズ**）です．なお，観察対象として100人が選び出されたときに，"標本数が100" "100個の標本（サンプル）"と表現しているテキストがありますが，この表現は好ましくありません（p117参照）．この場合，標本の大きさが100の1つの標本というのが正しい表現です．

　また，母集団への推測を前提とする場合には，標本から計算された平均値などの統計指標は**基本統計量・要約統計量・記述統計量**ないし単に**統計量**とよばれます．実際には，推測を

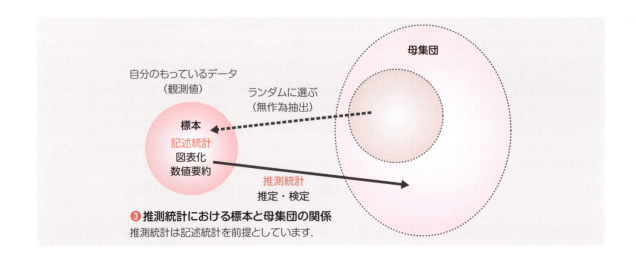

❸ 推測統計における標本と母集団の関係
推測統計は記述統計を前提としています．

❹ 本書の学習内容

	データの組み合わせ	記述統計	推測統計
1 変数	質的データ	図表化と基本的な数値要約	適合度の検定だけ
	量的データ	図表化と数値要約*	正規母集団・正規近似による母平均・母分散・母比率の推測（推定・検定）*
2 変数	質的データと質的データ	図表化と一部の数値要約*	独立性の検定だけ
	量的データと量的データ	図表化と数値要約*	学習しない
	質的データと量的データ	基本的な解析法と数値要約だけ	学習しない
3 変数以上	さまざま	学習しない	学習しない

*：十分に紙面を割いています．

目的にするかどうかを気にせず標本・標本の大きさ・統計量などの推測統計の用語を使ってしまう場合も多いですし，それで大きな問題はありません．

データの種類と学習目標

　　データを質的データと量的データに分類すること，あるいは尺度水準で分類すること自体が目的ではありません．分類方法を知っておくこと，分類する習慣をつけることが重要です．その理由は，①データの種類によって分析方法が異なる（間違った分析方法を選ばないですむ）から，②基本レベルで習得すべき内容が違うからです（❹）．
　　質的データの記述統計はシンプルです．その一方で，質的データを含む推測統計は難しくなります（系統的でありません）．これは，一見矛盾しているようですがデータの情報量を考えると理解できます．質的データは最初からデータのもつ情報が多くないので，少ない情報で部分から全体を推測しないといけません．つまり，推測する際の飛躍が大きいので，それをつなぐ数学的理論も複雑なものが多くなります．
　　一方，量的データの記述統計は質的データの記述統計よりは込み入っています．なぜなら，

量的データは最初からデータのもつ情報が多く，そこから引き出せるものも多いからです．推測統計ではこの点がメリットとなり，量的データを用いた推測は記述統計から比較的無理なくつなぐことができます．

記述統計に関してはデータの種類によらず分析方法を習得する必要がありますが，推測統計に関しては，正規分布〈せいきぶんぷ〉(p94 参照) を仮定できる量的データの場合を中心に考えておけばよいと思います．質的データの推測統計ではノンパラメトリック法とよばれる，難度がやや高い推測が主になります．質的データの推測統計は基本的なもの(具体的には"適合度の検定""独立性の検定"といわれるもの．p186 参照) に限って学習します．

▶質的データと量的データでは分析方法が異なります

1 変数と 2 変数

統計学を理解するポイントとして，同時にいくつの変数を扱うかという視点があります．まず，1種類の変数に注目してデータを整理・要約する方法を説明します．これがすべての基本となります．しかし，世の中で起きる多くの出来事は単独であることは少ないですから，2種類の変数に同時に注目して，それらの"関係"を記述する必要が出てきます．たとえば，身長と体重の関係などです．その次は3種類以上の変数に注目することになります．しかし，同時に3種類以上の変数に注目することは容易ではありません．図形で考えてみても平面(2次元) が立体 (3次元) になるだけで，見通しは非常に悪くなります．4次元以上になると単純な図形的な理解はできません．

基本レベルでは，2種類までの変数を同時に扱う方法を実際の手計算も含めて十分に習得することが大事です．この練習を積まないうちに，統計解析ソフトだけでいきなり3種類以上の変数を同時に分析する多変量解析に手を出してしまうと，基本に戻って変数間の関係を考えようとする習慣が身につかなくなります．これは統計解析ソフトが普及しすぎた弊害です．

もちろん，同時に扱う変数の数は記述統計か推測統計かで違いはありません．しかし，1変数だけを扱う推測の理論でもそれなりに複雑です．2変数を同時に扱う推測の理論はかなり複雑ですから本書では触れません．

▶何種類の変数に注目しているのか意識しましょう

第 2 部
記述統計

4—1 変数の記述統計
　　　　—データの図表化と数値要約
5—2 変数の記述統計
　　　　—変数間の関係を探る

第2部 記述統計

4. 1変数の記述統計——データの図表化と数値要約

Point
1. 記述統計は入手したデータの情報を要約し，わかりやすく伝えるための技術です．1変数の記述統計がすべての分析の基本です．
2. データの特徴を引き出す方法には，図表化と数値要約があります．図表化はデータの全体像を視覚に訴えます．数値要約はデータの特徴を1つの数値（統計量）でまとめあげます．
3. 図表化には"度数分布表""ヒストグラム"などがあり，数値要約には"代表値""散布度""分布の形状"の指標があります．図表化をしてから数値要約するのが原則です．

注意 第4章 と 第5章 では説明の都合で，滑らかな曲線のグラフを示すことがあります．しかし，実際のデータの分布がこのような滑らかな曲線になることはほとんどありません．これはデータの背後に想定される仮想的なグラフを示していると理解してください．

図表化と数値要約によるデータの要約とその特徴

データから意味のある情報を抽出する方法は図表化と数値要約に大別できます．その特徴を❶にまとめました．データの特徴をわかりやすく図や表にまとめるのが図表化であり，データの特徴を平均値など1つの数値で要約するのが数値要約です．目的によってさまざまな図表化や数値要約があります．

図表化はデータを総合的にとらえるものであり，報告書類の配布物やプレゼンテーション（聴衆に対して情報を提示して発表すること）など情報伝達の手段として優れています．しかし，人により受け取る印象が異なったり，紙面やスライドのスペースを必要とします．

❶ 1変数の記述統計の方法

		図表化	数値要約	
特徴	メリット	全体的・総合的・視覚的	客観的・厳密的・効率的	
	デメリット	紙面をとる，受け取り方が人によって異なる，意図的に主張したい部分を強調できる，複雑な数学的分析ができない	全体像を判断しにくい，間違いを発見しにくい	
データの種類	質的データ	度数分布表，棒グラフ，帯グラフ，円グラフなど	あまり必要ない	
	量的データ	度数分布表 ヒストグラム（連続型），棒グラフ（離散型） 幹葉表示，箱ひげ図	代表値	平均値，中央値，最頻値
			散布度	範囲 分散，標準偏差 四分位範囲，四分位偏差
			分布の形状	歪度（わいど），尖度（せんど）
			相対的指標	変動係数
			その他	最大値，最小値，四分位数

一方，数値要約は客観性と厳密性で優れた方法です．しかし，いきなり行うと大きな間違いのもとになります．図表化と数値要約にはそれぞれにメリットとデメリットがありますので，できるだけ併用してください．原則として，量的データに関しては必ず図表化を行ったうえで数値要約を行うべきです．図表化による視覚的な確認をしないで，いきなり要約された数値だけでデータの特徴を判断することは大きな間違いにつながります．

▶量的データでは図表化した後で数値要約を行います

質的データと量的データの要約の概要

質的データに関しては，図表化が中心になります．**度数分布表**を作成し，それをもとに**帯グラフや円グラフ**，あるいは**棒グラフ**や**折れ線グラフ**などを作成します．

量的データに関しては，図表化と数値要約はかなり分業されています．図表化では質的データの場合と同様に度数分布表を作成しますが，その後は連続型データであれば**ヒストグラム**，離散型データであれば**棒グラフ**を作成します．数値要約では，データ全体の特徴を要約する**代表値**や**散布度**とよばれる数値を計算します．

質的データの図表化

質的データの各カテゴリー（選択肢）を示したデータの個数を**度数**といいます．たとえば，100人のクラスで女子90人，男子10人であれば，女子の度数が90，男子の度数が10となります．あるカテゴリーの度数が全体に占める割合を**相対度数**といいます．この例の相対度数は，女子が0.9（90％），男子が0.1（10％）となります．観察の対象数（対象者の人数）が異なれば度数そのものでは比較できませんが，相対度数であれば対象数と関係なく比較することができます．

度数分布とは，各カテゴリーと度数を対応させ，度数の散らばり（分布）を示したものです．質的データの初歩的な分析では，度数分布を求めること自体が分析の中心的な作業となります．度数分布を表にしたものを**度数分布表**といいます．度数分布あるいは相対度数分布が求まれば必要に応じてこれをわかりやすい図にします．**帯グラフ**あるいは**円グラフ**がよく使われます（❷）．基本レベルでの質的データの記述はこれで十分です．効果的な図示の方法はいろいろとありますが，それらは追加的な話です．

▶質的データでは度数分布表を作成し，いろいろなグラフで図示します

量的データの図表化

量的データの度数分布表の作成と図表化は統計学のすべての基本といえるほど重要です．

度数分布表の作成手順

質的データではカテゴリーごとに度数を求めて散らばりを確認できましたが，身長や体重のような連続型の量的データではどうしたらよいのでしょうか．女子看護学生50人の身長

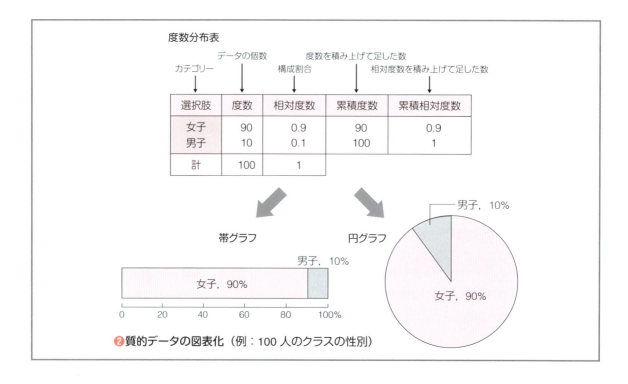

❷質的データの図表化（例：100人のクラスの性別）

のデータを例に，ステップに沿って**度数分布表**を作成してみましょう（❸）．

ステップ1 データはそのままでは単に数字の羅列です（❸-A）．まずは小さい順に並べ替えてみましょう（❸-B）．これだけでも，いくつか重要なことがわかります．まず，**最小値**（いちばん低い身長）と**最大値**（いちばん高い身長）がわかります．そして，最大値から最小値を引くことでデータの取る**範囲**がわかります．

ステップ2 質的データと違いデータそのままでは，1つ1つの値に対する度数が少なくなってしまいます．そこで，全体をいくつかに区分することを考えます．これは一種のカテゴリー化です．たとえば，5 cm ごとに区切ってみましょう．こうした区分のことを**階級**といいます．単に150～155 cm という表記は好ましくありません．150 cm 以上155 cm 未満など境界を含むのか，含まないのかを明確に記述するべきです．境界の値にデータが集中することがあるからです．

ステップ3 各階級を代表する数値（**階級値**）が決まります．"各階級でデータが偏りなく分布している"と仮定して，階級の上限値と下限値の中間の値を階級値とします．150 cm 以上155 cm 未満の階級であれば階級値は152.5 cm となります．

ステップ4 各階級に属するデータの個数（**度数**）を数えます．

ステップ5 各階級の度数をデータの総数で割った値（**相対度数**）を計算します．データ全体の大きさを1としたときの各階級に属するデータの個数が全体のなかで占める割合を意味します．50人の身長と100人の身長の分布の比較など，対象数が異なる複数の集団を比較する場合に有効です．

ステップ6 **累積度数**と**累積相対度数**を計算します（❸-C）．度数を下の階級から順に足していったときの度数の合計を累積度数，相対度数を下の階級から順に足していったときの

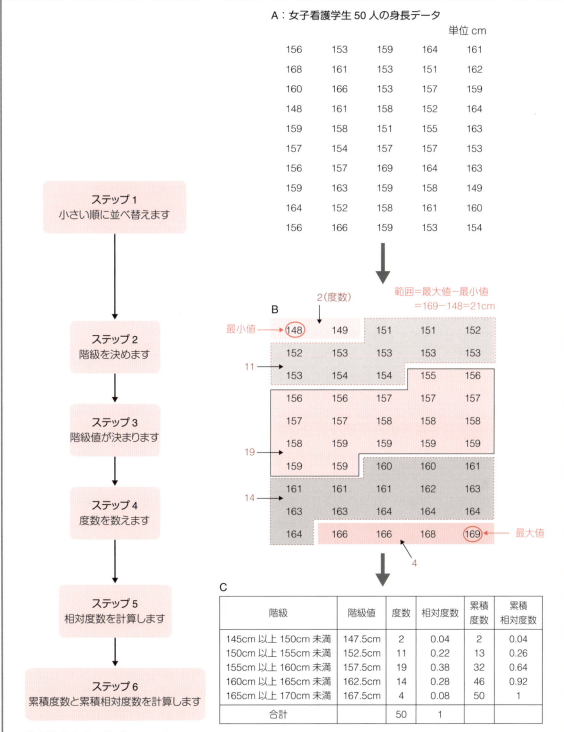

❸ 度数分布表の作成ステップ
（例：女子看護学生 50 人の身長）

データは Excel 分析ツールで乱数を発生させた仮想例です．以下，本書の仮想例はすべて Excel を用いて作成しています．

相対度数の合計を累積相対度数といいます．累積度数の最後は全データの個数と一致します．累積相対度数の最後は1になります．相対度数を求める際に四捨五入などを行うと合計がちょうど1にならない場合もありますが，理屈上は1ですから表記は1にします．

▶度数分布表により生データの数値は失いますが有用な情報が得られます

ヒストグラムの作成

　分布の形を見るには度数分布表を図示します．❸の度数分布表から❹を作成しました．横軸に観測値の取りうる値を示し，縦軸は度数を示します．連続型の場合には，本来なら測定値は連続しているので柱と柱のすき間は開けないのが原則です．このグラフを**ヒストグラム**（柱状グラフ）といいます．それぞれの階級幅（階級の区間の幅）を横幅としたときに，柱の面積が度数に比例するように高さを定めるように注意してください．すべての階級幅が等しければ，柱の高さは度数に比例します．もし，両端などで階級幅が異なるような階級がある場合，たとえば階級幅が2倍であれば高さは1/2にします．

　ヒストグラムの各長方形の柱の上辺の中点を直線で結んだ折れ線のことを**度数多角形**（度数折線図・度数**ポリゴン**）といいます（❹）．両端は次にくる度数0の階級の階級値にします．ただし，最大値や最小値が不明の場合は横軸まで伸ばさないほうがよいでしょう．複数の相対度数分布を比較する際に便利です．

　離散型データの場合は，柱を分離した通常の棒グラフにします（ヒストグラムのように間隔を詰めません）（❺）．縦軸は度数ないし相対度数にします．

▶連続型の量的データはヒストグラムで図示します

累積度数や累積相対度数が役立つ場合

　データによっては度数や相対度数よりも累積度数や累積相対度数のほうが有効な場合があります．

　質的データの場合，度数の大きさの順に並べた棒グラフとその累積度数の折れ線グラフを同時に示すと，現状の把握や改善目標を決めるのに役立ちます（パレート図によるパレート分析といいます）（❻-A）．図を見れば，上位3つの原因で全体の約8割を占めることがわかります．

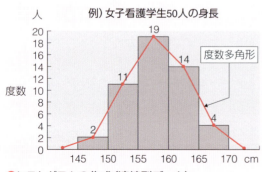
❹ヒストグラムの作成（連続型データ）

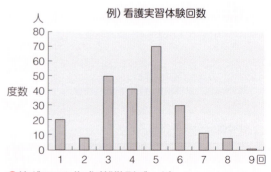
❺棒グラフの作成（離散型データ）

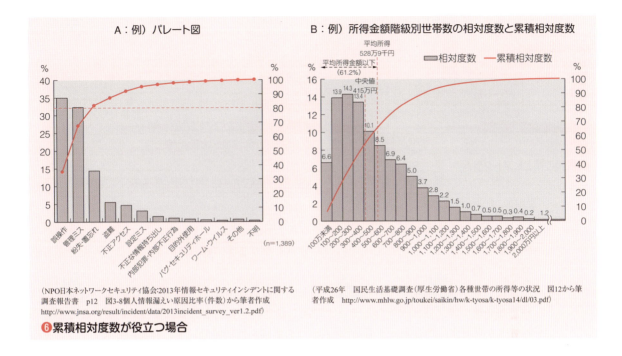

❻累積相対度数が役立つ場合

量的データであっても，たとえば，所得の分布において，所得の階級ごとの世帯の割合よりもある所得の値未満の世帯の割合を把握することのほうが福祉政策に必要です（❻-B）．

▶度数（相対度数）よりも累積度数（累積相対度数）が重要な場合もあります

階級の個数の設定方法

度数分布表を作る場合に何個ぐらいに階級を分けたらよいのでしょうか．経験的な公式もありますがとくに記憶する必要はありません．それよりも，試行錯誤しながら階級幅を何通りか設定してみてデータの特徴を表現できるように分けることが大事です．

❼-Aではあまりにも分け方が大雑把すぎてデータの特徴が出てきません．逆に❼-Cではあまりにも階級の数が多すぎてこれもデータの特徴を表していません．機械的に統計解析ソフトにヒストグラムを作らせるとこのようなヒストグラムになりがちですから注意してください．あまり細かい階級の幅にすると，各階級の度数が少なくなり，その度数が"偶然の変動"に左右されてしまいます．背後にある分布形（多くの場合は単峰性〈たんほうせい〉の山型を念頭に置きます）が連想できるような階級幅の設定❼-Bが望ましいといえます．

▶階級の個数は，データの特徴を引き出せる数に設定しましょう

ヒストグラムから何を読み取るのか

ヒストグラムを描くことで分布の形の概要を知ることができます．分布にはさまざまな形があります．身長のデータでは中央に峰が1つある単峰性の山型のほぼ左右対称な分布です（❽-A）．しかし，このような分布にならない場合も多くあります．山頂が中央から左側に寄っていて，右側に長く裾を引く分布もあります．これを，"右に"歪んだ〈ひずんだ・ゆがんだ〉分布といいます（❽-B）．生化学検査のデータなどはこの形をとります．これが極端になると

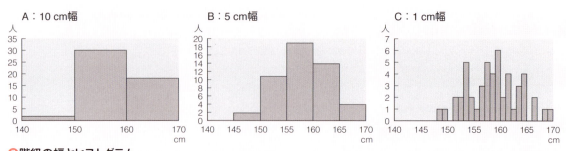

❼ **階級の幅とヒストグラム**
3つのヒストグラムは同一のデータ（❸-A）をもとに作成しています．度数分布の多様性と作り方の難しさを示しています．

山頂が左端により，右に長く尾を引いた分布となります（❽-C）．逆に左に歪んだ分布もあります（❽-D）．

また，峰が1つでない二峰性〈にほうせい〉の分布もあります（❽-E）．このような場合には注意が必要です．性質が異なるデータが混じり合い本質的な分布になっていないことが考えられるからです．たとえば，男女50人ずつの集団を性別で分けずに身長のヒストグラムを作成した場合，男女で山の頂点（それぞれの平均的な身長）が異なることが予想されます．女性の山頂は低いほう（左側）に，男性の山頂は高いほう（右側）に現れます．その場合，性別に身長の分布を取れば，それぞれは峰が1つの単純な分布（単峰性）になるはずです（❽-F）．

性別や年齢を分けずにヒストグラムを作成すると峰が複数の分布になることがあります．このようなときには，性別あるいは年齢階級別にヒストグラムを作成します．年齢に関してはどのように分ければよいかは一律に決められません．逆にいうと，ある年齢で区分したときにきれいな山型に分けることができれば，そこには何らかの意味があるのかもしれません．このように質的なカテゴリーごと（それぞれを**層**とよびます）に分ける操作を**層化**（**層別化**）といいます．人間の生物学的な特徴に関するデータ（たとえば，身長，体重，生化学検査値など）では，性別，年齢階級別の層化はしばしば行われます．一見単純な操作に見えますが，きちんとした層化ができるためには，統計学だけでなく測定項目に対する幅広い知識が必要になります．

このように，1つの変数のデータのなかにいくつかの異なる集団の特徴が混在していることは意外に多いものです．これは2変数の関係を見るときにも重要な視点です．ある現象の背後にある複雑な関係を注意深く解きほぐしていくことが統計学の醍醐味ともいえます．ヒストグラムに2つ以上の山が見えたときには，一度その理由を考えるとよいでしょう．分かれたように見えない山の場合には，注意深く観察しないと見落とす可能性があります（❽-G）．極端な場合には，山が吸収されてしまい分かれて見えないこともあります（❽-H）．場合によっては，偶然の産物で山が2つに見えただけなのかもしれません．

ヒストグラムを見るうえでのチェックポイントを❾にまとめました．

世の中で起こる現象がどのような分布を示すのかはかなり詳しく調べられています．そのなかには理論的に作られたモデル的な分布もあります（p91参照）．たとえば，身長は左右対称で単峰性のベル型の分布〔正規分布（p94）参照〕に近くなります．

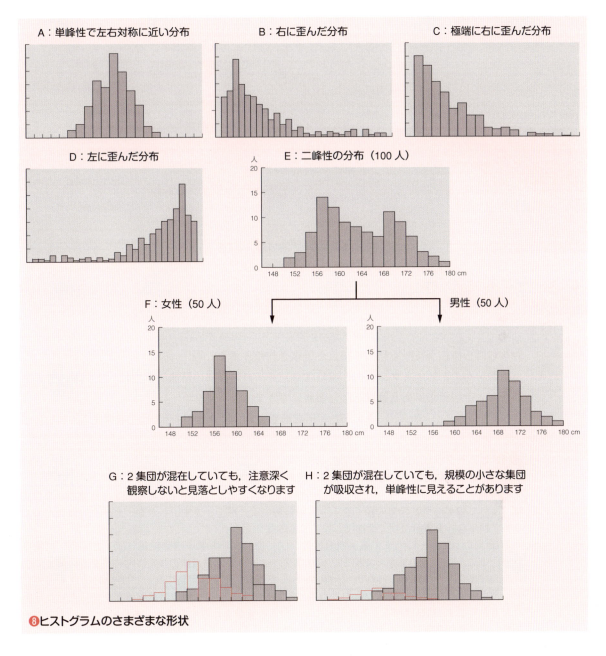

❽ヒストグラムのさまざまな形状

❾ヒストグラムを見るうえでのチェックポイント

1. だいたいの中心はどこですか？
2. 散らばりの範囲はどれくらいですか？
3. どんな形ですか（左右対称か偏っているか）？
4. ピーク（峰）の数はいくつですか？
5. 両端の状態はどうですか（なだらかか切り取られているか）？
6. 大きく外れた値はありませんか？

もちろん分布の形に何らの規則性が認められない場合もあります．そのような場合に，無理な解釈をする必要はありません．新たに分析方針を検討してみることも大事です．

現状報告が目的であれば，この分布の形がすべてです．しかし，データの背後に潜む集団（母集団）の特徴を知りたい場合は，ヒストグラムから全体的な分布の概要をとらえると同時に，分布の

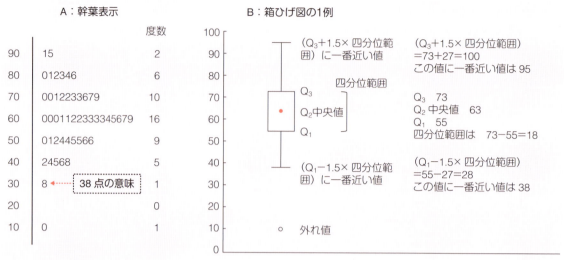

❿ヒストグラム以外の図示の方法
仮想例）50人の統計学の成績（Aのデータで箱ひげ図を作成しています．）

背後に潜む微細な特徴も見抜く視点が要求されてきます．
　度数分布表とヒストグラムの作成により，データの細部の情報を犠牲にしますが，データの分布とその背後にある特徴を浮き彫りにできます．

▶分布が単純な形をしていないときはその理由を考えてみましょう

> 参考　ヒストグラム以外の図示の方法
> 　ヒストグラム以外にも，有用な表示方法があります．
> 　幹葉表示（❿-A）は，データそのものの情報を失うことなく図示する方法です．幹葉表示を使えば，すべてのデータと分布の様子を1つの図に表すことができます．しかし，データの個数が多くなると簡単な幹葉表示だけでは図示しにくくなります．
> 　箱ひげ図（❿-B）は，まず第1四分位数（Q_1：25%点）と第3四分位数（Q_3：75%点）で箱を作り，中央値（Q_2：50%点）で箱を区切ります．上下に四分位範囲の1.5倍内の一番近い値までひげをつけます．それ以外を外れ値〈はずれち〉として表示します．用語に関してはp34，p37を参照してください．ひげの先端を最大値や最小値にしたり，あるいは平均値と標準偏差を使った箱ひげ図などもあります．箱ひげ図を上下に並べていくつかの変数を比較することもあります．小さなスペースで分布の特徴を簡潔に表示することができます．

分布の特徴を数値要約します

　　ヒストグラムを描き，分布のおおよその形がつかめたら次に分布を特徴づける数値を求めます．とくに，単峰性の分布であれば，中心的な位置，ばらつき（広がり具合），形状に注目します．目的に応じて数値要約するさまざまな方法があります．計算自体は統計解析ソフトでまとめてできますので，計算方法の説明は重要なものにとどめます．それぞれの数値要約の指標の考え方と特徴を理解することが重要です．

代表値 　分布を代表する1つの値であり，分布の中心的な位置（**中心傾向**）を示します．分布の中心をどう記述するかによっていろいろな代表値があります．

散布度 　分布の広がり，散らばり，ばらつき具合を反映します．データが代表値の近くにどれくらい集中しているかを記述する指標です．

分布の形状 　中心傾向や散らばりの指標ほど多用はされません．通常は，分布の中心位置の偏り（左右の非対称性）と，分布の裾の伸び具合（峰の尖り〈とがり〉具合）を記述します．分布の形状の指標は，正規分布からデータの分布がどれくらいずれているかを表しています．

以上の指標を読み分けることができるようになると，データの特徴を理解する力が格段に向上するでしょう．

　　　　　　　　　　　　　　　　▶分布の中心，ばらつき，形状に注目しましょう

代表値─分布の中心傾向

平均値（平均）mean 　平均値はおそらく，最も慣れ親しんだ代表値でしょう．データの値（観測値）をすべて足してその個数で割ったものが**平均値**です．詳しくは**相加平均**あるいは**算術平均**とよんでいます．数式で表すと，

$$\text{相加平均} \ \bar{x} = \frac{x_1 + x_2 + \cdots + x_n}{n}$$

です（$\bar{x}$ はエックスバーと読みます）．数式に慣れていない人は難しく感じるかもしれませんが，すべて日本語で説明するとかえって繁雑で理解しにくくなります．数式の読み方として，観測値を一般には小文字の x で表すので，1番目の観測値は x_1，2番目の観測値は x_2 であり，n番目であれば x_n となります．n個の観測値をすべて足して，n個で割ったことを示す式になります．

実はこれ以外にも平均値は何通りかあります．代表的なものは**相乗平均（幾何平均）**と**調和平均**です．相乗平均は，すべての観測値を掛けて，その累乗根を求めたものです．たとえば4と9の相乗平均は $\sqrt{4 \times 9} = \sqrt{36} = 6$ となります．これは成長率の平均などに使われます．調和平均は，逆数同士の相加平均の逆数で定義されます．行きが時速40 km，帰りが時速60 kmのときの平均時速は50 kmではありません．片道の距離をDとすれば往復で2Dです．行きの時間は D/40，帰りの時間は D/60 ですから，平均時速は調和平均として $2D/(D/40 + D/60) = 2/(1/40 + 1/60) = 48$ km/h と求められます．

最も重要で応用範囲が広いのが相加平均です．これから先は，平均値といえば相加平均のこととします．平均値は簡単に求まりますが，その意味やさまざまな性質について理解することが統計学を理解するポイントです．"統計学は平均値の科学"といわれるくらいです（p103参照）．量的データの推測統計とは"平均値の特徴を推測すること"といっても過言ではありません（p116参照）．

中央値 median 　中央値は，データを小さい順（あるいは大きい順）に並べたときに真ん中にくる値です．たとえば，5つのデータ"1, 2, 4, 6, 8"であれば3番目の値である"4"が中央値です．データが偶数の場合は真ん中の2つの平均をとればよいです．6つのデータ"1, 2, 4, 6, 8, 9"であれば"4"と"6"の平均値である"5"が中央値になります．同じ値のデータが複数ある場合には計算方法が複雑になります．中央値については考え方が理

解できればよいでしょう．

最頻値 mode　最も頻度（度数）の多い値あるいは階級の値のことを最頻値といいます．出現頻度がいちばん多いデータや階級をそのデータ全体の代表値とみなすわけです．たとえば，6つのデータ"1, 2, 3, 3, 4, 5"であれば"3"が最頻値になります．英標記のmodeは"流行"の意味です．最頻値は質的データでも求まります．

▶それぞれの代表値の定義と役割を覚えましょう
▶統計学は平均値の科学です

参考　パーセンタイル（百分位）

中央値の考え方を拡張したものにパーセンタイルがあります．データを小さい順に並べ，小さいほうから数えて a％目を a パーセンタイル値（a 分位数，a％点）といいます．たとえば，100個の測定値からなるデータであれば小さいほうから数えて10個目が10パーセンタイル値となります．中央値は50パーセンタイル値に相当します．重要なパーセンタイル値として**四分位数** quartile があります．これはデータを小さい順に並べたときにデータの数を4等分する位置の値のことです．25パーセンタイル値，50パーセンタイル値（中央値），75パーセンタイル値をそれぞれ**第1四分位数**（Q_1），**第2四分位数**（Q_2），**第3四分位数**（Q_3）といいます．先に解説した箱ひげ図は四分位数をもとに作られています．

参考　質的データの数値要約

質的データでは数値要約はあまり行われませんが，度数分布表を作成すれば最頻値は自然に求まります（度数が最大のカテゴリーが最頻値）．名義尺度では最頻値を，順序尺度では最頻値と中央値を求めることができます．データの種類と使用できる代表値を⓫にまとめました．

どの代表値を使えばよいでしょうか

一律の基準はありませんが，①図表化されたデータの特徴を反映しているか，②極端に大きな値あるいは小さな値（**外れ値**）が存在しないか，の2点が参考になります．

グラフが単峰性で左右対称であれば，平均値も中央値も最頻値も大きく異ならないので平均値を用います．逆に，分布の形状に偏りがみられる場合には，平均値以外の指標，とくに中央値を求めます．⓬に，歪んだグラフにおける平均値・中央値・最頻値の一般的な関係を示しました．右に歪んでいる（"右に"裾を引く）場合は右から順に，ミーン（平均値）・メ

⓫データの種類（尺度水準）と代表値

データの種類		代表値		
		平均値	中央値	最頻値
質的データ	名義尺度	×	×	○
	順序尺度	△	○	○
量的データ	間隔尺度	○	○	○
	比尺度	○	○	○

○：使用可能，×：使用不可
△：原則は×ですが便宜的に○とすることもあります（p11, 13参照）．

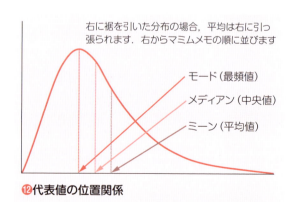

⓬代表値の位置関係

⓭代表値の特徴

	分布での図形的特徴	メリット	デメリット
平均値	つりあいの中心	●すべてのデータを用い，データを有効活用 ●推測統計での利用価値が高い ●数学的に扱いやすい ●必ず定まる	●外れ値の影響を受けやすい ●分布の形を反映しないことがある
中央値	面積を2等分する	●外れ値の影響を受けにくい ●必ず定まる	●データのすべての情報は利用していない ●数学的に扱いにくい
最頻値	分布の峰	●外れ値の影響を受けにくい	●データのすべての情報は利用していない ●数学的に扱いにくい ●つねに1つとは限らない（定まらない場合がある）

ディアン（中央値）・モード（最頻値）の順になり，"マミムメモの順"と記憶します．左に歪んでいればその逆です．中央値と平均値を比較しても分布の歪みはある程度推察できます．分布に偏りがある場合や，打ち切りデータ（たとえば，出生体重2,500g以上だけを分析するなど）の場合は中央値を代表値にするのがよいでしょう．最頻値は最も頻繁に出現する値へ注目することに意味があるときに使います．ある疾患の発病年齢の最頻値がわかれば，その疾患対策を効果的に行うことができます．中央値は分布の中心ですが，中央値よりも大きい値や小さな値の分布はまったく反映されていません．最頻値は1つに定まらない場合もあり，分布の端に値がきた場合には必ずしも適切な代表値とはいえません．

　平均値は外れ値の影響を受けやすいというデメリットがあります．その点，中央値や最頻値は外れ値の影響をあまり受けません．外れ値の存在は現実の統計解析では面倒な問題であり，その対処の仕方は難しいものです．その場合に，たとえば，中央値も一緒に記す，外れ値を含めた場合と除いた場合で分析結果にどの程度の変化が見られるかを検討する，などいろいろな対処方法があります．また，どの程度外れていれば外れ値とみなせるのかという根本的な問題もあります．外れ値の問題は基本的なレベルで扱うことは少ないのでこれ以上は述べませんが，"外れ値が存在する場合の平均値は要注意"という点は記憶にとどめておきましょう．

　それぞれの代表値の特徴を⓭に示しました．平均値はすべてのデータの情報を有効に活用しています．また，数学的（理論的）に扱いやすいという優れた性質があります．平均値以外は数学的な扱いが難しいので，分布を理論的に考える推測統計では多用されません．

▶それぞれの代表値のメリットとデメリットを知っておきましょう

平均値の意味を考えます

　平均値は慣れ親しんだ代表値ですが，分布の形と一緒にその意味を考えることは意外に少ないものです．平均値を求める意味を分布の形に注目して考えてみましょう．

　6つの観測値からなる3種類のデータ"A:1, 1, 1, 5, 5, 5, B:2, 2, 2, 2, 2, 8, C: 2, 3, 4, 4, 3, 2"があります．いずれも平均値は3で同じですが，データの分布はかなり違っています（⓮）．Aは，1と5しかないのに平均値はどちらからも離れた3になって

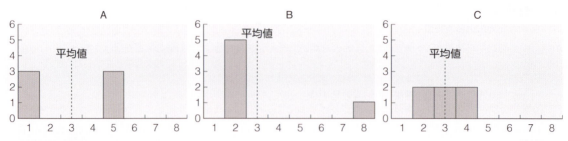

⓮ 平均値の意味
"平均値"は同じでも分布の様子はまったく違うことがあります.

います．**B**は，極端に大きなデータである8が強く影響し，それ以外の5つのデータである2よりも平均値は大きな値となっています．**C**は2，3，4の真ん中が平均値になっています．平均値（一般には数値要約の指標）は分布の形を知らなくても機械的に計算できるので，時に大きな誤解をもたらします．

Aの例として，ある集団の平均年齢を考えてみましょう．年少人口（15歳未満）と老年人口（65歳以上）が多く，生産年齢人口（15歳以上65歳未満）が少ない地域で住民の平均年齢を求めたとします．平均年齢は実際には割合が少ないはずの40〜50歳あたりになる可能性があり，現状とはかなり違った印象を与えます．図示しないで機械的に平均値を求めて（数値要約して）判断を誤る典型的な例です．また，一般に二峰性の分布を示している例では，実際には数が少ない谷間あたりが平均値になることがあります．分布を描いてみて二峰性になったら，平均値を求める前に，二峰性になる理由を検討することが大切です．

Bの例として，よく出されるのは世帯の所得（❻-B参照）や貯蓄額です．国が公表する平均所得は一般的な印象よりもかなり高額です．それは，所得の分布は単峰性ですが，桁外れな高額所得者によって極端に右側（高額）に裾を引いているからです．実はこうした分布は**対数正規分布**というやや複雑な分布で近似されます．

一般的にいえば，分布が極端に右や左に偏っている場合，あるいは外れ値がある場合には，平均値はその影響を強く受けます．このような場合には，平均値だけでなく中央値も示す必要があります．

▶平均値が同じでも分布の特徴が同じだとは限りません

単峰性の分布における平均値の特徴

分布が単峰性の左右対称の山型に近い場合には，平均値はどのような意味をもつのでしょうか．平均値は分布している"すべての観測値を使い"そのなかからすべてのデータを代表する1つの数値を求めたものです．そこから，①観測値の多くは平均値の周辺に分布すること，②多く出現する観測値は平均値に与える影響が大きいこと，がわかります．これは後述する度数分布表から平均値を求める方法（p48参照）をみればよくわかります．平均値は（階級値）×（相対度数）の合計ですから，相対度数が大きければ（つまり多く出現すれば）影響が大きくなります．そして，分布が単峰性の左右対称な山型であれば平均値は対称の軸になります．

平均値の有用な性質は，すべての観測値の和を求めること（足し算：加法）の性質に由来します．これは，推測統計で重要な意味をもちます（p100 参照）ので，そのときに改めて説明することにしましょう．

▶単峰性で左右対称に近い分布では観測値は平均値の周辺に分布します

散布度─ばらつきの指標

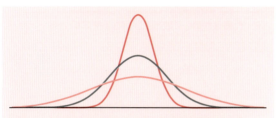

❶⓯中心（代表値）が同じでばらつきが異なる分布
3つの分布は平均値，中央値，最頻値のいずれも同じですが分布は明らかに異なっています．この違いは分布の"散らばり"を示す指標によって記述することができます．

単峰性の左右対称な山型の分布の場合に，平均値あるいは中央値が同じであっても，その形はさまざまです（⓯）．この違いは，おもに観測値が左右にどのくらい散らばっているかによります．それでは，観測値のばらつき具合はどのように調べたらよいのでしょうか．観測値がどれだけ散らばっているかを表す指標のことを**散布度**といいます．散布度は代表値とともにデータのもつ特徴を記述するための重要な指標です．中心的な位置の指標とばらつきの指標の2つを用いれば，単峰性で山型の分布の大まかな形状を記述できるので，代表値とペアで用います（⓰）．

範囲（レンジ）range　散布度として最も単純なのは最大値と最小値の差です（⓱）．式で表すと，範囲＝最大値−最小値　です．

日常的な用語と変わらないので，理解しやすいと思います．しかし，最大値と最小値しか用いないので，極端に大きな値や小さな値（外れ値）があるとこれに大きく左右されます．そのため，あまり多くは使われません．

四分位偏差　レンジの粗さを改良したものです．第3四分位数（75%点：Q_3）と第1四分位数（25%点：Q_1）との差 $Q_3 - Q_1$ を**四分位範囲**といい，この範囲に全データの半分が含まれます（⓱）．この四分位範囲の半分が四分位偏差であり，式で表すと，

$$四分位偏差 = \frac{四分位範囲}{2} = \frac{Q_3 - Q_1}{2}$$

です．四分位範囲も四分位偏差も中心付近のデータがどのくらい散らばっているかの目安となります．四分位偏差は，両側1/4ずつのデータを切り落としているので外れ値の影響を受けにくく，この値が大きいほど散らばった分布になります．

しかし，範囲にしても四分位偏差にしても限られたデータの情報（値）しか使っていません．多くの分布は代表値の周辺にデータが散らばっています．そこで，代表値からの距離をもとに，すべてのデータの情報を有効に使う指標を説明します．

偏差 deviation　偏差とは，個々の観測値が代表値からどれだけ離れているかを示すものです．多くの場合，代表値として平均値が使われるので単に偏差といえば平均値からの偏差をさします．式で表すと，

（平均値からの）偏差＝観測値−平均値

です．引く順序を間違えないようにしましょう．平均値よりも値が大きな観測値の偏差はプラスになり，平均値よりも値が小さな観測値の偏差はマイナスとなります．偏差自体は観測

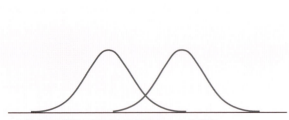
A：散布度が等しく代表値が異なる2つの分布

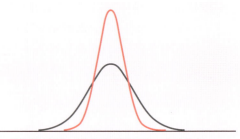
B：代表値が等しく散布度が異なる2つの分布

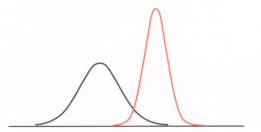
C：代表値も散布度も異なる2つの分布

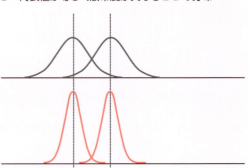
D：代表値の差が一定である場合でも散布度が異なると様子はかなり違ってきます

⓰ 代表値と散布度による分布の比較

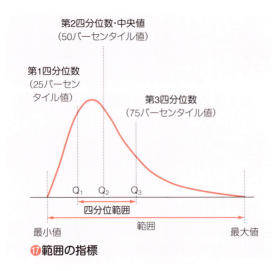

⓱ 範囲の指標

値ごとにそれぞれ計算される値で，1つの数値に定まらないので散布度ではありませんが，散布度を考えるうえで基本的な役割を果たします．各観測値が分布の中心からどれだけ離れているのかを表すので，散らばり具合を記述するのに役立ちます．

なお，中央値からの偏差も同様に定義できます．先に説明した四分位偏差では，中央値 Q_2 と第3四分位数 Q_3 ないし第1四分位数 Q_1 との偏差の平均を考えています．式で表すと，

$$四分位偏差 = \frac{(Q_3 - Q_2) + (Q_2 - Q_1)}{2} = \frac{Q_3 - Q_1}{2}$$

となります．

それでは，偏差を合計するとどうなるのでしょう．5つの観測値からなるデータ "A：1, 2, 3, 4, 5" を例として計算してみましょう（⓲）．平均値は3です．観測値ごとの偏差を求めると $1 - 3 = -2$，$2 - 3 = -1$，$3 - 3 = 0$，$4 - 3 = 1$，$5 - 3 = 2$ となります．次に偏差の合計を求めると，$(-2) + (-1) + 0 + 1 + 2 = 0$ となります．つまり偏差の合計は0になります．これは，一般的に成り立つ性質であり，推測統計で自由度を考える場合にも基本となる重要な性質です（p138 参照）．

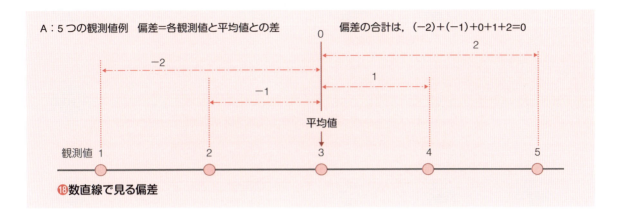

⓲ 数直線で見る偏差

参考 数学的な証明

多少数学的になりますが，数式を使って証明しましょう．

n 個のデータは $x_1, x_2, \cdots, x_n$，平均値は $\bar{x}$，平均値からの偏差は $d_1, d_2, \cdots, d_n$ と表します．$d_1 = x_1 - \bar{x}$，$d_2 = x_2 - \bar{x}$，$\cdots$，$d_n = x_n - \bar{x}$ です．よって，偏差の合計は $d_1 + d_2 + \cdots + d_n = (x_1 - \bar{x}) + (x_2 - \bar{x}) + \cdots + (x_n - \bar{x}) = (x_1 + x_2 + \cdots + x_n) - (\bar{x} + \bar{x} + \cdots + \bar{x}) = (x_1 + x_2 + \cdots + x_n) - \bar{x} \times n = (x_1 + x_2 + \cdots + x_n) - (x_1 + x_2 + \cdots + x_n) = 0$ となります．なぜなら，$\bar{x} = (x_1 + x_2 + \cdots + x_n)/n$ であり，$\bar{x} \times n = x_1 + x_2 + \cdots + x_n$ だからです．平均値とは，すべての観測値が平均値と同じ数値だと仮定した場合に，その合計がデータ総合計と同じになるような数，つまり $\bar{x} \times n = x_1 + x_2 + \cdots + x_n$ だということを確認しておきましょう．

平均偏差 偏差そのものの合計を使ったのでは，いつも0（ゼロ）になってしまい，ばらつきの指標になりません．そこで，いくつかの工夫が必要になります．⓳を見ながら考えていきましょう．平均値を基準にするとこれよりも大きい値も小さい値もあります．しかし，明らかに，**B** のほうが **C** よりもばらつきが大きくなっています．ばらつき具合の違いを表現するにはどうしたらよいのでしょうか．偏差の合計が0になった理由は，マイナスとプラスの符号が打ち消し合ったためです．そこで，符号に関係なく，平均値からどれだけ離れているかに注目します．符号の影響をなくす方法で簡単なものは，①絶対値をとる，②平方（2乗）する，のどちらかです．なお，絶対値とはある値の符号を取ったものです．たとえば，−2の絶対値は2，2の絶対値はそのまま2です．記号だと $|-2| = 2$，$|2| = 2$ と表します．感覚的には絶対値をとるほうが自然ですから，まずは，先ほどの例 **A**：1, 2, 3, 4, 5で，偏差の絶対値の平均値を求めてみましょう．偏差の絶対値の平均値は $(|-2| + |-1| + |0| + |1| + |2|)/5 = 6/5 = 1.2$ となります．これは平均値からどれだけ離れているかについての平均を求めたもので，これを**平均偏差**といいます．この指標は"偏差の絶対値の平均"です．式で表すと，

$$\text{平均偏差} = \frac{|d_1| + |d_2| + \cdots + |d_n|}{n} = \frac{|x_1 - \bar{x}| + |x_2 - \bar{x}| + \cdots + |x_n - \bar{x}|}{n} = \frac{\text{偏差の絶対値の合計}}{\text{対象数}}$$

です．数直線でいうと，それぞれの観測値と平均値の距離の平均です．平均偏差は意味的には理解しやすいのですが，絶対値の計算が数学的に扱いにくいのであまり使われません．つまり，日常感覚で理解しやすいことと，理論的な数式処理のしやすさとは必ずしも一致しま

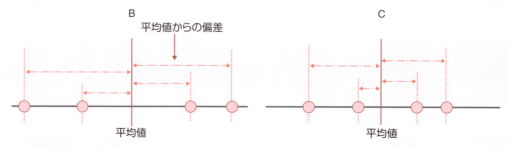

⑲ばらつき具合を視覚的に見ます
明らかにBのほうがCよりもばらつきが大きいですが，平均値からの偏差の和では，その違いは表現できません．

せん．そして，統計学の理論を作るうえでは数式的な扱いやすさが優先されます．これは，統計学という学問（理論的な流れ）を理解していくうえで重要な特徴です．

分散 variance 偏差の符号を除くためのもうひとつの方法は，偏差を平方することです．偏差が-2の場合，$(-2)^2 = 4$です．偏差の平方を観測値ごとで求め，合計したものを**偏差平方和**（偏差の平方の合計）といいます．式で表すと，

$$偏差平方和 = (x_1 - \bar{x})^2 + (x_2 - \bar{x})^2 + \cdots + (x_n - \bar{x})^2$$

です．偏差平方和は統計学全般にわたって重要な役割を果たします．例 A の偏差平方和は，$(-2)^2 + (-1)^2 + 0^2 + 1^2 + 2^2 = 10$です．

このままでは，対象数が増えると大きな値になってしまうので，対象数（n）で割って偏差の平方の平均値にします．この"偏差の平方の平均"のことを**分散**といいます．式で表すと，

$$分散 = \frac{d_1^2 + d_2^2 + \cdots + d_n^2}{n} = \frac{(x_1 - \bar{x})^2 + (x_2 - \bar{x})^2 + \cdots + (x_n - \bar{x})^2}{n} = \frac{偏差平方和}{対象数}$$

です．平方和が出てきたらすぐに分散を思い出せるようにしましょう．分子は平方和ですからつねに0以上であり，同時に分散もつねに0以上です（負の分散はありえません）．実際には，分散が0だとすべてのデータが等しいことになり，ばらつきがなく統計を取る意味がありません．例 A の分散は，$\{(-2)^2 + (-1)^2 + 0^2 + 1^2 + 2^2\}/5 = 10/5 = 2$です．

分散は，平均値からの偏差の平方がデータ全体で平均的にどれくらいになるかを示したものです．図形的には偏差を一辺の長さとする正方形の面積の平均値です（⑳）．分散の値が小さければ平均値のそばに観測値が密集しています．分散は，2変数の関係や推測統計で平均値とともに中心的な役割を果たす重要な散布度です．

▶平方和を見たら分散を連想できるようにしましょう
▶平均値からの偏差の平方の平均値が分散です

標準偏差 standard deviation 分散のデメリットは偏差を2乗することで，数値が大きくなることと，単位が元の観測値や平均値と異なることです．また，図形的なイメージがわきにくいこともデメリットです．たとえば，身長をcmで測定したときの観測値，平均値，中央値，偏差，平均偏差などの単位はいずれもcmですが，偏差を2乗する分散ではcm^2となってしまいます．単位をもとのcmに戻しておいたほうが何かと便利です．これは分散の正の

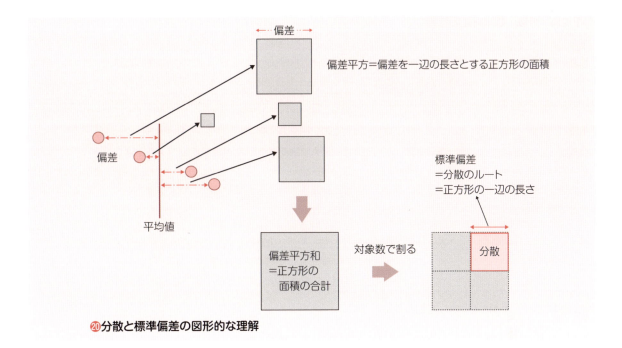

⓴分散と標準偏差の図形的な理解

平方根（ルート）をとることで対処できます．このようにして求めた指標が**標準偏差**です．英訳の Standard Deviation の略字として S.D. ないし SD と表記されます．式で表すと，

$$標準偏差 = \sqrt{分散} = \sqrt{\frac{(x_1 - \bar{x})^2 + (x_2 - \bar{x})^2 + \cdots + (x_n - \bar{x})^2}{n}}$$

です．標準偏差は平均値からの偏差の2乗の平均の平方根ですから，結局は標準偏差も平均の一種といえます．つまり，平均値からの離れ方を平均化した数値ということになります．分散はつねに0以上ですから，標準偏差もつねに0以上です（負の標準偏差はありえません）．

なお，図形的には，偏差を一辺の長さとする正方形の面積の平均値を面積とする正方形の一辺の長さになります（⓴）．

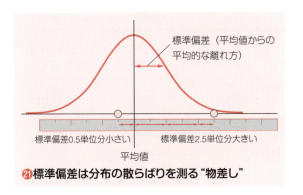

㉑標準偏差は分布の散らばりを測る"物差し"

標準偏差の単位は観測値や平均値と同じになるので，これらの値と比較できて便利です．標準偏差は，平均値を起点として観測値がおよそどのくらい遠くまで広がっているか（散らばっているか）を測る"物差し"のようなものです（㉑）．平均値，分散，標準偏差の特徴を㉒にまとめました．

標準偏差を求めるには，偏差を平方してさらにルートをとらなくてはならず，面倒に思うかもしれません．しかし，標準偏差は統計学では中心的な役割を果たしています．その理由は，正規分布（p94 参照）という理論的な分布の性質と密接な関係があるからです．

▶標準偏差は平均値からの散らばりを測る物差しです
▶標準偏差の単位は観測値と同じです

㉒ 平均値・分散・標準偏差の特徴

	平均値	分散	標準偏差
統計学的な意味	中心傾向の指標	ばらつきの指標	ばらつきの指標
図形的な解釈	分布のバランスの支点 つりあいの中心	平均値からの偏差を一辺とする正方形の面積の合計を対象数で割って平均化した正方形の面積	平均値からの平均的なばらつき（平均値からの偏差の2乗平均の平方根）左記の正方形の一辺の長さ
単位	もとのデータと同じ	もとのデータの2乗	もとのデータと同じ
符号	データに依存	正（あるいは0以上）	正（あるいは0以上）
数学的な取り扱い	非常に扱いやすい	扱いやすい	扱いにくい（平方根をとるため）
外れ値の影響	強く受ける	強く受ける	強く受ける
線形変換　bを加える　　　　　　a倍する　　　　　　n(>0)で割る	bだけ大きくなる a倍になる 1/n倍になる	変化しない a^2倍になる $1/n^2$倍になる（重要）	変化しない $|a|$倍になる $1/n$倍になる
その他の特徴		測定単位により値が大きく変化する	

数学的な取り扱いというのは，これらの統計量の求め方だけでなく，推測統計に必要なその後の応用的な処理も含みます．線形変換については p46 を参照してください．

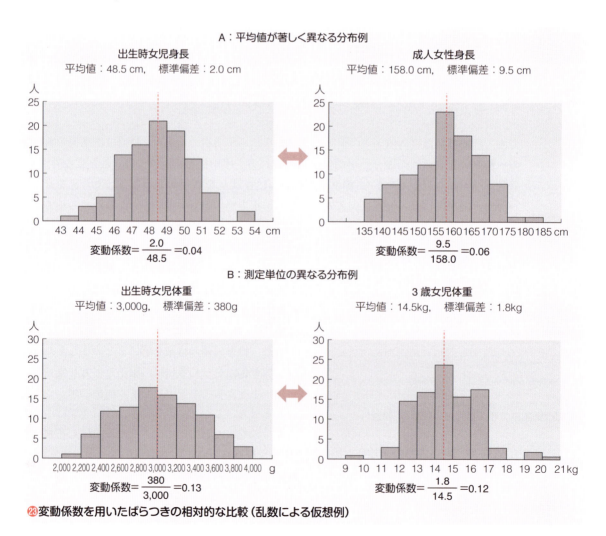

㉓ 変動係数を用いたばらつきの相対的な比較（乱数による仮想例）

変動係数—平均値が異なる場合のばらつきの比較の指標

㉓のように，A：平均値（分布の中心）が著しく異なる分布，B：測定単位の異なる分布，を比較する場合には標準偏差を単純に比較することはできません．そのような場合には，ばらつきの指標である標準偏差の大きさが平均値の大きさに対してどの程度の割合を占めているかを比較します．

$$変動係数 = \frac{標準偏差}{平均値}$$

です．標準偏差と平均値の単位はつねに同じですから，約分によって変動係数は無名数（単位のない数値）となり，平均値や測定単位に依存しない相対的な比較ができます．

▶平均値が大きく異なる分布を比較するときは変動係数を用います

標準偏差の意味

標準偏差の意味を考えてみましょう．標準偏差は平均値とペアで活用することが最も大事です．標準偏差と平均値を求めることで，分布のなかの1つの観測値のもつ意味がわかります．たとえば，生物学の試験の平均が60点のとき，自分の点数が70点だったとします．単純に平均点よりも良かったというだけでなく，どのくらい良かったのかを知るための判断材料になるのが標準偏差です．標準偏差は平均値からの離れ方の平均的な状態を表します．

㉔のように典型的な左右対称の山型の分布〔正規分布（p94）参照〕であれば，平均値から左右に標準偏差の値だけ離れた範囲（±1標準偏差）にすべてのデータの約70%が含まれます．また，平均値から左右に標準偏差の値の2倍（より正確には1.96倍）だけ離れた範囲（±2標準偏差）の範囲にすべてのデータの95%が含まれます．逆にいえば，平均値から標準偏差の±2倍より外側は全体の5%程度しかありません（+2×標準偏差より外側に2.5%，-2×標準偏差よりも外側に2.5%）．1,000人の得点結果であれば，平均値+2×標準偏差以上の得点はおよそ25人になります．

この試験の例では，もし，得点が正規分布に従い，標準偏差が10点であれば，70点という点数は平均60点から良いほうにごく普通に離れているだけということになります．一方，標準偏差が5点であれば，70点というのは平均から標準偏差の2倍良いほうに離れていることになります．これは，上から数えて2.5%の順位であり，かなり良い点だといえます．

1つの観測値のもつ意味は，平均値からの偏差（距離）そのものでは判断できず，標準偏差の何倍かということで判断できます．平均値を見たらセットで標準偏差も見るのが正しい判断の仕方といえます．普通は，平均値±標準偏差（mean ± SD）という形で値を記します．

▶平均値と標準偏差はつねにセットにして活用しましょう

異なる分布の比較

AさんとBさんが生物学の試験を5回ずつ受けました．その結果，Aさんは平均60点で標準偏差が5点（60±5）であり，Bさんは平均50点で標準偏差が20点（50±20）でした．この結果をどう考えればよいのでしょうか．平均点だけみるとAさんの成績が良いと評価されます．しかし，標準偏差を含めて考えれば，Aさんは比較的安定しており平均的に

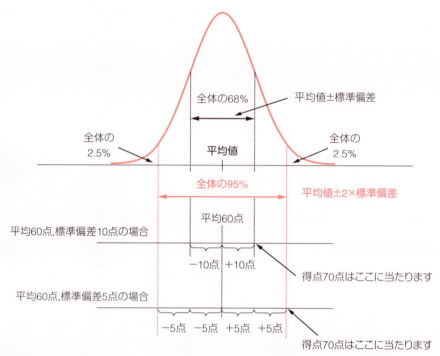

㉔標準偏差の意味
得点が正規分布に従うことを想定しています．

は 55 〜 65 点の狭い範囲に得点があること，B さんは好不調の波が強く，30 〜 70 点あたりを得点するので，場合によっては A さんよりも高得点を出す可能性があることがわかります（㉕）．日常的な（あるいは臨床的な）場面では，安定していることとばらつきがあることのどちらが好ましいかは簡単に判断できることではありません．

▶平均値と標準偏差で分布の特徴を比較します

参考　平均値と中央値の数学的な意味
　代表値を選ぶのであれば，代表値との差（偏差）が小さい観測値が多いほど，つまり全体として観測値と代表値との差が小さいほど，その代表値は適切な代表値になることは納得できると思います．実は|観測値−代表値|の合計を最小にする代表値が中央値であり，（観測値−代表値）^{2}の合計を最小にする代表値が平均値です．つまり，中央値は平均偏差を最小にする代表値であり，平均値は偏差平方和を最小にする代表値です．平均値と分散が強い関係にあることがわかります．

平均値と標準偏差の提示が適切でない場合

　一般に分布に大きな偏りがあったり，外れ値がある場合には，平均値と標準偏差は適切な指標とはなりません．実際の調査では対象数が少ないと，ヒストグラムを描いてもよく形状がわからないことがあります．その場合でも，平均値と標準偏差を求めることで分布の外形が想像できることがあります．たとえば，標準偏差が平均値と同じくらいか，標準偏差のほ

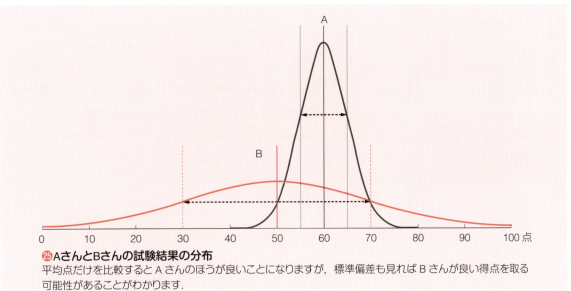

㉕AさんとBさんの試験結果の分布
平均点だけを比較するとAさんのほうが良いことになりますが，標準偏差も見ればBさんが良い得点を取る可能性があることがわかります．

うがむしろ大きい場合には，非常に裾が長い分布であることが多いはずです．

平均値±2×標準偏差が観測値としてありえない数字になると，平均値と標準偏差そのものの意味づけが難しくなります．たとえば，1～5点で表した5段階の順序尺度の平均値と標準偏差を求めたとします．その結果，平均値が4，標準偏差が1だとすると，平均値から大きいほうに2標準偏差離れた値は6になり，実際にはありえない値となります．得点分布の範囲に制限がある変数（たとえば，1～3点の3段階評価で5項目を合計した場合には得点は5～15点の範囲に制限されます）を分析する場合にも同様なことが起こりえます．分布が極端に偏っているのに平均値や標準偏差を機械的に求めた結果です．

機械的に平均値と標準偏差を示す前に分布の状態をよく観察しましょう．記述統計が不適切であると，その後の推測統計まで誤った分析をすることになります．

▶機械的に平均値と標準偏差を示す前に分布の形状を考えましょう

歪度〈わいど〉と尖度〈せんど〉―分布の形状の指標

分布の形状の指標には，対称性（左右への歪み）を見る歪度と尖り具合（中心への集中度）を見る尖度があります．これらの指標の計算方法は分散と同じ数学的な考え方によりますが，やや高度なので本書では示しません．統計解析ソフトで基本統計量（要約統計量）として平均値，標準偏差などと一緒に算出されることも多いので意味を知っておくとよいでしょう．いずれも正規分布を基準とした統計量です．

歪度 対称性の指標であり，正規分布（左右対称）では0であり，正の場合には右に裾が長く（山の中心が左に偏っています），負の場合に左に裾が長くなります（山の中心が右に偏っています）（㉖-A）．

尖度 正規分布と比較した場合の尖り具合であり，正であれば正規分布よりも尖ってお

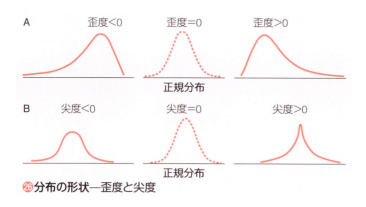

㉖ 分布の形状—歪度と尖度

り，負であれば正規分布よりも丸く鈍い形をしています（㉖-B）．正規分布の散らばり（標準偏差）の違いは尖り具合にはまったく影響しないことに注意しましょう（㉗参照）．

▶単峰性の分布の形状では対称性と尖り具合にも注目します

推測統計につながる重要な考え方

以下の項目は，記述統計だけを理解するのであれば必ずしも必要ありませんが，この先，推測統計に進む際に基本となる応用範囲の広い考え方です．

データの線形変換と平均値・分散

線形変換とは，観測値(x)を何倍(a)かしてある数(b)を加えて新たな値(y)を作る変換，つまり $y = ax + b$ という式で表される変換です．一般に $y = ax + b$ は直線を表すので"線形"といいます．線形変換をしたら平均値と分散はどのように変化するでしょうか．数学的な証明も簡単ですがここでは具体例で確認してみましょう（㉗）．

5つの観測値からなるデータ "A：1，2，3，4，5" があります．それぞれに3を加えると "B：4，5，6，7，8" となります．Aの平均値は"3"，Bの平均値は"6"になります．つまり，加えた3だけ大きくなっています．次に偏差を見るとAでは−2，−1，0，1，2であり，偏差平方和は10，分散は10/5 = 2です．一方Bでの偏差は−2，−1，0，1，2であり，偏差平方和は10，分散は10/5 = 2です．一般に，観測値にある数bを加えると，平均値はb大きくなり，分散や標準偏差は変化しません．

次にAを2倍すると "C：2，4，6，8，10" となります．このCの平均値は"6"であり，Aの平均値の2倍になっています．また，Cでの偏差は−4，−2，0，2，4であり，偏差平方和は40，分散は40/5 = 8となります．これはAの分散の8/2 = 4倍です．つまりAを2倍するとCの分散は 2^2 倍になります．

一般に，観測値をa倍すると，平均値はa倍になり，分散はa^2倍になります．標準偏差は分散のルートをとって$|a|$倍になります（$\sqrt{a^2}$ は $a \geq 0$ の場合はaですが，$a < 0$ の場合は$-a$になるので$\sqrt{a^2} = |a|$となります）．なお，観測値を対象数n（> 0）で割ることは$1/n$倍することに相当します．この場合に，平均値が$1/n$倍，分散が$1/n^2$倍，標準偏差が$1/n$

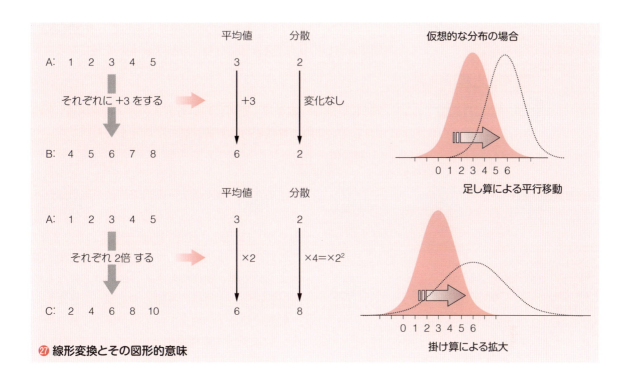

㉗ 線形変換とその図形的意味

倍になります．

　この結果から，分散は単位を変えると値が大きく変わることがわかります．たとえば，m単位で測定した身長をcm単位に換算する，つまり100倍すると分散は10,000倍になってしまいます．分散は測定単位に大きく依存しています．

　以上より，ある変数（x）をa倍してbを加えた（y = ax + bの変換をした）場合，平均値は最初の平均をa倍してb加えた値になり，分散はa^2倍（標準偏差は|a|倍）になります．

　たとえば，あるクラスで試験を実施した結果，平均が30点，標準偏差が9点（分散は81点^2）でした．生徒全員に対してもとの得点（x）を2倍して10点を加える操作（2x + 10）をすると，新しい得点（y）は，平均が2 × 30 + 10 = 70点，分散が4 × 81 = 324点^2，標準偏差が2 × 9 = 18点になります．

　掛ける値aが1よりも大きければばらつきが大きくなり，aが1よりも小さければばらつきは最初よりも小さくなります．

　なお，線形変換は図形的には平行移動（足し算，引き算）と拡大・縮小（掛け算，割り算）を組み合わせた移動です．これを考えると，平均値（山の中心付近）や標準偏差（広がり）がどのように変化するかをイメージできると思います．観測値を正の定数倍（a倍）する変換を行うと一見，尖度（とがり具合）が変化したように見えますが，実際には変化していないので注意してください（㉗）．グラフを作成する際に横軸の目盛りを1/aにすれば両者の形は完全に一致します．グラフというのは便利な表現方法ですが，場合によっては（あるいは意図的に）実際と違った印象を与えることがあります．

　線形変換に対する平均値や分散の変化は統計的な推測を考える際の基本になります（第6章の❶およびp90参照）ので㉒に補足してあります．

▶もとの観測値を a 倍して b を加えると，平均値は a 倍して b を加えた値になり，分散は a^2 倍した値になります

標準化と標準得点

集団における個々のデータの相対的な位置を示すために用いられるのが，**標準得点**（**Z 得点**）です．個々の観測値に注目しているので数値要約した統計量ではありません．

$$標準得点 = \frac{偏差}{標準偏差} = \frac{観測値 - 平均値}{標準偏差}$$

❷❽ 標準得点の意味

教科	平均値	標準偏差	Aさんの点数（粗点）	平均値からの偏差	標準得点
統計学	40	10	60	20	2.0
生物学	40	20	60	20	1.0
英語	50	10	60	10	1.0

● 集団全体のなかでの個人の位置は標準得点によって明らかになります．
● 粗点や偏差だけの比較では不十分です．

で求められ，個々のデータの平均値からの離れ具合が評価できます．分子も分母も同じ単位になるので，約分によって標準得点は無名数になります．このために，単位によらない比較ができます．❷❽ のように，同一個人（A さん）における異なる教科（統計学，生物学，英語）の比較ができます．

観測値から平均値を引いて標準偏差で割る操作を一般にデータの**標準化**といいます．なぜなら，分布の中心位置の指標（平均値）とばらつきの指標（標準偏差）を調整した結果，平均値 0，標準偏差 1（分散 1）に変換できるからです．平均値 0，標準偏差 1 になるように標準化した標準得点が Z 得点です．標準化は線形変換の特別な場合です．足し算による平行移動と掛け算による拡大・縮小の性質を用いて，平均値を引き標準偏差で割ることで，データ全体の平均値が 0 で標準偏差が 1 になるように変換しています．引いて割るだけの操作ですが，その役割は大きく，推測統計でも重要な役割を果たします（ 第 6 章 の ❶ および p91 参照）．

有名な**偏差値**も標準得点の一種です．偏差値は平均値を 50，標準偏差を 10 になるように調整したものです．偏差値 = Z 得点 × 10 + 50 であり，平均点と同じ点数であれば Z 得点は 0 ですから偏差値は 50 になります．

平均値と標準偏差を用いる指標ですから，分布があまり左右に偏っていたり，外れ値がある場合には注意が必要です．

▶平均値からの離れ方（偏差）は標準偏差で割って比較します

度数分布表から平均値と分散を求めます

度数分布表を用いて平均値や分散を求める考え方は，推測統計を理解するうえで非常に大事です（p89 参照）．度数分布表では階級値がそれぞれの階級の値を代表しています．そこで，それぞれの階級に属するすべての観測値が階級値に等しいものとして扱います．たとえば，身長 150 cm 以上 160 cm 未満の階級の度数が 5 の場合，階級値である 155 cm の観測値が 5 つあると考えます．

加重平均 統計学の試験で 65 点の学生が 2 人，75 点の学生が 5 人，85 点の学生が 3 人であれば，その平均点は，$(65 \times 2 + 75 \times 5 + 85 \times 3)/(2 + 5 + 3) = 760/10 = 76$ 点になります．一般に，｛(得点×度数)の合計｝/対象数 は，得点に度数（人数）という"重み"をつけた（加重した）平均値であり**加重平均**とよばれます．度数/対象数 = 相対度数で

	生データからの計算値
	平均値：158.20
	分　　散：23.80
	標準偏差：4.88

階級	階級値	度数	相対度数	階級値×相対度数	階級値－平均値	(階級値－平均値)²	(階級値－平均値)²×相対度数
145cm 以上 150cm 未満	147.5cm	2	0.04	5.90	－10.7	114.49	4.58
150cm 以上 155cm 未満	152.5cm	11	0.22	33.55	－5.7	32.49	7.15
155cm 以上 160cm 未満	157.5cm	19	0.38	59.85	－0.7	0.49	0.18
160cm 以上 165cm 未満	162.5cm	14	0.28	45.50	4.3	18.49	5.18
165cm 以上 170cm 未満	167.5cm	4	0.08	13.40	9.3	86.49	6.92
合計		50	1	158.20			24.01

平均値 ← 158.20

分散 → 24.01

標準偏差 → 4.90

㉙ **度数分布表から平均値と分散を求めましょう**
例）女子看護学生 50 人の身長データ（❸-A のデータをもとに作成しています）

すから，(得点×相対度数) の合計と考えてもまったく同じです．この場合は相対度数が"重み"になります．度数分布表から平均値を求める方法は加重平均を求めることと同じです．

平均値　　(階級値×度数)をすべての階級で合計して対象数で割れば平均値が求まります．

$$\text{平均値} = \frac{(\text{階級値} \times \text{度数})\text{の合計}}{\text{対象数}} = \left\{\text{階級値} \times \frac{\text{度数}}{\text{対象数}}\right\}\text{の合計}$$

となります．ここで，度数/対象数＝相対度数ですから，結局，

$$\text{平均値} = (\text{階級値} \times \text{相対度数})\text{の合計}$$

となります．実際に計算すると，対象数に比べて階級の数が極端に少ないなどでなければこの方法で平均値を求めても生データから平均値を求めても大きなずれはありません．つまり，生データを度数分布表にまとめることで，情報をそれほど大きく失うことなく，有益な情報を引き出せるということです（㉙）．

分散と標準偏差　　この場合も，ある階級に属する観測値はすべて階級値に等しいと考えます．度数分布表から求められた平均値を利用して，階級値の偏差の平方和を求めることになります．

$$\text{分散} = \frac{\{(\text{階級値} - \text{平均値})^2 \times \text{度数}\}\text{の合計}}{\text{対象数}}$$

$$= \left\{(\text{階級値} - \text{平均値})^2 \times \frac{\text{度数}}{\text{対象数}}\right\}\text{の合計}$$

となります．

ここで，度数/対象数＝相対度数ですから，結局，

$$\text{分散} = \{(\text{階級値} - \text{平均値})^2 \times \text{相対度数}\} \text{ の合計}$$
$$\text{標準偏差} = \sqrt{\text{分散}}$$

となります．

　度数分布表から平均値や分散を求める場合には，相対度数つまり分布全体に占めるある階級の度数の割合が重要な役割を果たします．

▶度数分布表から平均値と分散を求める場合には，相対度数が重要な役割を果たします

ヒストグラムで縦軸に何を選べばよいでしょうか

　連続型の量的データのヒストグラムの縦軸にはどのようなスケールを選ぶのがよいかを考えてみましょう．素朴に考えれば縦軸は度数にすればよいはずです（㉚-A）．単純な記述だけが目的であればこれで問題はありません．あるいは相対度数にすることも考えられます（㉚-B）．

　しかし，縦軸を度数にすると，階級の幅を広くした場合にその区間に落ちる度数が多くなるため柱の高さも比例して高くなります．逆に階級の幅を狭くすれば高さが縮みます．このような不都合を避けるために階級の幅のとり方に影響されないスケールを考えてみます．その場合，度数そのものではなく，横幅（測定単位）1 単位あたりの度数，つまり"**度数の密度**"を選びます（㉚-C）．密度というのは度数が凝縮されているようなイメージです．たとえば，横幅 1 cm の階級の幅で描かれたヒストグラムと対等なものを得るには，横幅 5 cm の階級の幅のときには度数を"5"で割って柱の高さにします．この場合，柱の面積が度数を表します．ヒストグラム全体の面積が階級の幅の割り方によらず対象数と等しくなります．

　次に，対象数が異なるデータの比較の場合を考えてみましょう．100 人の身長と 1,000 人

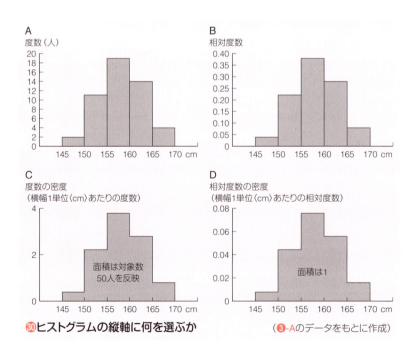

㉚ヒストグラムの縦軸に何を選ぶか　　　　　　　　（❸-Aのデータをもとに作成）

の身長を比較する場合，縦軸が度数の密度ですと対象数が10倍になればヒストグラムの面積も10倍になってしまいます．この不都合を避けるためには縦軸を度数の密度ではなく，相対度数の密度にします（㉚-D）．相対度数の合計は対象数の大きさに関わらず，つねに1ですから，縦軸を相対度数の密度にすれば，ヒストグラム全体の面積は対象数の大きさ，測定単位に関わらずつねに1になります．ヒストグラムの形自体は，縦軸をどうとるかによらずすべて相似ですが，縦軸を単なる度数から相対度数の密度に変えることで，一般的な比較が可能になり，応用範囲が広がります．

離散型の量的データの場合には，観測値が整数の場合は"便宜的に"階級の幅を1とみなせば，縦軸は相対度数のままでも棒グラフの棒の面積の合計は1になります．本来は棒グラフのすき間は開けなければいけないのですが，ヒストグラムのように隙間をなくせば連続型の場合と同じになります（第6章の❼参照）．

▶縦軸を相対度数の密度にすればつねにヒストグラムの面積は1になります

究極のヒストグラム

データが偏りなく得られた場合には対象数が大きくなれば得られた結果のぶれが小さくなり，その背後にある姿に接近できそうです．ヒストグラムの縦軸を相対度数の密度にするかぎり，ヒストグラムの面積はつねに1であることが保証されています．そのため，対象数を無限に大きく，階級の幅は無限に小さくしても全体の面積は変化せず，ぎざぎざしたヒストグラムが次第に滑らかになっていき，ヒストグラムからその背後にある分布曲線を想像（予想）することができます（㉛）．

しかし，ヒストグラムはどれだけ対象数が増えたとしてもあくまでも現実のデータを集計した結果です．一方，分布の曲線（分布曲線）は実際のデータ（標本）の背後に無限の大きさの集団（母集団）があったとすれば，こうなるであろうという理論上（あるいは仮想上）の姿を描いたものです．ヒストグラムとその背後にある分布曲線を理論的に結び付けるには若干の数学的な手続きが必要になります．それが，推測統計の原理（第7章参照）です．

理論上のグラフを描く場合には縦軸のスケールは相対度数の密度とはいわずに**確率密度**といいますが，基本的な考え方はほとんど同じです．

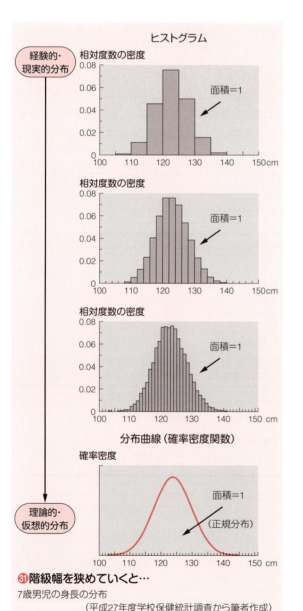

㉛ 階級幅を狭めていくと…
7歳男児の身長の分布
（平成27年度学校保健統計調査から筆者作成）

第6章 で述べるように，確率というのは現実世界で観察される相対度数に理論的な理想化を加えて得られる概念であり，標本（ヒストグラム）と母集団〔分布曲線:確率密度関数（p88）参照〕のつなぎ役になります．

▶相対度数は確率と類似した考え方です

量的データにおける理論的な分布曲線

連続型の量的データに関する分布曲線はいくつもあります．その多くは理論的根拠あるいは経験則をもとに数学的に導かれたものであり，関数（数式）として表されます．関数として表されることで，その後の推測が可能となります．現実に起きる現象が，分布曲線そのものに厳密に従うということではなく，現実に起きる現象を表すモデルとして分布曲線を想定すると便利だと考えてください．

本書は基本書ですから，そのなかでも最も重要で基本となる正規分布について紹介します．**正規分布**（32）は左右対称で単峰性のベル型の理論的な分布です．現実には，左右対称で単峰性な山型に近いヒストグラムであれば，ほぼ正規分布に従うとみなしても大きな間違いはありません．そのため，ヒストグラムを作成する際には試行錯誤しながら階級値を設定し，なるべく山型の特徴を引き出すようにします．

正規分布は統計学において最も重要な分布であり，とくに推測統計の基本となります．多

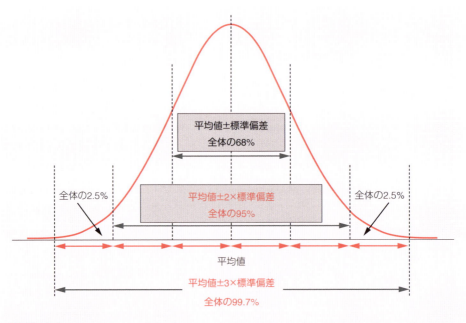

32 正規分布

正規分布の場合"平均値±2～3×標準偏差"をおよその範囲と見なせるので標準偏差はだいたい範囲の1/4～1/6の大きさです．逆に標準偏差の4～6倍が範囲に近ければ正規分布を想定させます．

⟵⟶ 標準偏差1単位の大きさ：正規分布では平均値を起点として，標準偏差を単位とする区間の幅と対応する曲線下の面積（＝割合＝確率）が，完全に対応していることが最大の特徴です（p97参照）．

量的データにおける理論的な分布曲線 | 53

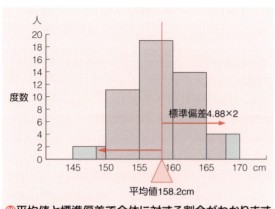

㉝ 平均値と標準偏差で全体に対する割合がわかります
女子看護学生 50 人の身長（❸-A のデータをもとに作成）では，平均値 ± 標準偏差の範囲（154～163 cm）に 31 人（62%）が含まれ，平均値 ±2× 標準偏差の範囲（149～167 cm）に 47 人（94%）が含まれています．

くの自然現象や社会現象がこの分布に近いとみなされています．正規分布のグラフでは標準偏差の大きさが分布の下の面積（全体に対する割合）と対応関係にあります．平均値 ± 標準偏差の範囲に全体の 68%（およそ 2/3），平均値 ± 2 × 標準偏差の間に全体の 95%，平均値 ± 3 × 標準偏差の間に全体の 99.7% が含まれます（ 第 6 章 の ⓲ 参照）．逆にいえば，平均値 ± 2 × 標準偏差の外には 5%，平均値 ± 3 × 標準偏差の外には 0.3%（1,000 のうち 3）しか含まれません．平均値 ± 2 × 標準偏差を **面積 95%区間** として記憶しましょう．

ほとんどのデータが平均値 ± 2（ないし ± 3）× 標準偏差の範囲に含まれるということは，逆に，分布の範囲と標準偏差の関係で見れば，標準偏差の大きさはほとんどの場合，範囲（＝最大値 − 最小値）の 1/4 から 1/6 の間に収まるということです．ヒストグラムが単峰性の場合にはまず正規分布を仮定して，平均値と標準偏差から面積 95%区間の目安をつけておくとよいでしょう．

先に作成した女子看護学生 50 人の身長のヒストグラム㉝で確認してみましょう．このデータではだいたい平均値が 158 cm で標準偏差が 5 cm でした．したがって，データのおよそ 95% は 148 ～ 168 cm に含まれます．逆に，最小値が 148 cm，最大値が 169 cm で範囲が 21 cm ですから，標準偏差はおよそ，3.5（＝ 21/6）～ 5.25（＝ 21/4）cm の間だということです．およその目安をつけることが目的ですから，簡単に計算できる数字で計算して構いません．対象者が仮想的な母集団（この場合，女子看護学生全体と考えます）の代表（縮図・映し鏡）になっていれば，ヒストグラムの結果が背後に想定される理論的な分布をかなり反映していることがわかると思います．

正規分布以外にも，さまざまな現象のモデルとなる理論的な分布があります．これらは連続型データの分布に限定されず，離散型データの分布もあります．こうした分布の数学的な扱いはかなり複雑になりますから基本レベルでは必要ありません．むしろ，これまでに示した図表化や数値要約で分布の特徴を丁寧に示しましょう．

▶単峰性の分布で平均値と標準偏差を求めたら，まず正規分布との対応を考えましょう

第2部　記述統計

2変数の記述統計——変数間の関係を探る

Point

1. 2変数の関係を調べる場合には，変数の種類（質的データ・量的データ）の組み合わせによって図表化と数値要約の方法が決まります．
2. 質的2変数の関連をみる場合には，クロス表によるクロス集計を行います．とくに2×2の4分クロス表を作成し正しく読み取ることはすべての基本になります．関連の指標は観測度数と期待度数のずれの大きさを反映しています．
3. 量的2変数に関しては，まず散布図を描くことが基本です．直線的な傾向がみられる場合には相関係数で数値要約します．相関関係と因果関係は異なります．
4. 量的2変数に直線的な関係がみられ，片方の変数がもう一方の変数を説明・予測するような関係にある場合には回帰直線を求めます．数値要約としては回帰直線の回帰係数と寄与率が重要です．寄与率は相関係数の2乗です．
5. 質的データと量的データの関係については，量的データを質的データにカテゴリー化しクロス集計をするか，質的データのカテゴリー別に量的データを1変数の記述の方法で要約します．応用的な方法として，量的データのばらつき（全変動）を質的データのカテゴリーの違いによる部分（群間変動）とそれ以外の誤差による部分（群内変動）に分解して考える相関比があります．

2変数を同時に扱うこと

　世の中の多くの現象は単独で起きることはまれです．そこで複数の変数を同時に扱う必要が出てきます．その基本となるのが2変数を同時に扱うことです．つまり，変数と変数の関係です．たとえば，同一の集団での身長と体重，性別と血液型の関係などです．

　2変数を同時に扱うというのは，それぞれの変数を単独に分析してその結果を総合することではありません．たとえば，体重の分析を行い，別に身長の分析を行って両者の結果を総合して考えることとは根本的に違います．最初から，それぞれ個人の身長と体重のデータの組を考えて，この2変数の組全体の特徴を浮き彫りにするのです．2変数の関係を分析する前にそれぞれの変数の特徴を正しく要約することは重要です．しかし，1変数を詳細に分析しても，2変数の関係にはつながりません．それぞれの1変数の分析結果と2変数の結果を混同した解釈をしないように注意しましょう．2変数を同時に分析することは1変数を分析することの延長ですが，その考え方や分析方法は1変数の分析と比較して飛躍的に増加します．2変数の関係の解析手法を基本として，より複雑な統計学的手法が構築されています．

▶ 1変数の分析結果を組み合わせても2変数の関係はわかりません

2変数の扱い方

　変数は質的データと量的データに大別できますから，2変数の関係は，①質的データと質的データ，②量的データと量的データ，③質的データと量的データの3パターンに分類できます．

❶ 2変数の記述統計のさまざまな方法

	図表化	数値要約
質的データと質的データ	クロス集計表	（クラメルの関連係数）p60 （ファイ係数）p61
量的データと量的データ	散布図・相関表 回帰直線	（共分散）p67 相関係数 回帰係数 寄与率
質的データと量的データ	（散布図）	（相関比）p77

（ ）で示す方法は必ずしも多用されません．

2変数に関しても図表化と数値要約の方法が用意されています（❶）．

質的2変数は，**クロス表**という形で集計し，その関係は**関連係数**として数値要約します．この場合，2変数が独立なのかあるいは何らかの関係をもつのかが分析の関心となります．そして，推測統計における"独立性の検定"（p188 参照）につながります．

量的2変数は，まず**散布図**〈さんぷず〉として図示し，必要に応じて**相関係数**として数値要約します．2変数の間に，一方が他方を説明・予測するような直線関係がある場合にはさらに，**回帰直線**を図示し，**回帰係数**と**寄与率（決定係数）**で数値要約します．この考え方を発展させたものが**回帰分析**という非常に応用範囲の広い統計解析手法です．

質的データと量的データの組み合わせの場合，基本レベルでは，①量的データをカテゴリー化して質的データに直し，2つの質的データとして扱う，②質的データのカテゴリーごとに量的データを分析する，の2つの方法があります．質的データのカテゴリーが2つの場合は，2群の平均値の違い（差）が関心の対象となります．カテゴリーが3つ以上の場合には，3群以上の平均値間の差についての数値要約として**相関比**を求めることもあります．この考え方を発展させたのが，**分散分析**という応用範囲の広い統計解析手法です．

▶ 2変数の分析法は変数の種類の組み合わせで決まります

関連・相関・関係

類似の用語であり，しかもテキストによっても使い方が統一されていません．多くの場合，質的データ同士の関係は**関連** association，量的データ同士の関係は**相関** correlation とよび，データの種類に関係なく2変数の関係を広く"関係"といいます．本書でもこの使い分けにしています．心理学などでは関連のことを**連関**ということがあります．統計学が分野ごとに独自に発展した結果です．

質的2変数の関連

クロス集計

質的2変数の関連，たとえば100人の学生について性別と統計学の好き嫌いに関係があ

❷ 質的2変数の関連をまとめる
クロス表　　　　　　　　　　（人）

		統計学		計
		好き	嫌い	
性別	男子	21	9	30
	女子	39	31	70
計		60	40	100

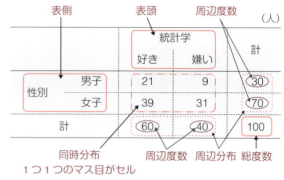

❸ クロス表の基本用語

　るかどうかを調べるにはどうしたらよいでしょうか．この場合，2つの質的データ（性別と好き嫌い）の関連を知るとは，（女子，好き），（女子，嫌い），（男子，好き），（男子，嫌い）の4通りの組み合わせの分布状態を知ることです．1変数の場合と同様に組み合わせのパターンごとの度数と相対度数を求めてもよいですが，これでは，2変数の関連を知るといういちばんの目的が効果的に果たせないうえに，カテゴリー数が増えると対応しきれなくなります（2変数がそれぞれ3つのカテゴリーをもてば，その回答の組み合わせは9通りになります）．そこで，2変数の関連を知るという目的に沿って集計方法を根本的に変える必要があります．❷に示したような表を作ると2変数の関連が非常にすっきりと表せます．このような表を**クロス表**（**クロス集計表** cross table）といいます．クロス表を作成することを**クロス集計**といいます．質的2変数の関連では，関連を1つの指標で数値要約するよりもクロス表を作成すること自体が重要になります．

▶質的2変数の分析の基本はクロス集計です

クロス表の基本用語（❸）

　2変数のカテゴリー数を s 個（s 行）と t 個（t 列）とした場合に **s×t クロス表**といいます．2変数がそれぞれ2つのカテゴリーであるとき，**2×2 クロス表**といい，この場合をとくに**4分クロス表**といいます．

　2変数の組み合わせパターンの度数が示されるクロス表のマス目を**セル**（細胞 cell と同じです）といいます．一方の変数を行に，他方の変数を列にして，各セルの度数を求め記入します．なお，行とは横の並び，列とは縦の並びことです．漢字の行の＝で横，列 ll で縦と記憶する方法が有名です．各行や各列の合計度数を**周辺度数**といい，各行・各列の分布（要するに1変数の分布）が**周辺分布**になります．各セルの度数の分布は**同時分布**（**同時度数分布**）とよばれます．全体の度数が**総度数**（すべてのセルの度数の合計＝対象数）です．クロス表の縦方向（項目では各"行"）にある変数を**表側**，横方向（項目では各"列"）にある変数を**表頭**といいます．表側と表頭の項目が交差（クロス）するセルに対応する度数を書くのでクロス表というわけです．

▶クロス表は多用されるので基本用語になれましょう

クロス表の縦と横の変数および相対度数

2変数のどちらを行にしてどちらを列にすればいいのでしょうか．実際には，統一された決まりはありません．対等な関係（たとえば，統計学と生物学の好き嫌い）であれば行列の関係はどちらでもよいです．一方のカテゴリー別に他方のカテゴリーがどのような度数分布を示すかに関心があれば（あるいは原因と結果に近い関係を想定するときは），前者を表側に後者を表頭にすることが多いです．先の例で，性別にみた統計学の好き嫌いの頻度に関心があれば性別を表側にします．統計学の好き嫌い別にみた男女の割合に主たる関心があれば行と列を入れ替えればよいです．一般的にはより根源的な項目（たとえば，性別）を表側に配置します．

クロス表では，理屈上は各行における列変数の相対度数，各列における行変数の相対度数，全体（総度数）に対する各セルの相対度数の3種類が算出できます．しかし，すべてを記述することは表を繁雑にするだけです．集計の目的に応じた相対度数だけを記述します．性別にみた統計学の好き嫌いに関心があれば，性別を表側にして各行に相当する女子全体あるいは男子全体を100％とし，それぞれにおいて統計学が好きと嫌いの相対度数を記述します（❹）．表側により根源的な項目・説明する項目がくるので，相対度数は横比にすることが多くなります．2変数がまったく同等な関係にある場合を除けば，総度数に対する相対度数を用いることはあまりありません．

❹ 各行における列変数の相対度数　　　　（人）

		統計学		計
		好き	嫌い	
性別	男子	21 (70%)	9 (30%)	30 (100%)
	女子	39 (56%)	31 (44%)	70 (100%)
計		60	40	100

▶クロス表の相対度数は目的をもって選びましょう

質的2変数の関連の図示

クロス集計の結果は，説明する側の変数（多くは表側）のカテゴリー別に帯グラフや円（あるいは左右に分けた半円）グラフにしたり，棒グラフの種類をカテゴリー別に変えるなどして図示します（❺）．

質的2変数の関連の考え方

クロス集計をするおもな目的は，質的2変数の関連を調べることです．2変数に何らかの関連があるというのは，一方の変数のカテゴリーによって他方の変数のカテゴリーの度数の割合（相対度数）に差があるということです．こう書くと難しく感じますが，たとえば，性別と統計学の好き嫌いに関連があるというのは，性別によって好きと

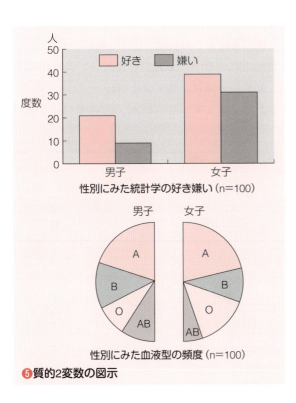

性別にみた統計学の好き嫌い (n=100)

性別にみた血液型の頻度 (n=100)

❺ 質的2変数の図示

嫌いの頻度が違うということです．それでは，どのようにすれば2変数の関連がわかるのでしょうか．関連の程度は強い場合も弱い場合もあるので，逆に2変数にまったく関連がない場合を考えてみるとよいでしょう．このような状態を2変数が**独立**であるといいます．独立な状態からずれてくる程度に応じて関連が強まってくると考えます．

▶2変数に関連があるとは2変数が独立でない状態です

クロス表を理解するための独立と関連の例

独立な状態と関連が非常に強い状態の両極端な例を考えてみるとわかりやすいでしょう（❻）．2変数 s と t が独立というのは，s_1, s_2, s_3 の比（割合）がどの t でも同一で，周辺分布に等しい状態です．これは t から見ても同じです（❻-A）．2変数が独立でない極端な例は，s_1, s_2, s_3 のどれが生じるかが完全に t に依存している状態です．これは t から見ても同じことです（❻-B）．実際の2変数の関連（クロス集計の結果）はこの両極端な状態の間にあります．

❻クロス表を理解するための例

A：2変数が独立な場合

	t_1	t_2	t_3	計
s_1	1	2	3	6
s_2	2	4	6	12
s_3	3	6	9	18
計	6	12	18	36

B：2変数が独立でない極端な場合

	t_1	t_2	t_3	計
s_1	0	0	10	10
s_2	0	9	0	9
s_3	8	0	0	8
計	8	9	10	27

▶極端な例を考えることで定義を理解しよう

質的2変数が独立な状態を数式で表します

2変数が独立であれば，お互いは無関係にふるまうので，各セルの度数がそれぞれの変数の周辺度数から完全に予測（決定）できます．先ほどの4分クロス表で具体的に考えてみましょう（❼）．100人の学生の内訳は男子30人，女子70人であり，統計学が好きと答えた人が60人，嫌いと答えた人が40人でした．性別を考えなければ，好き：嫌い＝60：40 ですから，男子30人をこの比で分ければ，30×(60/100) = 18人が好き，30×(40/100) = 12人が嫌いと答えることが予測できます．女子も同様に，70×(60/100) = 42人が好き，70×(40/100) = 28人が嫌いと答えることが予測できます．このとき，（全体での好き嫌い

観測度数（実際の観測値）❷再掲　　　　　　　　　　　　（人）

		統計学		計
		好き	嫌い	
性別	男子	21	9	30
	女子	39	31	70
計		60	40	100

期待度数（独立な場合）　　　　　　　　　　　　（人）

		統計学		計
		好き	嫌い	
性別	男子	① 18	② 12	30
	女子	③ 42	④ 28	70
計		60	40	100

① 30×(60/100)＝18
② 30×(40/100)＝12
③ 70×(60/100)＝42
④ 70×(40/100)＝28

❼クロス表における観測度数と期待度数

❽ 4分クロス表の基本構造

	列変数		計
行変数	a	b	s_1
	c	d	s_2
計	t_1	t_2	n

セル a の期待度数 = $s_1 \times t_1 / (t_1 + t_2) = (s_1 \times t_1)/n$
セル b の期待度数 = $s_1 \times t_2 / (t_1 + t_2) = (s_1 \times t_2)/n$
セル c の期待度数 = $s_2 \times t_1 / (t_1 + t_2) = (s_2 \times t_1)/n$
セル d の期待度数 = $s_2 \times t_2 / (t_1 + t_2) = (s_2 \times t_2)/n$
一般には，注目するセルの
(行の周辺度数×列の周辺度数) / 総度数

の比）60：40 =（男子での好き嫌いの比）18：12 =（女子での好き嫌いの比）42：28 が成立しています．同時に（全体での男女比）30：70 =（好きのなかの男女比）18：42 =（嫌いのなかの男女比）12：28 も成立しています．この状態が性別と統計学の好き嫌いが独立している状態です．これは，1つの変数の情報が他方の変数に何も影響していない状態です．

このとき，(男子・好き）の度数は対応する周辺度数の積を総度数で割った値 18 =（30 × 60）/ 100 になっています．他のセルも同様であることを確認しましょう．このような独立した状態（一方の変数のカテゴリーによらず，他方の変数の相対度数が同じ状態）から少しでもずれてくると2変数は独立ではなくなり，さまざまな程度の関連が生じてきます．

一般的な4分クロス表でまとめてみましょう．❽の周辺度数（赤字部分）の情報から2変数が独立な場合に各セルに期待（予測）される度数（期待度数）を求めてみます．総度数はnです．セルaの度数がs_1とt_1だけで完全に決定すればaの度数は，行変数に注目したとき周辺度数s_1を列変数の周辺度数の比$t_1：t_2$に比例配分すればよいわけです．つまり，$s_1 \times t_1/(t_1 + t_2) = (s_1 \times t_1)/n$ となります．独立とは各セルに期待される度数が対応する周辺度数の積を総度数で割った値に等しい場合です．記述統計では度数で考えたほうが理解しやすいですが，理論的には相対度数のほうが便利です．

$$\frac{s_1 \times t_1}{n} = \frac{s_1}{n} \times \frac{t_1}{n} \times n$$

ですから，注目するセルに対応する周辺度数の相対度数の積に総度数をかけたものが各セルの度数に一致する場合が独立です．独立なとき，

$$a：b = s_1 \times \frac{t_1}{n}：s_1 \times \frac{t_2}{n} = t_1：t_2 \quad c：d = s_2 \times \frac{t_1}{n}：s_2 \times \frac{t_2}{n} = t_1：t_2$$

ですから a：b = c：d が成立します（同様に a：c = b：d も成立しています）．4分クロス表であれば $ad - bc = 0$ と記憶してもよいです（いわゆる，たすき掛けの差が0）．一方の変数のどのカテゴリーにおいても他方の変数の各カテゴリーの相対度数が等しい状態です．総度数が同じであっても，独立になるパターンは複数あるので注意しましょう．たとえば，n = 24 のとき a = b = c = d = 6 は独立ですが，a = b = 8, c = d = 4 あるいは a = 2, b = 4, c = 6, d = 12 でも独立です．

以上の説明は，4分クロス表だけでなく一般的な s × t のクロス表で考えても同じです．独立とはすべてのセルの度数が対応する周辺度数の積を総度数で割ることで決定できる状態です．あるいは，周辺分布の相対度数の積に総度数をかけて各セルの度数が求まる状態ともいえます．これは確率変数の独立の定義（p86参照）と同じです．確率は相対度数を理想化したものです．式にすると難しいかもしれませんが，視覚的にいえば，各行（列）ごとに見た列（行）の比がすべて等しい状態が独立です．2変数に関連があるとそれぞれの周辺分布

からは同時分布を予測できません．

▶周辺度数の分布から各セルの度数（同時分布）が予測できる場合が独立です

観測度数と期待度数

2変数が独立な場合に周辺度数の情報から期待（予測）される各セルの度数を**期待度数**といいます．一方，実際の調査結果による各セルの度数を**観測度数**といいます（❼）．あるセルの期待度数は，前述のようにそのセルの属する

$$\frac{\text{行の周辺度数} \times \text{列の周辺度数}}{\text{総度数}}$$

で求められるので，必ずしも整数とは限りません．観測度数を O（観測された observed の O），期待度数を E（期待された expected の E）と表記します．質的2変数の関連を調べるとは，結局は期待度数と観測度数の"ずれ"を調べることに他なりません．期待度数と観測度数のずれに注目する習慣をつけるとクロス表を読む力は向上します．

▶クロス表では期待度数と観測度数のずれに注目します

クロス表の関連の指標

χ^2（カイ2乗）値 期待度数と観測度数のずれ（差）をすべてのセルについて考慮したものが関連の指標になります．以下の説明には，4分クロス表を使いますが，一般的なクロス表でも考え方はまったく同じです．何事もまず簡単な場合で理解することが大切です．

各セルの観測度数（O）と期待度数（E）の差（O－E）は，セルによって大きいことも小さいこともあります．しかし，周辺度数が固定されているのでその和はつねに0になります．量的な1変数の分散を導いたとき，平均値からの偏差の和はつねに0であった（p38参照）のと同じです．一般に，ある値からの単純なずれ（偏差）の合計は0になります．そこで，統計学の定番として，ずれの絶対値 $|O-E|$ あるいはずれの2乗 $(O-E)^2$ の合計を求めることを思いつきます．しかし，これらの値は対象数（総度数）が大きければ値がいくらでも大きくなってしまい，よい指標にはなりません．こうした問題を解決するために，分散を求める場合であれば偏差平方和を対象数で割りましたが，クロス表の場合はもともと各セルの期待度数が異なるので総度数で単純に割っても意味がありません．そこで観測度数と期待度数の差の2乗を期待度数で割り，この合計をずれの指標にします．式で表せば，すべてのセルについて $(O-E)^2/E$ を求めて，その合計を期待度数と観測度数のずれの指標とします．この値は χ^2 **（カイ2乗）値**とよばれており，この値が大きければ独立な状態からのずれが大きく，関連が強くなります．χ^2 の名の由来や値の意味については推測統計で述べることにします（p186参照）．なお，絶対値は数学的な扱いが不便で応用が利かないので，量的な1変数の場合と同じでずれの指標とはしません．

クラメルの関連係数 クラメルの関連係数は，

$$V = \sqrt{\frac{\chi^2}{(k-1) \times n}}$$

で表されます．k は2変数のうち小さいほうのカテゴリー数であり，n は総度数です．$\sqrt{}$ 内の分子である χ^2 が期待度数と観測度数のずれを反映しており，分母が総度数を反映してい

ます．$0 \leq V \leq 1$ であり，2変数が独立であれば，期待度数と観測度数が一致するので $\chi^2 = 0$ となり，$V = 0$ となります．$V = 1$ になる状態は数式的にはイメージしにくいですが，クロス表でいえば先述の❻-Bのように，2変数が完全に対応するような極端な場合です．しかし，$V = 1$ であってもクロス表の状態はさまざまであり，その意味で1つの指標で関連の大きさを表現することは難しいといえます．

φ（ファイ）係数　4分クロス表にクラメルの関連係数を適用すると，$k = 2$ ですから，

$$V = \sqrt{\frac{\chi^2}{n}}$$

です．4つのセルの度数を a，b，c，d とすれば，

$$\chi^2 = \frac{n \times (ad - bc)^2}{(a + b)(c + d)(a + c)(b + d)}$$

になります（計算自体は簡単なので確認してみましょう）．よって，n を約分して，

$$V = \sqrt{\frac{(ad - bc)^2}{(a + b)(c + d)(a + c)(b + d)}} = \frac{|ad - bc|}{\sqrt{(a + b)(c + d)(a + c)(b + d)}}$$

となり，これを **φ（ファイ）係数** といいます（分子に絶対値をつけないこともあります）．なお，4分クロス表では1つのセルの観測度数が決まると残り3つのセルの観測度数は周辺度数によって自動的に決定してしまいます．あるセルの観測度数と期待度数のずれがpであれば，両隣のセルのずれは -p であり，対角線のセルのずれはpです．つまり，4つのセルのうち自由に動ける値は1つだけです（**自由度**1といいます）．

関連の指標の計算例　これまで示した，性別と統計学の好き嫌いの例で関連の指標を計算してみましょう（❼）．$\chi^2 = (O - E)^2/E$ の合計 $= (21 - 18)^2/18 + (9 - 12)^2/12 + (39 - 42)^2/42 + (31 - 28)^2/28 = 25/14 = 1.79$ です．よって，$V = \sqrt{\chi^2/n} = \sqrt{(25/14)/100} = 1/(2\sqrt{14}) = 0.133$ です．観測度数による簡単な式を使っても，$\chi^2 = n \times (ad - bc)^2/\{(a + b)(c + d)(a + c)(b + d)\} = 100 \times (21 \times 31 - 9 \times 39)^2/(30 \times 70 \times 60 \times 40) = 100 \times 300^2/(30 \times 70 \times 60 \times 40) = 25/14$ となって同じ結果になります．

純粋な統計的記述であれば，各セルの相対度数の具体的な値や相対度数の差（つまりはクロス表そのもの）に関心が向きます．また，推測統計であれば，関連の指標を示さなくても，"独立性の検定"という形で χ^2 値を使って直接的に関連の有無（独立性）を判定できます（p188参照）．そのため，関連の指標はそれほど多く用いられません．

▶関連の指標は期待度数と観測度数のずれを反映しています

参考 シンプソンのパラドックス
　従来の看護ケアと新しい看護ケアを行った場合の効果を調査した結果（仮想例）があります（❾）．全体では従来のケアの効果が大きいのですが，病棟別にみると新しいケアの効果のほうがいずれの病棟でも大きくなっています．これは，両病棟で新しいケアを受けた人の割合が異なるからです．一般に，集団を層化して（カテゴリー別に）クロス集計すると，集団全体の場合と正反対の結果になることがあります．こうした見かけ上の矛盾を**シンプソンのパラドックス**（矛盾）といいます．2変数に共通に関係する要因の影響です．この種の矛盾は，**層化**して集計することで明らかになります（p72参照）．

A病棟

	効果あり	効果なし	計
従来のケア	120人 (**60%**)	80人 (**40%**)	200人
新しいケア	40人 (**80%**)	10人 (**20%**)	50人

B病棟

	効果あり	効果なし	計
従来のケア	15人 (**30%**)	35人 (**70%**)	50人
新しいケア	80人 (**40%**)	120人 (**60%**)	200人

両病棟を合わせて集計すると

	効果あり	効果なし	計
従来のケア	135人 (**54%**)	115人 (**46%**)	250人
新しいケア	120人 (**48%**)	130人 (**52%**)	250人

❾シンプソンのパラドックス

クロス集計以前の非合理的な判断

　質的2変数の関連は日常的なテーマですが，統計学の基本的な知識がないためにさまざまな誤解（非合理的な判断）が起こります．2×2のクロス表で考えてみましょう．

周辺度数からクロス集計の結果が予想できるとする間違い

　高齢者に生活満足度調査を行った結果，生活満足度が高いと回答した人は男性よりも女性に多く，ひとり暮らしよりも家族との同居者に多かった場合，単純に家族と同居している女性がいちばん多いと考えがちです．しかし，それは間違いです．❿-A をみると，ひとり暮らしの女性の度数が最も多くなっています．各変数の周辺度数の最頻値が交わったところに，同時度数分布の最頻値があるという漠然とした思い込みによる間違いの例です．各変数の周辺分布を組み合わせても一般的にはクロス集計の結果（同時分布）は得られません．

不完全な情報から2変数の関連を予想する間違い

　日常的に多い間違いです．血液型と性格の関係を信じている人は意外と多いものです．行変数を血液型（A型とそれ以外），列変数を性格（神経質であると神経質でない）とします．A型10人のうち6人が神経質でした．だからA型は神経質に関係があると即断するのは間違いです．当然，A型以外の人についても神経質の人の割合を求めて"比較"しないといけません．もし，A型以外でも10人中6人が神経質であれば，とくにA型と神経質が関係するとはいえません．これは，1つの行の情報だけで関連を作り出す例です（❿-B）．

　さらに，神経質な人10人のなかに，A型が6人いることで，A型は神経質に関係があると判断する人もいます．これは，1つの列の情報だけで関連を作り出す例です．この場合も，神経質でない人のなかのA型の割合と比較しないといけません（❿-C）．

　さらに極端な例では，自分の知り合いのなかに，A型で神経質な人がたくさんいるからA型は神経質に関係があると判断する人もいます．この場合には，1つのセル（A型で神経質である）の情報しかもちあわせないで判断を下しています．

　一般的な健康情報にはこの種の間違い（というよりも誤解を招く表現）が多いので注意して結果をみましょう．

A：周辺度数から結果を予想する間違い (人)

		家族形態		計
		ひとり暮らし	家族と同居	
性別	男性	12	32	44
	女性	(59)	47	106
計		71	79	150

B：不完全な情報から結果を予想する間違い (人)

		性格		計
		神経質である	神経質でない	
血液型	A型	6	4	10
	A型以外	?		
計				

C：不完全な情報から結果を予想する間違い (人)

		性格		計
		神経質である	神経質でない	
血液型	A型	6	?	
	A型以外	4		
計		10		

D：一方向の情報だけから結果を予想する間違い (人)

		感染			計	
		している		していない		
検査結果	陽性	95	95% / 16%	495	5% / 84%	590 / 6% / 100%
	陰性	5	5% / 0%	9,405	95% / 100%	9,410 / 94% / 100%
計		100	100% / 1%	9,900	100% / 99%	10,000 / 100% / 100%

⓾ 質的2変数のさまざまな誤解

一方向の相対度数の情報だけから2変数の関連を推論する間違い

　ある感染症に感染していれば検査結果が陽性である割合が95％と高く，感染していない場合に陽性になる割合は5％と低いとします．こうした情報があると，多くの人は，検査結果が陽性であれば感染症に感染していると推論します．しかし，こうした推論は一般には正しくありません．この推論のもとにあるのは，病気の有無別にみた検査結果の相対度数だけであり，対象集団における感染症の人の割合（相対度数）に関する情報が抜けているからです．⓾-D のように，感染症の患者の割合が集団の1％であるとすれば，検査結果が陽性の場合に感染症に感染している割合はわずか16％程度にすぎません（大半は感染していません）．多くの人が，感染している場合に陽性である割合と，陽性である場合に感染している割合を混同しがちです．クロス表で相対度数を考える場合には，"行和に対する相対度数"と"列和に対する相対度数"が異なることには十分注意しないといけません．

　以上のことから，①2変数の関連は（独立でもないかぎり）それぞれの変数の度数分布がわかっていても，その情報からは決して正しく予想することはできないこと，②すべてのセルの度数の情報がなければ合理的な判断は行えないこと，がわかります．これらはクロス集計をするという発想（知識）をもちあわせていないために起こる間違いだといえます．質的2変数（とくに2×2の場合）の関連を語る場合には，必ずクロス集計をするかクロス集計的な発想を念頭に置くようにしたいものです．

　▶質的2変数の関連はクロス表を完成させないかぎり判断できません

量的2変数の図表化

散布図

量的データの関係を視覚的に表現するのが**散布図（相関図）**scattergram です．散布図は❶に示したように平面上に2変数の値の組み合わせをすべてのデータについてプロット（点を打つこと）したものです．量的2変数の関係を調べる場合に最初にすべきことが散布図を作ることです．

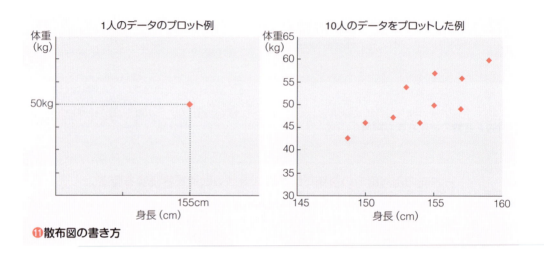

❶散布図の書き方

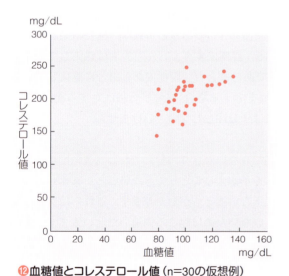

❷血糖値とコレステロール値（n=30の仮想例）

たとえば，"血糖値"と"コレステロール値"の関係は，散布図を注意深く眺めることでその傾向が見て取れます．❷でいえば，血糖値が大きくなればコレステロール値は大きくなる傾向にあります．この図では血糖値を横軸にしましたが，コレステロール値を横軸にしても問題はありません．それは，血糖値がコレステロール値を決定するとか，逆にコレステロール値が血糖値を決定するというような関係が考えにくいからです．血糖値とコレステロール値に関しては，"互いに関係している"以上のことはいえません．仮に一方が他方に影響していることがたとえば生物学的な理由などによって事前にわかっていれば，影響を与える変数（説明する変数）を横軸，影響を受ける変数（説明される変数）を縦軸にします．

それぞれの変数が（正規分布に近い）単峰性の山型の分布をすれば，散布図全体の外形は

円または楕円に近くなります．なぜなら，山の中心付近の値の組み合わせが多く，山の裾の小さい数値あるいは大きい数値同士の組み合わせは比較的少ないからです（⓭）．

▶量的2変数の関係は，まず散布図を描くことが基本です

散布図の読み方

散布図はあくまでも2変数の全体的な傾向をとらえるものです．一方が大きくなると他方も大きくなるような関係（右上がりの関係）を**正の相関関係**があるといいます（⓮-A）．逆に，一方が大きくなると他方は小さくなるような関係（右下がりの関係）を**負の相関関係**があるといいます（⓮-B）．2変数の関係は直線的なものばかりではありません．正の相関と負の相関をミックスした曲線的な場合もあります（⓮-C）．点が全体に円になっていたり，あるいは軸に平行な楕円状に散らばっていたり相関関係がなさそうな場合もあります（**無相関**）（⓮-D）．もちろん2変数の関係は単純明快なものばかりではありません．明らかに何らかの関係が見て取れますが，それを

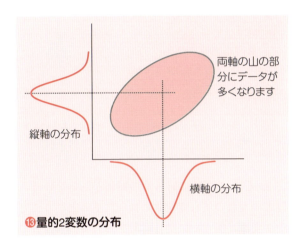

⓭ 量的2変数の分布

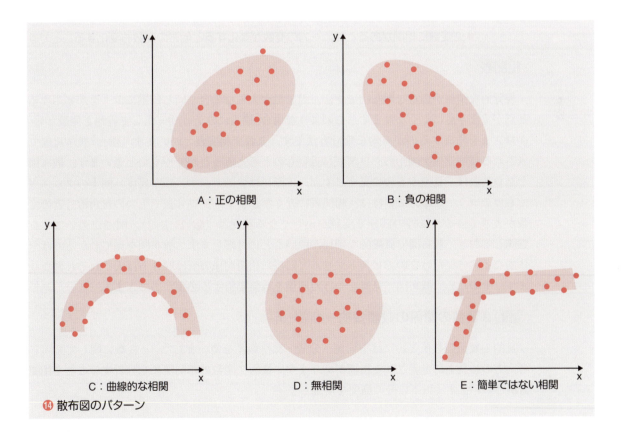

⓮ 散布図のパターン

❻相関表の例
出生時の体重と母の年齢（5歳階級）別出生数（総数）

	総数	0.5kg未満	0.5～1.0	1.0～1.5	1.5～2.0	2.0～2.5	2.5～3.0	3.0～3.5	3.5～4.0	4.0～4.5	4.5～5.0	5.0kg～	不詳
総数	1,003,539	335	2,742	4,616	12,142	75,933	387,843	412,877	98,874	7,642	372	17	146
～14歳	43	—	—	1	1	7	20	12	1	—	—	—	1
15～19歳	12,968	8	54	65	171	1,005	5,242	5,275	1,083	55	3	1	6
20～24歳	86,590	25	213	302	905	6,265	34,473	35,930	7,867	559	18	1	32
25～29歳	267,847	53	554	1,009	2,706	19,115	104,784	111,893	25,766	1,847	90	4	26
30～34歳	359,323	102	898	1,554	4,150	26,513	138,320	148,975	35,877	2,761	127	4	42
35～39歳	225,889	98	740	1,280	3,209	18,413	85,795	91,123	23,139	1,955	100	6	31
40～44歳	49,606	46	267	393	942	4,445	18,736	19,238	5,042	455	34	1	7
45～49歳	1,214	3	14	11	51	156	459	413	97	10	—	—	—
50歳～	58	—	2	1	7	14	14	18	2	—	—	—	—
不詳	1	—	—	—	—	—	—	—	—	—	—	—	1

平成26年人口動態調査 保管統計表 出生 第5表より一部抜粋．体重の～は「○○以上～△△未満」を表しています．

端的に表現できないような場合もあります（⓮-E）．2変数に何らかの関係があるということは，結局は一方の変数の値が変化すると他方の変数の値も変化する傾向にあるということです．これは，先に示したクロス表（質的な2変数の関連）に関してもまったく同じことです．一方が変化しても他方がそれにつられて変化しなければ，両者に相関関係はないことになります．

▶ 2変数に相関があるとは，一方の変数が変化すると他方の変数も変化することです

相関表

視覚的な情報が豊富な散布図ですが，対象数が大量な場合や同じ位置にデータが集中すると点が重なり見にくくなります．このような場合，適当にカテゴリー化して質的2変数とし，クロス表を作成するのが有効な集計方法です．これを**相関表**といいます（❻）．順序尺度で表される質的データ同士のクロス表に近いものと考えるとわかりやすいと思います．散布図とクロス表は一見違うものに見えますが，実際には質的データ（順序尺度）同士のクロス表でもカテゴリーが増えていけば，相関表に近くなります．クロス表で1つの対角線付近の度数が大きく，それ以外の部分で度数が小さくなる状態は（❻-B 参照），関連が強いことを意味しており，散布図で直線的な関係が強いことに対応します．散布図を見てわかるのは全体的なイメージだけなのでヒストグラムと同様に相関関係の受け取り方は人それぞれ異なります．そのため，散布図で見当をつけた関係を数値要約する必要が出てきます．

量的2変数の関係の数値要約—相関分析

量的1変数の数値要約には平均値・分散・標準偏差を使いました．2変数に関しても同じ考え方の延長上に定義される指標があります．量的2変数の相関関係を分析することを**相関分析**といいます．以下にその概要を解説します．

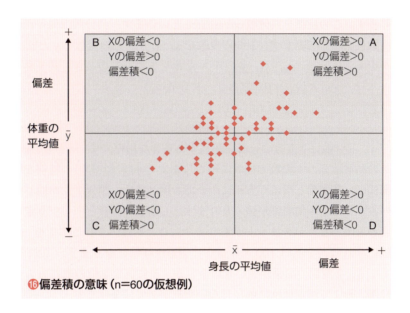

⓰ 偏差積の意味（n=60の仮想例）

共分散

　平均値が分布の中心傾向を表すことは2変数の場合でも同じです．身長と体重の関係を例として考えてみましょう．（身長の観測値 x，体重の観測値 y）というデータの組が人数分できます．1変数で考えれば，身長の平均値 $\bar{x}$，体重の平均値 $\bar{y}$ が求まります．そこで，平均値からの偏差の考え方を応用して，（身長の偏差，体重の偏差）=（身長の観測値−身長の平均値，体重の観測値−体重の平均値）を考えます．

　1変数のときに解説したように，身長や体重のそれぞれの偏差の合計は0になります（偏差の和は0）．そこで，身長の偏差と体重の偏差を掛けてみます．これを**偏差積**といいます．偏差積の意味を⓰で考えてみましょう．ある個人の身長と体重がともに平均値よりも大きければ偏差はいずれも正ですからその積も正です．この場合⓰-A のゾーンに入ります．逆に，身長と体重がともに平均値よりも小さければ偏差はいずれも負ですからその積はやはり正です．この場合は⓰-C のゾーンになります．また，身長は平均値よりも大きく体重は平均値よりも小さければ身長の偏差が正で体重の偏差が負ですからその積は負になり⓰-D のゾーンになります．身長は平均値よりも小さく体重は平均値よりも大きい場合も同様に偏差の積は負になり⓰-B のゾーンになります．これは，個人が平均的な身長や体重に比べてどのような位置にいるのかを符号として示したものです．

　偏差の積を人数分合計すれば（**偏差積和**）全体としてどのような位置にデータが集まっているかがわかります．量的2変数の偏差積和を**共変動**といいます．それぞれのデータが A と C に多ければ共変動は正になり，この場合は全体としては右上がりの傾向つまり正の相関関係がみられることになります．それぞれのデータが B と D に多ければ共変動は負になり，この場合は全体としては右下がりの傾向，つまり負の相関関係がみられることになります．以上より，（身長の偏差×体重の偏差）の合計が有用な指標になることがわかります．

　共変動は1変数の分散を求める際に用いた偏差平方和に相当します．偏差平方和と同じで，対象数が多くなるといくらでも値が大きくなるので，分散を求めたときと同様に対象数で割

ります．この指標を**共分散** covariance といいます．共分散は偏差積の平均値です．
　数式で表してみます．1つの変数を x，もう一方の変数を y とし，それぞれの n 個のデータを $x_1, x_2, \cdots, x_n, y_1, y_2, \cdots, y_n$ とします．このとき，共変動 = $(x_1 - \bar{x}) \times (y_1 - \bar{y}) + \cdots + (x_n - \bar{x}) \times (y_n - \bar{y})$ であり，共分散は，

$$s_{xy} = \frac{(x_1 - \bar{x}) \times (y_1 - \bar{y}) + \cdots + (x_n - \bar{x}) \times (y_n - \bar{y})}{n}$$

です．共分散は2変数の分散に相当する重要な指標です．同じ変数同士の共分散を求めれば，その結果はその1変数の分散に相当します．分散は共分散の特別な場合といえます．以上の関係は，共変動と偏差平方和についても同じです．測定単位が同じデータであれば，共分散が大きいほど相関関係が強くなります．しかし，分散と同じで測定単位によって値が大きく変わってしまうデメリットがあります．たとえば，身長と体重を m, kg 単位から cm, g 単位にすれば共分散は $100 \times 1,000 = 100,000$ 倍になります．これでは，共分散の値が大きくても，2変数の関係が強いせいなのか，単に測定単位の取り方のせいなのかが区別できません．そこで測定単位に依存しない指標が必要になります．

　▶量的2変数の数値要約の考え方は，平均値・分散の考え方を発展させたものです

相関係数

　1変数でも解説した標準得点（平均値からの偏差を標準偏差で割った値）は分布における相対的な位置であり測定単位に依存しません．そこで，身長も体重も標準得点にして共分散を求めることを考えてみましょう．すると，

$$\left(\frac{身長の観測値 - 身長の平均値}{身長の標準偏差} \times \frac{体重の観測値 - 体重の平均値}{体重の標準偏差}\right) の合計 \div 対象数$$

$$= \frac{\{(身長の観測値 - 身長の平均値) \times (体重の観測値 - 体重の平均値)\} の合計}{対象数} \div (身長の標準偏差 \times 体重の標準偏差)$$

$$= \frac{身長と体重の共分散}{身長の標準偏差 \times 体重の標準偏差}$$

となって，この値は測定単位の影響は受けません．たとえば，身長を m, 体重を kg 単位で測定すれば，共分散の単位は m × kg，標準偏差の単位はそれぞれ，m と kg ですので，約分されて単位はなくなります．分子と分母が何であるかわかりにくくなったら，分子と分母の単位が同じであることを思い出しましょう．以上のように求めた，標準得点の共分散を**ピアソンの積率相関係数**といい，記号ではrで表します．相関係数は，$-1 \leq r \leq +1$ の値をとり，＋で正の相関，－で負の相関を表します．0の場合は無相関であり，±1に近いほど強い相関を表します．±1の場合は2変数が完全な直線関係にあることを意味します．単に**相関係数** correlation coefficient という場合はこの指標をさします．相関係数は2変数の標準得点の共分散です．別の見方をすれば，2変数の共分散を2変数それぞれの標準偏差で割ることで標準化した指標（測定単位に依存しない指標）が相関係数といってもよいでしょう．

$$相関係数 = \frac{x と y の共分散}{x の標準偏差 \times y の標準偏差} = \frac{x と y の共変動}{\sqrt{x の偏差平方和} \times \sqrt{y の偏差平方和}}$$

です．相関係数の基本構造は，対象数まで含めた式で考えると"共分散と標準偏差の比"になり，対象数を約分すると"共変動と偏差平方和の正の平方根の比"になっています．

参考 一般的な式

一般的な式で書けば，1つの変数をx，もう一方の変数をyとして，それぞれのn個のデータを$x_1, x_2, \cdots, x_n, y_1, y_2, \cdots, y_n$とします．このとき，$i = 1, 2, \cdots, n$として，相関係数
$r = [\{(x_i - \bar{x}) \times (y_i - \bar{y})$ の合計$\}/n]/\{\sqrt{(x_i - \bar{x})^2}$の合計$/n \times \sqrt{(y_i - \bar{y})^2}$の合計$/n\}$
$= \{(x_i - \bar{x}) \times (y_i - \bar{y})$ の合計$\} / \{\sqrt{(x_i - \bar{x})^2}$の合計$\times \sqrt{(y_i - \bar{y})^2}$の合計$\}$
です（分子と分母でnが約分されています）．2変数xとyの共分散と標準偏差をs_{xy}, s_x, s_yとすれば簡潔には，$r = s_{xy}/(s_x \times s_y)$です．

相関係数は，間隔尺度的な値ではないので，r = 0.4 が r = 0.2 の2倍の強い関係があることは意味しません．相関係数の絶対値の大きさについて，0～0.2でほとんど相関なし，0.2～0.4で弱い相関あり，0.4～0.7で中程度の相関あり，0.7～1.0で強い相関あり，とよく書かれていますが目安程度にしたほうがよいと思います．とくに，対象数が少ないとき（具体的にいくつとはいえませんが）にはこの目安はあまり有用ではありません．また，r = 0.5 は決して半分程度の相関ではありません．相関係数と（直線傾向にある）散布図の様相の関係を知っておくと，相関係数の値の意味を理解するうえで有益です（❶）．

▶ 2変数の共分散を2変数それぞれの標準偏差で割ったのが相関係数です
　　　　　　　（2変数の標準得点の共分散が相関係数です）
▶ 相関係数は−1以上+1以下であり，絶対値が1に近いほど強い相関を表します

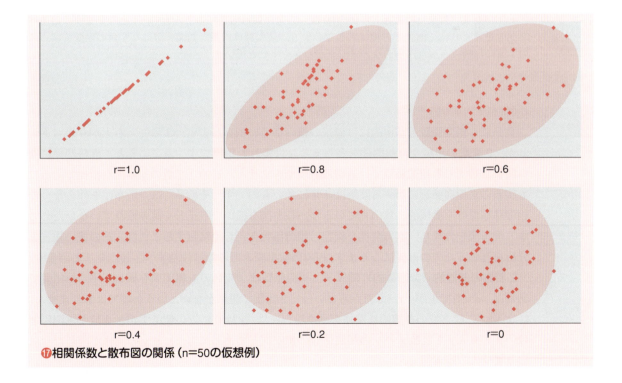

❶ 相関係数と散布図の関係（n=50の仮想例）

参考 対象数や単位に依存しない指標（無名数）

観測値の単純な和，偏差平方和，共変動は対象数に依存します．つまり，対象数が増えれば値が大きくなり，対象数の異なる集団の比較には向きません．これらを対象数で割ることで対象数に依存しないようにしたものが，それぞれ平均値，分散，共分散です．しかし，これらの指標は測定単位に依存します．つまり，測定単位が異なる変数の比較には適しません．そこで，測定単位に依存しない指標も必要になります．

これまでに学んだ数値要約の方法のなかで，測定単位に依存しない指標，つまり単位をもたない統計量（無名数）は変動係数と相関係数です．標準得点も単位はありませんが，個々の観測値に対するものですから統計量ではありません．これらは約分によって測定単位がなくなっています．無名数の指標の分子と分母が何であるか再確認しておきましょう．数値要約の方法を理解する場合に，対象数や測定単位に依存するかどうかに注目することで，その意味と目的が明確になります．

参考 高校数学の知識で相関係数を理解したい人のために

2変数 $x_1, \cdots, x_n$ と $y_1, \cdots, y_n$ それぞれの平均値 $\bar{x}, \bar{y}$ からの偏差を成分とするベクトルを $\vec{x} = (x_1 - \bar{x}, \cdots, x_n - \bar{x})$，$\vec{y} = (y_1 - \bar{y}, \cdots, y_n - \bar{y})$ とすれば，$|\vec{x}|^2 = (x_1 - \bar{x})^2 + \cdots + (x_n - \bar{x})^2$，$|\vec{y}|^2 = (y_1 - \bar{y})^2 + \cdots + (y_n - \bar{y})^2$ です．つまり，偏差平方和は平均値からの偏差を成分とするベクトルの大きさの平方に相当します．成分の個数 n で割ると分散 $s_x^2 = |\vec{x}|^2/n$，$s_y^2 = |\vec{y}|^2/n$ になります．さらにルートをとれば標準偏差 $s_x = |\vec{x}|/\sqrt{n}$，$s_y = |\vec{y}|/\sqrt{n}$ ① になります．偏差ベクトルの内積は $(\vec{x} \cdot \vec{y}) = (x_1 - \bar{x}) \times (y_1 - \bar{y}) + \cdots + (x_n - \bar{x}) \times (y_n - \bar{y})$ であり，これは共変動です．共変動を成分の個数 n で割ると共分散 $s_{xy} = (\vec{x} \cdot \vec{y})/n$ ② になります．ベクトル $\vec{x}$ と $\vec{y}$ のなす角を θ_{xy} とすれば，余弦定理と①，②から，

$$\cos\theta_{xy} = \frac{(\vec{x} \cdot \vec{y})}{|\vec{x}||\vec{y}|} = \frac{n \times s_{xy}}{(\sqrt{n} \times s_x) \times (\sqrt{n} \times s_y)} = \frac{s_{xy}}{s_x \times s_y}$$

となり，これは相関係数（= r）です．相関係数とは2つの変数の平均値からの偏差ベクトルのなす角 θ の余弦（コサイン：単位円上にある点の x 座標）です．一般に余弦の範囲は $-1 \leq \cos\theta \leq +1$ ですから相関係数 r の範囲も $-1 \leq r \leq +1$ です．2つの偏差ベクトルのなす角が 0 度のとき $r = +1$，90 度（直交）のとき $r = 0$，180 度（完全に反対向き）のとき $r = -1$ となります．偏差ベクトルを考えれば，偏差平方和は大きさの平方，共変動は内積，相関係数はなす角の余弦です．このように理解できると図形的なイメージがわきやすいと思います．

相関係数の読み方

共分散も相関係数も基本的には偏差の積の符号に依存します．よって，右上がりか右下がりか，2変数の単純な直線関係をとらえるには優れた指標です．逆にいうと，直線関係にない関係は必ずしも相関係数では適切に表現できません．量的2変数の基本的な指標であるにも関わらず相関係数に対する誤解は非常に多いものです．その多くは，散布図を作らないで相関係数だけを機械的に算出しているか，散布図を描いても正しく読み取れていないためです．散布図を作成し，直線関係を確認し相関係数を正しく解釈することは，その後の複雑な分析を進めるための前提になります．相関係数を読み取る際に注意すべき諸点をまとめます．

2変数の曲線的（非直線的）関係 相関係数は2変数の直線関係を表します．無相関であれば，r = 0 ですが，r = 0 だからといって2変数に関係がないというわけではありません．U 字型，逆 U 字型の曲線的な関係を示す場合には，r は 0 に近い値ですが2変数が無関係とはいえません．2変数 x と y の相関係数の値が同じであっても，x と y の関係が同じだとは限りません（㉖参照）．

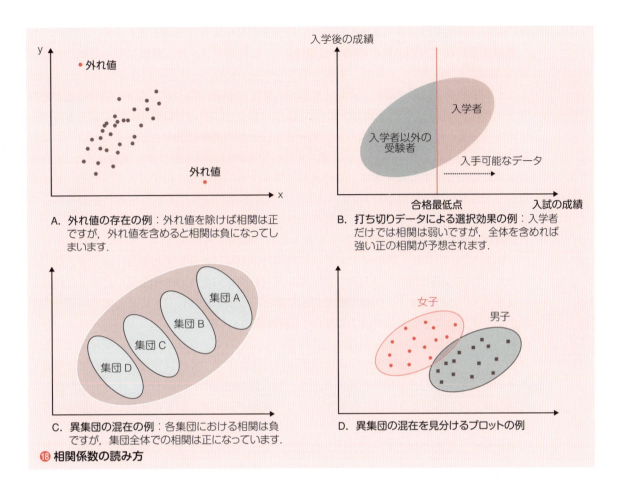

A. 外れ値の存在の例：外れ値を除けば相関は正ですが，外れ値を含めると相関は負になってしまいます．

B. 打ち切りデータによる選択効果の例：入学者だけでは相関は弱いですが，全体を含めれば強い正の相関が予想されます．

C. 異集団の混在の例：各集団における相関は負ですが，集団全体での相関は正になっています．

D. 異集団の混在を見分けるプロットの例

⓲ 相関係数の読み方

外れ値の存在　相関係数は平均値を出発点とし，分散（あるいは標準偏差）・共分散を用いた指標ですから，平均値をもとにした指標のデメリットをそのまま引き継いでいます．つまり，極端に外れた値が存在すると相関係数はその値の影響を強く受けて，実際の傾向とはまったく違った値になることがあります（⓲-A）．この場合，1変数としての外れ値だけでなく，2変数の組み合わせとしての外れ値，つまり1変数だけで見れば外れ値とみなせなくても，2変数の組でみると明らかに集団のなかで外れている場合も考慮の対象となります．こうした外れ値は散布図をきちんと書くことで見落としを減らせます．

打ち切りデータによる選択効果　各変数のデータが本来の分布範囲の一部である場合に，相関係数の値は全範囲についてのデータが得られた場合の値と大きく異なる可能性があります．これを，選択効果（切断効果）といいます（⓲-B）．

有名な例は，入試の成績と入学後の成績の相関です．通常，この2つには弱い相関しか観察されませんが，これは入学者だけのデータしか得られないからです．受験者全員が入学していれば強い相関が予想されます．この種のデータ収集の状況はしばしば起こります．

各変数別の1変数の分析において，得られた観測値が本来それぞれの変数の取りうる範囲の一部に偏っていないか，度数分布などから慎重に検討しないといけません．その意味でも，1変数の分析を十分にしたうえで2変数の分析に移る必要があります．結果は得られたデー

タの対象に限定するべきであり，過度の一般化をしないように注意しましょう．

異集団の混在（層別に見た相関の必要性）　ヒストグラムが二峰性になった場合の注意点（ 第4章 の❽参照）と類似します．第3の変数（質的データ）におけるカテゴリー（層）ごとに相関係数を算出すると，それらの値が全体での相関係数の値と大きく異なることがあります．⓲-C のように，集団 A，B，C，D のそれぞれにおいては負の相関が見られるデータが全体をまとめると正の相関になっています．正負の逆転以外のさまざまなパターンで異集団の混在による影響が観察されます．全体の散布図において層ごとに異なるドット（点）にすると観察しやすくなります（たとえば，男子を m，女子を f にするとか，○と□にするなど（⓲-D））．統計学以外の知見により，異なる集団が混在している可能性が疑われる場合には，第3の変数の層ごとに相関係数を求めるとよいでしょう．

見かけ上の相関（疑似相関）　2変数 x と y の相関をみる場合に，第3の変数が x にも y にも関係していると，見かけ上 x と y に相関関係が観察されます．たとえば，看護師の給料と血圧の間に正の相関がみられたとしても両者の関係に直接の意味を見いだすことは難しいはずです．この場合，いずれの背景にも年齢という要因が関係していると考えれば多少納得がいきます．こうした見かけ上の相関を**疑似相関**といいます．

第3の変数が量的データの場合は，これをいくつかのカテゴリーに分けて層化することも可能ですが，直接この影響を除く統計学的方法もあります．やや高度なので本書では解説しませんが，第3の変数を除いた相関係数を一般に**偏相関係数**といいます．明らかにおかしな相関関係がみられたときには，量的データでも質的データでも第3の変数による影響を考えてみることも大事です．

選択効果，異集団の混在，見かけ上の相関（関係）は質的2変数の関連でも問題となります．

▶相関係数がどのような場合に意味があるのか整理しましょう

順位相関係数

積率相関係数は（正規分布を仮定できる）量的データ間の相関係数です．したがって，ヒストグラムを描いてみて，一方（あるいは両方）の変数の分布があまりにも歪んでいる場合や散布図を描いてみて外れ値がある場合，あるいはそれ以外でも質的な順序尺度として扱うほうが適切な2変数（つまりは，平均値よりも中央値のほうが代表値として適切な場合）にはあまり有効な指標となりません．このような場合には，2変数の測定値の大きさの順序だけを考慮する**スピアマンの順位相関係数**を求めることができます．また，単純な直線関係ではないけれど単調な関係（一方の変数が増加すればもう一方の変数も増加するなど）にある2変数の相関を求める場合にも使えます．求め方は，まず変数ごとにデータを順位に変換します．向きさえ同じであれば大きい順でも小さい順でもかまいません（同じ値のデータがあるときは，本来あるべき順位の平均値をすべてに割り振ります）．たとえば，A，B，C，D，E の体重が 52 kg，48 kg，55 kg，59 kg，45 kg であれば大きい順の順位は 3，4，2，1，5 となります．A，B，C，D，E の身長が 159 cm，156 cm，163 cm，159 cm，155 cm であれば，2.5，4，1，2.5，5 となります（159 cm は本来 2 と 3 なので平均をとり 2.5 となります）．このようにして求めた順位同士についてピアソンの積率相関係数を求めたものが順位

相関係数です．その解釈と注意点は，外れ値の影響が少ないことを除けば，通常の相関係数の場合と同じです．

▶外れ値のある量的データや順序尺度の質的データには順位相関係数を利用するとよいでしょう

相関関係や関連と因果関係の混同

相関関係（の絶対値）が大きいことと因果関係（原因と結果の関係）は別の問題です．相関関係は，直線関係として観察される2変数の関係の強さを記述することはできますが，なぜそのような現象が生じるのかといった，現象の背後にある変数間の影響を特定するような情報は提供しません．そのため，特定の因果関係の存在を示唆するような表現は慎まないといけません．

因果関係の考え方自体が，学問分野（あるいは目的）によって異なります．しかし，いずれにせよ統計学的な結果だけで因果関係を断定できることはありません．因果関係の存在を立証できるかどうかはデータの分析方法ではなく，データの収集方法によります．同様なことは，質的2変数の関連と因果関係についてもいえます．

▶強い相関や関連がみられても因果関係があるとはいえません

量的2変数のやや高度な分析—回帰分析

回帰直線

量的2変数の単純な相関関係を求めるだけの相関分析には予測という考え方はありません．2変数 x と y に直線的な関係がみられ，しかも変数 x が変数 y を説明する関係にある場合に，x の値から y の値を"予測"します．こうした分析を一般に**回帰分析** regression analysis といいます．説明される変数 y を**従属変数（目的変数）**，説明する変数 x を**独立変数（説明変数）**といいます．この関係を直線の式 y = a + bx で表現したものを**回帰直線** regression line といいます（a と b の順序がおなじみの式と逆になっているのは単なる統計学上の習慣です）⓳．つまり，x の値に対して y の値を予測する直線です．この場合に，"y の x への回帰""y から x への回帰"あるいは"x に対する y の回帰"といい，a を**切片**，b を"y の x への"**回帰係数** regression coefficient といいます⓴．この表現（従属変数から独立変数への回帰といういい回し）の誤解は非常に多いので注意しましょう．

回帰係数は，独立変数が1（単位）変化した場合に，従属変数が変化する程度を表します．身長（cm）と体重（kg）の関係でいえば，身長が1cm変化した場合に体重の変化が何kgと予測できるかを表しています．よって，独立変数の単位に注意しないといけません．

▶一方の変数が他方の変数を（直線関係で）説明する場合には回帰直線が有効です

⓳**回帰直線**（n=60の仮想例）

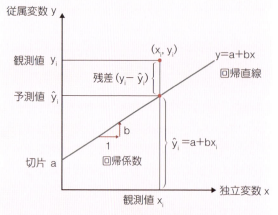
⑳ 回帰分析の基本用語と図形的な意味

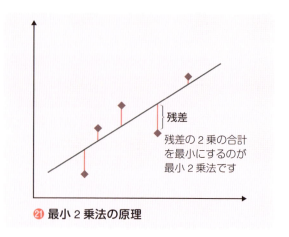
㉑ 最小2乗法の原理

回帰係数の求め方

　回帰直線の考え方を簡単に説明します．回帰直線を $y = a + bx$ とした場合に，ある x_i に対して，予測値として $\hat{y}_i = a + bx_i$ が求まります（^ は予測値の意味でハットと読みます）．このとき，実際のデータが y_i ですから y_i と $\hat{y}_i$ の間にはずれ $e_i = y_i - \hat{y}_i$ が生じます．これを**残差**といいます．全体としてこのずれが最小になるような直線を考えます（㉑）．観測値から直線へ下ろした垂線の長さの合計が最小になることを考えたほうがよいと思うかもしれませんが，あくまでも x の値で y の値を予想しているので y のずれを考えます．統計学の基本的発想では "ずれ（差）" は絶対値ではなく平方（2乗）して考えるので，この場合 $e_i^2 = (y_i - \hat{y}_i)^2$ の n 個（$i = 1, 2, \cdots, n$）の合計が最小になるように，a と b を定めることになります．この方法を，**最小2乗法**（残差の2乗の合計を最小にする方法）といい，計算自体は数学的には簡単です（ただし，偏微分法の知識が必要です）．結果だけを示すと，$b = r \times s_y/s_x$，$a = \bar{y} - b\bar{x}$ となります．ここで，r は x と y の相関係数，s_x と s_y はそれぞれ x と y の標準偏差，$\bar{x}$ と $\bar{y}$ はそれぞれ x と y の平均値です．切片 a と回帰係数 b の単位に注意しましょう．相関係数は $r = s_{xy}/(s_x \times s_y)$ ですから，回帰係数は，

$$b = r \times \frac{s_y}{s_x} = \frac{s_{xy}}{s_x \times s_y} \times \frac{s_y}{s_x} = \frac{s_{xy}}{s_x^2}$$

と考えても同じです．すると，回帰係数は独立変数の分散に対する共分散の割合と考えることができます．また，$a = \bar{y} - b\bar{x}$ より $\bar{y} = a + b\bar{x}$ です．これは $y = a + bx$ が $(\bar{x}, \bar{y})$ を通ることを意味します．つまり，回帰直線は $(\bar{x}, \bar{y})$ を通る傾き b の直線だということです．2 変数の相関が負であれば傾きは負になります．

　　　　▶回帰直線は2変数の平均値 $(\bar{x}, \bar{y})$ を通る傾き b の直線です
　　　　▶回帰係数は独立変数の分散に対する共分散の割合です

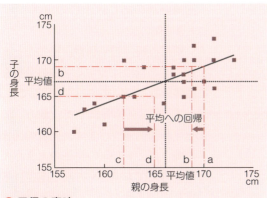

㉒ 回帰の意味
回帰直線で予測すると一般的に子の身長は親の身長に比べて親の平均値に近づきます（背の高い親の集団〈a〉の子は背の低いほうへ〈b〉, 背の低い親の集団〈c〉の子は背の高いほうへ〈d〉）．これを平均への回帰といいます．

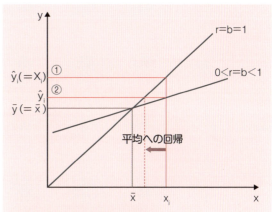

㉓ 平均への回帰が起こる理由
$b=r \times s_y/s_x$ ですから b は r の大きさに比例します．簡単にするために 2 変数の平均と標準偏差を等しくすれば $s_y=s_x$ ですから $b=r$ です．$r=1$ であれば，回帰係数 $b=1$ であり，平均への回帰は起こりません（①）．相関が完全でない程度に応じて平均 $\bar{x}$ への回帰が起こります（②）．$x_i < \bar{x}$ でも同様です（矢印の向きが逆になります）．

参考　回帰の意味

　回帰 regression という用語は統計学に固有なものです．もともと回帰という考え方は生物統計学から発生しています．親の身長（独立変数：x 軸）と子の身長（従属変数：y 軸）の散布図を描くと直線関係が認められます．そこで回帰直線を引いてみます．㉒のように，親の身長が高くても子の身長の予測値は平均的には親ほど高くありません．逆に，親の身長が低くても子の身長の予測値は平均的には親よりも高くなります．このように，子の身長の予測値は親の身長に比べて親の平均値に近づく傾向があります．この傾向を子の身長が親の平均値に回って帰る（回帰する）と表現したのです．英単語の regress は後戻りする，退行するという意味です．

平均への回帰が起こる理由（回帰係数の意味）

　回帰係数 $b = r \times s_y/s_x$ の式を見ると，回帰直線の傾きは，x と y のばらつきの比 s_y/s_x に相関係数 r を掛けたものです．ばらつきそのものはそれぞれの変数に固有ですからその比も 2 変数の関係にはよりません．よって，2 変数の相関が強いと傾き（回帰係数）は大きくなり，2 変数の相関が弱いと傾きは小さくなります．㉓のように，平均への回帰は相関が完全でない程度に応じて起こります．従属変数の予測値が独立変数の平均値に近づくとそこに何か実質的な意味があるように誤解しやすいですが，単に数学的な関係に過ぎないので注意しましょう．たとえば，今年と去年の試験の成績の散布図を書き，回帰直線をもとに去年の成績から今年の成績を予測すれば，成績の良いものは悪いほうへ，成績の悪いものは良いほうへ予測される傾向にあります（去年の全体的な平均値へ回帰します）．これは，単に去年と今年の成績の相関が完全（$r = 1$）でないために生じた現象であり，実質的な意味はありません．

▶ 2 変数の相関の程度に応じて平均への回帰が起こります

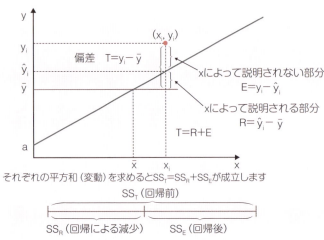

❷❹ 回帰直線の当てはまりの良さ（平方和の分解）

回帰直線のあてはまりの良さ
—寄与率

　回帰直線，回帰係数，残差など直線予測の指標に関する一連の分析を**回帰分析**といいます．回帰分析では，一方（x）を基準にして，他方（y）をそれに関連づけます．両者の関係の強さは，y方向の誤差の大きさだけを考えており，x方向の誤差は考慮していません．

　回帰直線の当てはまりの良さ，つまり回帰直線がどの程度よく現象を予測しているのかを考えてみましょう．それには，xの情報を追加することでyのばらつき全体をどれだけ説明することができるかを考えます．❷❹のように，個々の観測値y_iはその平均値$\bar{y}$からの偏差$y_i - \bar{y}$をもっています．この偏差平方和$\{(y_i - \bar{y})^2$の和$\}$を**全変動**（yの**偏差平方和**）といいます．これは回帰直線による予測，つまりxに関する情報がない場合のyの変動です．ここでxを使った予測値$\hat{y}$の情報が入れば，$y_i - \bar{y} = (y_i - \hat{y}_i) + (\hat{y}_i - \bar{y})$と変形できます（$\hat{y}_i$を引いて加える変形です）．これを$y_i - \bar{y} = (\hat{y}_i - \bar{y}) + (y_i - \hat{y}_i)$と入れ替えて考えると，観測値と平均値の偏差$T = y_i - \bar{y}$は，予測値と平均値の偏差$R = \hat{y}_i - \bar{y}$と観測値と予測値の残差$E = y_i - \hat{y}_i$に分解できます（$T = R + E$）．ここでそれぞれの平方和を考え，$T^2 = (y_i - \bar{y})^2$の合計（全変動）を$SS_T$，$R^2 = (\hat{y}_i - \bar{y})^2$の合計を$SS_R$（**回帰の変動，回帰による平方和**），$E^2 = (y_i - \hat{y}_i)^2$の合計を$SS_E$（**残差の変動，残差平方和**）とすれば，$SS_T = SS_R + SS_E$が成立することが知られています．回帰前に$SS_T$であった変動が回帰によって$SS_R$だけ減少し，回帰後には$SS_E$になります．これを**平方和の分解**といいます．回帰直線を使用する前後での変動の変化というイメージです．このとき，$R^2 = SS_R/SS_T$で表される指標，つまり全変動に対する回帰による変動の割合を**寄与率**（**決定係数・分散説明率**）といいます（R^2はRの平方ではなくこれで1つの統計量です）．この値が大きいほど回帰の効果も大きくなります．このとき，2変数によるxからyへの予測であれば，相関係数をrとして$R^2 = r^2$であることが知られています．簡単には相関係数の2乗が寄与率だと記憶しておけばよいでしょう．

　ここでは，変動を用いて説明しましたが，変動（偏差平方和）を対象数で割れば分散になることから，寄与率は従属変数yの分散の何パーセントを予測値$\hat{y}$の分散が説明しているという意味で**分散説明率**ともいいます．予測値と従属変数の値（観測値）が完全に一致すれば（回帰直線上にすべての観測値があるとき，相関係数 = ±1）寄与率 = 1になります．予測がまったく立たないとき，つまり，回帰係数が0（相関係数が0，このとき回帰直線はx軸に平行です）のときに寄与率 = 0になります．寄与率が分散（あるいは変動 = 偏差平方和）の分解とその説明率（説明できる割合）であることを理解しておきましょう．

　▶相関係数の2乗は予測値が観測値の分散の何パーセントを説明するかを表します

❷⑤ アンスコムの数値例（データ）

No.	A		B		C		D	
	x	y	x	y	x	y	x	y
1	4	4.26	4	3.10	4	5.39	8	5.25
2	5	5.68	5	4.74	5	5.73	8	5.56
3	6	7.24	6	6.13	6	6.08	8	5.76
4	7	4.82	7	7.26	7	6.42	8	6.58
5	8	6.95	8	8.14	8	6.77	8	6.89
6	9	8.81	9	8.77	9	7.11	8	7.04
7	10	8.04	10	9.14	10	7.46	8	7.71
8	11	8.33	11	9.26	11	7.81	8	7.91
9	12	10.84	12	9.13	12	8.15	8	8.47
10	13	7.58	13	8.74	13	12.74	8	8.84
11	14	9.96	14	8.10	14	8.84	19	12.50

（永田 靖．統計的方法のしくみ．p201，日科技連，1996．）

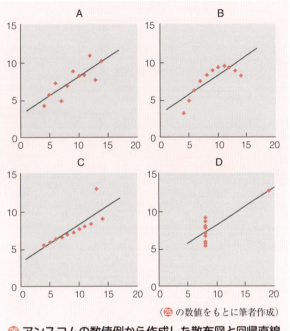

（❷⑤の数値をもとに筆者作成）

❷⑥ アンスコムの数値例から作成した散布図と回帰直線

アンスコムの数値例

　量的2変数の集計のまとめとして，アンスコムという統計学者が人工的に作った有名な数値例を紹介しましょう．❷⑤の4組のデータから散布図を作成すると，パターンのまったく異なる4つの図が得られます（❷⑥）．ところが，これらのデータの平均値，分散，共分散はほとんど同じ値になります（Excelを使って確認してみましょう）．よって，得られる相関係数，回帰直線やその後の推測結果もほとんど同じになります．散布図を見れば4組のデータのなかで相関分析・回帰分析に適するのはAのデータだけであることは明らかです．しかし，実際には，B，C，Dのようなデータを機械的に分析している研究例が多数みられます．散布図の重要性を再認識しておきましょう．

質的データ（名義尺度）と量的データの関係の指標―相関比

　質的データのカテゴリーが2つであれば，カテゴリーごとに量的データを分析します．たとえば，男女別に身長の度数分布表とヒストグラムを作成し（図表化），平均値と標準偏差を求める（数値要約）などです．量的データの2群の平均値の比較は推測統計でも重要なテーマです（p144参照）．カテゴリーが3つ以上の場合には，より応用の効く考え方があります．

　簡単な仮想例として，3つの看護大学A，B，Cで各校4人の学生の1週間あたりの統計学の勉強時間を調べたデータから，勉強時間の平均値は学校によって違いがあるか（学校と勉強時間に関係があるか）を考えてみましょう（❷⑦）．結果として，学校ごとの平均勉強時間はそれぞれ，7，6，8時間でした．大事なことは勉強時間のばらつきには，全体で見た大学間でのばらつきとともに，同じ大学内での個人のばらつきもあるということです．3大学

	A大学	B大学	C大学	
	9	9	6	
	6	5	9	
	7	6	7	
	6	4	10	
合計	28	24	32	84
平均	7	6	8	7

9	9	6
6	5	9
7	6	7
6	4	10

データ

=

7	7	7
7	7	7
7	7	7
7	7	7

ばらつかない部分（全体の平均）

+

2	2	−1
−1	−2	2
0	−1	0
−1	−3	3

ばらつく部分
（データの値−全体の平均）

2	2	−1
−1	−2	2
0	−1	0
−1	−3	3

=

0	−1	1
0	−1	1
0	−1	1
0	−1	1

+

2	3	−2
−1	−1	1
0	0	−1
−1	−2	2

ばらつく部分
全変動＝38
相関比＝$\sqrt{8/38}$ ≒ 0.459

各群の平均−全体の平均
群間変動＝8

個人の点−各群の平均
群内変動＝30

㉗ 相関比の考え方

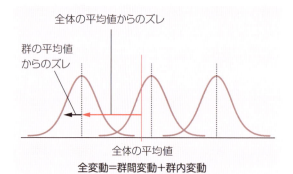

全変動＝群間変動＋群内変動

㉘ 全変動・群間変動・群内変動の考え方

全体での平均勉強時間は7時間です．これを"ばらつかない部分"と考えます．すると各個人と全体の平均値の偏差（ずれ）が求められます．これが"ばらつく部分"です．ばらつく部分はさらに，大学の違いによる部分とそれ以外の個人的な要因による部分に分けられます．平均値からの単純な偏差は合計するとつねに0となるので，ばらつきの指標にはなりません．そこで，偏差平方和を考えます．大学の違いによるばらつきを**群間変動**（**級間変動**），それ以外の要因（誤差とみなします）によるばらつきを**群内変動**（**級内変動**）といいます．群間変動と群内変動の合計を**全変動**といいます．そうするとつねに，**全変動＝群間変動＋群内変動**という関係が成立します．全変動はいつでも群の違いによる変動とそれ以外の誤差の変動に分解できます．これを**平方和の分解**といいます．群間変動を**群間平方和**，群内変動を**群内平方和**ともいいます（一般に，平方和のことを変動といいます）．全変動に対する群間変動の割合のルートを**相関比**といいます（㉘）．

$$相関比＝\sqrt{\frac{群間変動}{全変動}}＝\sqrt{\frac{群間変動}{群間変動＋群内変動}}$$

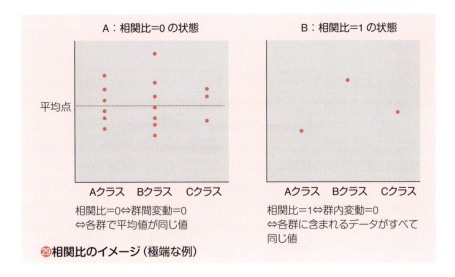
❷⑨ 相関比のイメージ（極端な例）

です．群内のばらつきによらない実質的な群間の変動の占める割合です．相関比は 0 以上 1 以下です．群の違いによって説明できるばらつきが，誤差によるばらつきに比べて十分に大きければ，ばらつきが生じた原因を群の違いによるものだとみなせます．この例では，群間変動 = 8，群内変動 = 30 なので，相関比 = $\sqrt{8/38}$ = 0.459 です．よって，平均値の違いに対する大学の違いによるばらつきは小さく，それ以外の誤差要因によるばらつきが大きいことになります（ごく大まかにいって相関比が 0.5 未満であれば，群間変動の割合は 2 乗して 0.25 = 1/4 程度ですから群の違いによる影響はそれほど大きくありません）．相関比自体が使われることは少ないですが，考え方を知ることは大切です．

▶全体のばらつきは群（カテゴリー）による部分とよらない部分に分解できます

相関比のイメージ

極端な場合を考えて相関比をイメージしてみましょう．相関比 = 0 というのは分子の群間変動 = 0 のときです．これはすべての群の平均値が等しい状態です（❷⑨-A）．逆に，相関比 = 1 というのは群内変動 = 0 の状態です．つまり，すべての群内で同じ値しかとらないので，群の違いが全体の平均値の違いをダイレクトに反映する状態です（❷⑨-B）．通常は，群内のばらつきと群間のばらつきの割合によって相関比が変化します．

▶群間変動が大きくなるにつれて相関比が大きくなります

参考 統計用語の名称に関する補足

同じ内容（考え方）に対して複数のよび方があるので混乱すると思います．たとえば，偏差平方和のことを変動ともいいます．寄与率は決定係数，分散説明率ともいいます．また，偏差を残差や誤差などというときもあります．これは，各種統計手法の発展の仕方の違いや統計学を利用する分野の違いによります．あまり細かい点は気にしないで内容を理解（イメージ）しやすいどれか 1 つの名称を知っておけば十分です．

分散分析

相関比の考え方を発展させて，質的データのカテゴリーごとに量的データの平均値に差がみられるかどうかを検討する一連の分析手法を**分散分析** analysis of variance（ANOVA）といいます．質的データの種類も複数にするなどの応用が可能です．平均値の差なのになぜ"分散"分析になるのか疑問に感じている人もいます．名称しか知らないと確かにそうですが，群の平均値の比較を，群の影響によるばらつき（平方和）とそれ以外の影響によるばらつき（平方和）に分解します．分散というのは平方和を対象数で割ったものです．複数の平均値それぞれの分散を考えるから分散分析なのです．相関比の考え方（平方和の分解）は広範な応用ができるため，単に記述統計的な分析では終わらず，多くは推測統計に利用されます．

▶相関比の考え方（平方和の分解）を発展させたのが分散分析です

平方和の分解

寄与率，相関比の説明のいずれにも平方和の分解という考え方が出てきました．回帰分析での全変動（偏差平方和），回帰の変動（回帰による平方和），残差の変動（残差平方和）が，分散分析ではそれぞれ全変動，群間（級間）変動，群内（級内）変動に相当します．従属変数（量的データ）の平均値からのばらつきを考えるときに，量的データ（のある値）で説明したのが回帰分析であり，質的データ（名義尺度の群の違い）で説明したのが分散分析であると考えればよいです．平方和の分解（平方和の合計で全体の平方和を表すと考えれば**三平方の定理**）という考え方は統計学全体のなかでも基本的で応用範囲の広い発想の1つです（㉚）．平方和（変動）は分散の仲間ですから，結局は平均値・分散という統計量の数学的な応用性に優れた性質によります（第4章の⑬，㉒参照）．中央値や平均偏差などではこうした応用（理論体系の構築）はできません．

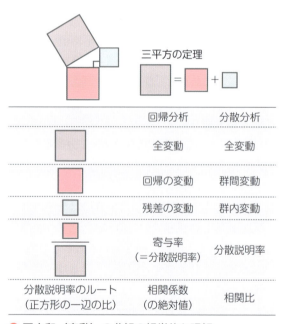

㉚ 平方和（変動）の分解の視覚的な理解

▶平方和の分解（三平方の定理）という汎用性の高い発想法を知っておきましょう

今後の学習に向けて

本章では2変数の関係を記述する方法について述べてきました．1変数の記述に比べてその考え方・応用範囲が格段に広がっていることがわかると思います．回帰分析や分散分析は単なる記述統計に終わることはなく，多くの場合は推測統計を伴います．そのため，推測に対する基本的な理解がないままに，機械的に分析パターン（統計解析ソフトの使い方）を覚えても，得るところが少ないといえます．

本書では，この先は推測統計の解説に移ります．推測統計について理解した後に，改めて回帰分析や分散分析，さらにはその応用的分析に進むとよいでしょう．これらの分析は，独立変数の数を増やしても応用可能です．線形モデルという一般的な枠組みのなかに位置づけられる中級レベルの代表的な統計手法です．

最後に，記述統計のまとめの意味で，これまでに出てきたさまざまな指標（記述統計量）を求める流れを㉛に整理しておきます．

▶推測の考え方を理解したうえで回帰分析・分散分析の考え方を学ぶとよいでしょう

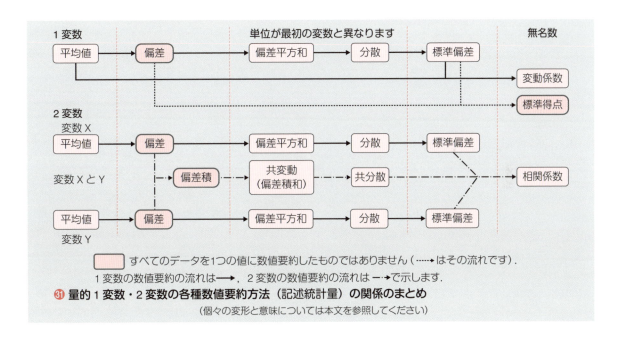

㉛ **量的1変数・2変数の各種数値要約方法（記述統計量）の関係のまとめ**
（個々の変形と意味については本文を参照してください）

第3部
推測統計への準備

6—推測統計を学ぶための準備
　　　　　　　　　　—確率について
7—推測統計の基本的な考え方
　　　　　　　　　—部分から全体を推測する仕組み
8—正規母集団の標本分布
9—推定と検定を具体的に考えてみる

第3部　推測統計への準備

6 推測統計を学ぶための準備—確率について

Point

1. 統計的な推測はデータ（標本）が得られる確率をもとにします．母集団，標本，統計量（とくに平均値）がすべて確率的なふるまいをする確率変数と考えます．実際のデータは確率変数である標本の実現値です．確率変数の分布がわかると，その分布曲線の一定区間の面積と確率を対応させることで，統計的な推測が可能になります．確率を相対度数とみなせば，確率変数の分析は記述統計の手法と類似します．

2. 重要な確率分布として離散型のベルヌーイ分布・二項分布と連続型の正規分布があります．ベルヌーイ分布は比率を考える場合の，正規分布はあらゆる推測の基本になります．正規分布を標準化した標準正規分布では，標準偏差を単位とした値（Z値）と対応する面積（＝確率）の関係が正確にわかっています．Z＝±1.96が面積95％区間の両端に相当します．

3. データを数多く集めれば，その平均値は真の平均値に近づきます（大数の法則）．さらに，どのような確率分布でも，そこから選ばれたn個の独立な確率変数の平均値の確率分布はnが大きくなると，期待値（平均値）はもとの分布の期待値に等しく，分散はもとの分布の分散の1/nの正規分布に従います（中心極限定理）．よって，正規分布の特徴をもとに平均値に関するさまざまな推測が可能になります．

統計学における確率論とは

　本章は推測統計を学ぶための準備として確率について解説します．なぜ，いきなり確率の話になるのか疑問に思うかもしれません．実際に入手したデータはどのような理由で選ばれたのかを考えてみましょう．もし，別の日に調査を行っていれば違ったデータが選ばれたはずです．つまり，手元にあるデータは，たまたま（偶然）選ばれたと考えることができます．偶然の出来事を数学的に表現するのが確率という考え方です．統計的な推測における判断はそのデータが得られた確率に基づいて行われます．確率は具体的に観察されてデータとなる集団（標本）と，その背後にありデータの分析結果を一般化したい集団（母集団）を結びつけます．確率と統計は不確実で未知の出来事を予想（判断）する手段だという点で共通します．確率は未来に対する予想，統計はすでに起きた結果からの予想といえるかもしれません．確率と統計では基本的な道具がよく似ているので類似する考え方に注目しましょう．その対比を❶にまとめました．

　記述統計（現実のデータ）とは確率的な動きをする出来事が現実化した1つの状態（実現値）を要約整理したものと考えられます．そして，相対度数を中心にした記述統計を抽象化したものが確率といってもいいでしょう．実際のデータの分析では，得られたデータ（観測値）を確率的に動く変数の実現値と意識することはほとんどありませんが，統計学的な考え方のうえでは確率的な変数の実現値なのです．

　第7章で説明する母集団や標本などの推測統計の用語が本章でも出てきます．次章を読

❶ 記述統計における変数（データ）と確率変数の対比

		記述統計における変数	確率変数
名称		（確率）変数の実現値…観測値	確率変数
考え方		経験的・現実的	理論的・抽象的
時制		データを集めた後（事後）に考える	データを集める前（事前）に考える
表記法		小文字の x	大文字の X
変数の特徴		いろいろな値を取る	確率的にいろいろな値を取る
変数の種類		連続型と離散型	連続型と離散型
分布の数値要約	中心傾向	平均値	平均値（期待値）
	ばらつき	分散 標準偏差	分散 標準偏差
データの変換	変数 X に定数 b を加える	平均値は b 増える 分散は変化しない 標準偏差は変化しない	平均値は b 増える 分散は変化しない 標準偏差は変化しない
	変数 X を a 倍する	平均値は a 倍になる 分散は a^2 倍になる 標準偏差は $|a|$ 倍になる	平均値は a 倍になる 分散は a^2 倍になる 標準偏差は $|a|$ 倍になる
	標準化	$\dfrac{観測値 - 平均値}{標準偏差}$	$\dfrac{確率変数の値 - 確率変数の平均値}{確率変数の標準偏差}$
図示	連続型	ヒストグラム	確率密度曲線（関数）
	離散型	棒グラフ	確率分布
	n が大きい場合の離散型	連続型で近似できる	連続型で近似できる
	ある区間に属する頻度	相対度数	確率
	平均値の求め方	（階級値×相対度数）の合計	（確率変数の値×確率）の合計
	分散の求め方	{（階級値－平均値）^{2}×相対度数} の合計	{（確率変数の値－平均値）^{2}×確率} の合計
	標準偏差の求め方	$\sqrt{分散}$	$\sqrt{分散}$

注：結局は，記述統計における変数（データ）では"確率的にデータが得られた"ということを意識しないだけであり，扱い方はほとんど同じです．

んだあと改めて本章を読み直せば，統計学における確率論の位置づけがより鮮明になるでしょう．以下の解説では多少の数式が出てきますが，内容的には高等学校で習う数学の範囲内のものが中心です．

▶確率と記述統計の道具は非常によく似ているので対比して理解しましょう
▶記述統計（現実のデータ）とは，確率的な動きをする出来事の1つの状態（実現値）を要約整理したものです

確率・確率変数・確率分布

確率 probability

正しいサイコロの1の目が出る確率は1/6，あるいは，過去のデータに基づいた明日の降水確率は80％という確率のことです．
まず，確率の定義を簡単に述べます．結果が偶然によって起こる実験を**試行**といい，試行

により起こる個々の結果の集まりを**事象**といいます．サイコロを1回振る試行によって偶数の目が出る事象をAとすればA = {2, 4, 6}です．このとき確率は4つの約束事を決めた数値です．①起こる機会がまったくない事象は0，それ以外は正の数を与えます．②起こる機会が同等な事象には同じ数値を与えます．③同時に起こらない複数の事象で構成される事象には各事象の確率の和を与えます．④起こりうる全事象の確率を加えると1になります．

事象Aの起こる確率を簡単にP(A)と表します（確率probabilityのP）．サイコロでいえば，7の目が出る確率は0であり，P(7) = 0です．1〜6のどれかの目が出る確率は等しくP(1) = P(2) = … = P(6) = 1/6（> 0）です．偶数の目は2か4か6であり，これらは同時に起こらない事象ですから，偶数の目が出る事象の確率はP(偶数) = 1/6 + 1/6 + 1/6 = 1/2です．全事象の確率の和はP(全事象) = 1/6 + 1/6 + 1/6 + 1/6 + 1/6 + 1/6 = 1です．

AとBが同時に起こる事象を**積事象**といいA ∩ B（AかつB）で表します．Aを奇数の目，Bを3以下の目が出る事象とすると，A = {1, 3, 5}，B = {1, 2, 3}です．このときの積事象（奇数であり，3以下である）はA ∩ B = {1, 3}であり，その確率はP(A ∩ B) = 2/6 = 1/3です．この場合，単純にP(A) = 3/6 = 1/2，P(B) = 3/6 = 1/2の積P(A) × P(B)を求めても積事象は得られません．しかし，事象Aが事象Bに影響されないとき，この事象は互いに**独立** independentであるといい，その場合の積事象はそれぞれの確率の積P(A ∩ B) = P(A) × P(B)です．たとえばサイコロを2回振って連続して1の目が出る確率を考えます．Aを1回目が1である事象，Bを2回目が1である事象とすると，連続して1が出る事象は，P(A ∩ B) = 1/36，P(A) × P(B) = (1/6) × (1/6) = 1/36ですから，AとBは独立です．独立という考え方は推測統計ではとくに重要です．感覚的な理解としては"お互いに無関係で影響を受けない"程度でもよいでしょう．これは質的2変数の関係で解説した通りです（p58 参照）．

確率変数と確率分布

確率的に変動するデータの値（変数）を**確率変数**といいます．これは，確率が割り当てられた変数であり，確率的に動く量のことです．確率変数はXなど大文字で表します．具体的な値はx_1，x_2，…と小文字で表します（統計学上の習慣なので，区別を気にしすぎなくてもよいです）．通常の変数にはランダム（確率的）に値を取る性質は含まれていません．確率変数の分布，つまり確率変数の値の出方の様子が**確率分布**です．

推測統計では，直接観察することができない母集団の分布を確率分布とみなします．そして，母集団から偶然に選ばれた標本も確率分布をしており，その標本から計算される統計量（たとえば，標本の平均値や分散）も確率的に分布する変数として扱います．つまり，母集団・標本・統計量の

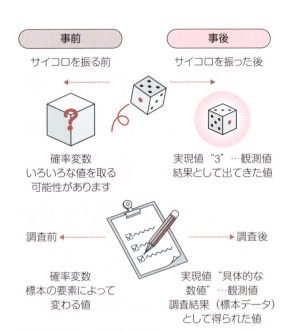

❷確率変数と実現値の考え方

すべてが確率的なふるまいをしていると考えます．そして，実際に入手し分析するデータは確率変数である標本の実現した値（**実現値**）と考えます．サイコロであれば"サイコロを振ったときに出る目"は確率変数であり，実際に出た目が実現値になります（❷）．

▶確率的に動く量（確率変数）の分布が確率分布です

確率分布

世の中の出来事にはそれを表すのに適したモデルがあります．確率分布をモデルに用いることで統計学的な扱いが可能になります（p91，121参照）．

量的データに連続型と離散型の区別があり，記述統計における度数分布の図示の方法が若干異なった〔ヒストグラムと棒グラフで棒の間を詰めるか開けるかが違う（p28参照）〕ように，確率分布にも同じように連続型と離散型の区別があります．

離散型の確率変数の確率分布

❸に示すように，コイン投げであれば表に1，裏に0を与えれば，表（1）にも裏（0）にも確率1/2が1対1に対応するので確率変数です．サイコロ振りであれば，サイコロの目の数字を変数とすれば1，2，3，4，5，6が出る確率はともに1/6であり，しかも変数と1対1に対応するので確率変数になります．このようにすべて同じ確率になる場合を**離散型一様分布**といいます．最も単純な確率分布です．

この先も，コインやサイコロを使った例をしばしば紹介します．実際のデータはそれほど単純ではないと思うかもしれませんが，原理としてはコイン投げやサイコロ振りの延長にすぎない部分が多くあります．

連続型の確率変数の確率分布

連続型の確率変数も同じように考えられますが，やや修正が必要です．簡単に理解するためには，確率は記述統計で説明した相対度数と類似の概念と考えればよいでしょう．

身長の値を例にすると，相対度数は各階級の度数が全体に占める割合です．そこで，身長

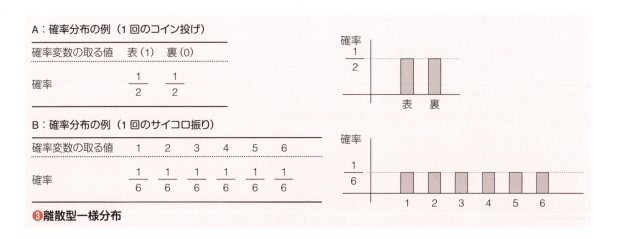

❸離散型一様分布

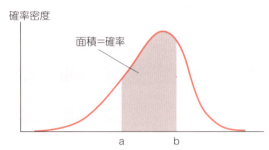

❹連続型の確率分布における確率の意味
（確率密度関数）

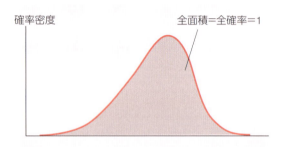

❺連続型の確率分布における全確率（確率密度関数）

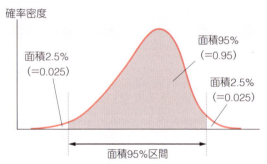

❻確率的な判断の基準（確率分布の面積95％区間）

を確率変数と考え，その確率分布を知るために，ある区間（幅）に属する確率を考えます．確率という考え方は相対的な頻度だけを問題にしているので，確率分布では具体的な度数は想定しません．つまり，度数を縦軸にしたグラフは描きません．

❹のように連続型の確率変数ではある区間の面積を確率として考えます．この場合，縦軸は"面積（確率）÷微小な区間の幅"になります．これを**確率密度**といいます．微小な区間に対する確率の詰まり具合，つまり確率の密度を表すと思ってください．縦軸が高い場所のデータは選ばれやすいわけです．このように，確率密度を表す曲線を**確率密度関数**といいます．特定の数値に対する確率は0と決めます．ちょうど$x = a$や$x = b$では幅が0なので，面積（＝確率）は0です．よって$a < b$であれば，$a < x < b$になる確率も，$a \leq x \leq b$になる確率も同じになります．普通は等号（＝）をつけて表します．

ある区間の面積が確率に対応しますので，$-\infty$から$+\infty$の範囲でこの関数とx軸で囲まれる面積は全事象の確率である1になります（∞は無限大記号です）．つまり，曲線と横軸が囲む面積は1です（❺）．確率分布がわかれば，確率変数の大体（たとえば95％）がある特定区間に含まれる確率が決定でき"〇〇の範囲を取る確率は□□％ですよ"といった予想が可能になるわけです（❻）．これが，推測統計で確率分布を使う最大のメリットです．なお，本来なら確率は0以上1以下で表しますが，本書では説明のわかりやすさのため確率を％で表す場合があります．推測統計では，確率密度関数のある区間に含まれる面積（＝確率）が何パーセントという考え方を多用します．ある区間の面積に確率を対応させることで統計的な判断をするので，この発想法は推測統計を理解するうえでの鍵となります．

記述統計の解説で，縦軸を相対度数の密度で表したヒストグラムの面積がつねに1になることを説明した（p51参照）のは，これを確率密度関数と対応させて考えるためです．相対度数の密度で表したヒストグラムを究極に理想化し，理論的な分布曲線にしたものが確率分布です．確率変数のさまざまな指標はこの考え方で理解できます．

離散型の確率分布であれば，縦軸は単純にそれぞれの確率変数（1つの数値）に対する確率です．これを連続型のように幅をもたせて考えれば（長方形の底辺の幅を1にすれば）（❼），

分布曲線を使って"確率＝面積＝割合"という共通した考え方で推測の原理を理解できます．離散型と連続型それぞれについて現実的な実現値（観測値）と理論的な分布を対比しておきましょう（❽）．

▶分布曲線のある区間の面積を確率（＝割合）と考えるのが推測統計のポイントです

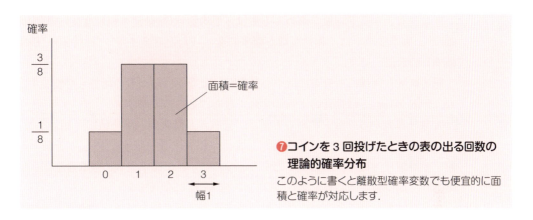

❼コインを3回投げたときの表の出る回数の理論的確率分布
このように書くと離散型確率変数でも便宜的に面積と確率が対応します．

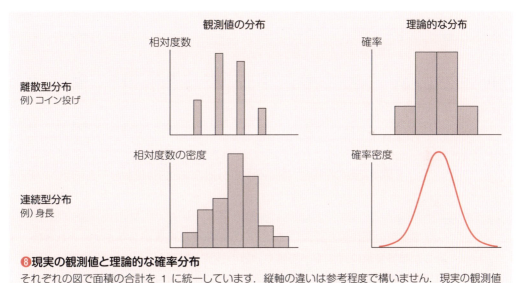

❽現実の観測値と理論的な確率分布
それぞれの図で面積の合計を1に統一しています．縦軸の違いは参考程度で構いません．現実の観測値は理論的な分布どおりの値は取りませんが，理論的な確率分布がモデルになります．

確率変数の平均値（期待値）と分散

確率変数の平均値と分散は，今後平均値に関する推測を行うときに重要な役割を果たします．

求め方

確率変数の平均値と分散の考え方は，度数分布表における平均値や分散の意味と求め方

(p48 参照）に類似します．確率変数はいろいろな値を取りますが，それらの値を代表する平均的な値，言いかえれば平均的に期待できる値が考えられます．確率の場合は，これを**期待値** expectation といいます．たとえば，コインを投げて表が出たら 200 円，裏が出たら 100 円もらえるゲームをすれば，平均して $200 \times (1/2) + 100 \times (1/2) = 150$ 円もらえることが期待できます．確率の重みがついた加重平均と考えればよいでしょう．期待値は確率分布のおおよその中心位置を示す指標です．

度数分布表から平均値を求める方法は"平均値＝（階級値×相対度数）の合計"です（p48 参照）．確率変数では，相対度数が確率に変わったと考えます．"期待値＝（確率変数の値×確率）の合計"です．

記述統計と同様に，分布には中心傾向だけでなくばらつきの指標も必要です．確率変数でも，**分散** variance は期待値からのずれ，分布の散らばりです．

度数分布表から分散を求める方法は"分散＝{（階級値－平均値）^{2}×相対度数}の合計"です．確率変数でも同じ考え方を利用します．相対度数を確率に変え，"分散＝{（確率変数の値－期待値）^{2}×確率}の合計"となります．$\sqrt{分散}$は確率変数の**標準偏差** standard deviation であり，期待値と同じ単位をもつばらつきの指標になります．

少しだけ細かいことをいうと，連続型の確率分布の場合には，確率変数の値を微小区間と考え，確率を確率密度とします．しかし，平均値＝（確率変数の値×確率）の合計というニュアンスは同じです．

▌実際にサイコロの目の期待値と分散を求めてみよう

サイコロは 1, 2, 3, 4, 5, 6 の目がそれぞれ一様に 1/6 の確率で出ます．

期待値＝$1 \times (1/6) + 2 \times (1/6) + 3 \times (1/6) + 4 \times (1/6) + 5 \times (1/6) + 6 \times (1/6) = (1 + 2 + 3 + 4 + 5 + 6)/6 = 7/2$ です．

分散＝$(1 - 7/2)^2 \times (1/6) + (2 - 7/2)^2 \times (1/6) + (3 - 7/2)^2 \times (1/6) + (4 - 7/2)^2 \times (1/6) + (5 - 7/2)^2 \times (1/6) + (6 - 7/2)^2 \times (1/6) = \{(-5/2)^2 + (-3/2)^2 + (-1/2)^2 + (1/2)^2 + (3/2)^2 + (5/2)^2\} \times (1/6) = (25 + 9 + 1)/12 = 35/12$ です．

▶確率変数の平均値（期待値）と分散の求め方は度数分布表を用いた場合と類似します

性質

確率変数の期待値と分散にはいくつかの重要な性質があります．それらは，記述統計で解説した線形変換に対する平均値や分散の性質と類似します（p46 参照）．分布曲線（グラフ）の移動（平行移動と拡大・縮小）としてイメージすると理解しやすいでしょう．ここでは，確率変数 X の期待値を E(X)，分散を V(X) と記号で表します．これらの記号は今後頻繁に出てきます．

期待値の重要な性質は，① $E(c) = c$：定数 c の期待値は定数 c です．② $E(X + b) = E(X) + b$：確率変数 X に定数 b を加えた場合の期待値は確率変数 X の期待値に b を加えたものになります．③ $E(aX) = a \times E(X)$：確率変数 X を a 倍した場合の期待値は確率変数 X の期待値の a 倍になります．X を変数の数（標本サイズ）n（＞0）で割ることは 1/n 倍に相当します．このとき，

$$E\left(\frac{X}{n}\right) = \frac{E(X)}{n}$$

です．具体例で解説します．①3の目しか出ないサイコロの期待値は3です．②サイコロの目に3を加えた場合，A：1，2，3，4，5，6→B：4，5，6，7，8，9になります．Aの期待値は7/2であり，Bの期待値は（4 + 5 + 6 + 7 + 8 + 9）×（1/6）= 13/2 = 7/2 + 3となります．③サイコロの目を3倍した場合，A：1，2，3，4，5，6→C：3，6，9，12，15，18になります．Aの期待値は7/2であり，Cの期待値は（3 + 6 + 9 + 12 + 15 + 18）×（1/6）= 3 ×（1 + 2 + 3 + 4 + 5 + 6）×（1/6）= 3 ×（7/2）となります．

分散の重要な性質は，① $V(c) = 0$：定数の分散は0です．定数はばらつかないということです．② $V(X + b) = V(X)$：確率変数Xに定数bを加えた場合の分散は確率変数Xの分散と同じです．平行移動してもばらつきは変わりません．③ $V(aX) = a^2 V(X)$：確率変数Xをa倍した場合の分散は確率変数Xの分散の a^2 倍になります．期待値の場合と同様に，Xをn（>0）で割れば，

$$V\left(\frac{X}{n}\right) = \frac{V(X)}{n^2}$$

です．この性質はとくに重要です．

分散では図形的にイメージしにくいので標準偏差で考えてみます．確率変数の標準偏差は $D(X)$ で表します．$D(X) = \sqrt{V(X)}$ です．

このとき，$D(aX) = \sqrt{V(aX)} = \sqrt{a^2 \times V(X)} = |a| \times \sqrt{V(X)} = |a| \times D(X)$ が成立します（細かい話ですが a < 0 の場合は $\sqrt{a^2} = -a$ です）．変数をa倍すれば標準偏差は|a|倍になります．期待値を固定してグラフを x 軸方向に a 倍拡大（縮小）すれば，ばらつきもそれに伴って|a|倍になります．以上の性質は離散型でも連続型でも成立します．

普通の変数と同様に，確率変数にも**標準化**という変形があります．

$$Z = \frac{X - E(X)}{\sqrt{V(X)}} = \frac{X - E(X)}{D(X)}$$

とすれば，$E(Z) = 0$，$V(Z) = D(Z) = 1$ となり，つねに期待値が0，分散（あるいは標準偏差）が1に調整できます．Zを標準化変数といいます．

この変形は，ある確率変数と期待値の差（ずれ）を標準偏差で割って，標準偏差を単位とする物差しで表すことを意味します．標準化することにより，測定単位や変数の種類に関係なく共通した比較が可能になります．期待値（平均値）を引いて標準偏差で割るだけの操作ですが，確率変数の標準化はさまざまな推測の基本になります．

▶確率変数の期待値・分散の性質や標準化の方法は，通常の変数の場合と類似します

母集団のモデルになるさまざまな確率分布

代表的な確率分布の例を示します．推測統計ではこれらを母集団の分布のモデルと仮定し，そこから標本が得られたと考えます．世の中で起こる現象を表現する理論的（仮想的・数学的）な分布が多数あることを知っておきましょう．実際の現象が理論分布に正確に（厳密に）従うというよりは，理論的に導いた分布をモデル（**確率モデル**といいます）とすれば，実際の現象を説明するのに有益な情報が多く得られるということです（p122参照）．なぜならば，確率モデルが共通の基準になるからです．基本レベルでは離散型の**ベルヌーイ分布と二項分**

布，連続型の**正規分布**が重要です．

▶理論的な確率分布を母集団のモデルにします

離散型の確率分布

ベルヌーイ分布

分布の特徴　比率を考える場合の基本になる分布です（統計学では割合のことを比率といいます）．2種類の結果だけが生じる実験や観察があります．コイン投げの表裏，問題に対する賛成と反対，治療法の成功と失敗などを**2値データ**（どちらか1つの値に決まるデータ）あるいは**2値変数**といいます．このような状況が出現する試行を**ベルヌーイ試行**といいます．

成功と失敗の場合を例にして考えてみましょう．成功する確率をpとします．失敗する確率は$1-p$です．なぜならば，成功か失敗しかないのでその確率の和が1だからです．この分布を**ベルヌーイ分布**といいます（❾）．発見者であるスイスの大数学者ヤコブ・ベルヌーイの名にちなんだものです．一見単純な分布ですが，この分布が統計学で果たした役割は非常に大きく，比率の問題ではベルヌーイ分布を母集団の分布と考えます．

期待値と分散　2値データは質的データですが，成功に1，失敗に0を与えると量的に扱うことができます（0-1データ，p106）．ベルヌーイ分布の期待値と分散を求めてみましょう（❿）．

成功する確率がpでこのときの得点が1，失敗する確率が$1-p$でこのときの得点が0ですから，期待値$E(X) =$（確率変数の値×確率）の合計＝（成功する場合の得点）×（成功する確率）＋（失敗する場合の得点）×（失敗する確率）＝$1 \times p + 0 \times (1-p) = p + 0 = p$となります．問題としている事柄が起こる確率そのものが期待値になります．最初はピンとこないかもしれませんが，これは非常に便利な性質です．

分散に関しては，$V(X) =$ {（確率変数の値－期待値）^{2}×確率} の合計＝成功する場合の {（確率変数の値－期待値）^{2}×確率} ＋失敗する場合の {（確率変数の値－期待値）^{2}×確率} ＝$(1-p)^2 \times p + (0-p)^2 \times (1-p) = (1-p)^2 \times p + p^2 \times (1-p) = p \times (1 -$

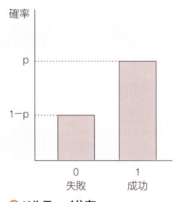

❾ベルヌーイ分布

❿ベルヌーイ分布の期待値と分散

	成功	失敗	合計	
確率変数の値	1	0		
確率	p	$1-p=q$	1	
確率変数の値×確率	$1 \times p = p$	$0 \times (1-p) = 0$	p	← 期待値$E(X)$
確率変数の値－期待値	$1-p$	$0-p$		
（確率変数の値－期待値）^{2}	$(1-p)^2$	$(0-p)^2$		
（確率変数の値－期待値）^{2}×確率	$(1-p)^2 \times p$	$(0-p)^2 \times (1-p)$	$p(1-p)=pq$	← 分散$V(X)$

$p) \times \{(1-p)+p\} = p \times (1-p) \times 1 = pq$ となります（失敗する確率を q とすれば $p+q=1$ より $q=1-p$ です）．以上は，$E(X)=p$，$V(X)=pq$ と簡潔に表現できます．

二項分布

分布の特徴　ベルヌーイ分布の考え方を発展させたのが二項分布です．同じ条件でかつ独立に（前の結果が後の結果に影響しないように）n 回のベルヌーイ試行を繰り返すことを考えます．たとえば，コイン投げ（この場合 $p=q=1/2$ です）を n 回試行した結果，表が出る回数 x は確率変数であり，その確率分布が二項分布です．

例を示して具体的に解説します．1 回の投与につき効果が出る確率が 0.6，効果が出ない確率が 0.4 の治療薬があり，5 人の患者に投与したときに 3 人に効果が出る確率はどれくらいでしょうか．効果ありを〇，効果なしを×として，3 人に効果が出るあらゆる場合を数え上げてみます．5 人中 3 人を選べばよいから，〇〇〇××，〇〇×〇×，…，××〇〇〇など 10 通りのパターンがあります．〇〇〇××となる確率は $0.6 \times 0.6 \times 0.6 \times 0.4 \times 0.4 = 0.6^3 \times 0.4^2$ です．実際にはどのようなパターンであっても〇が 3 つで×が 2 つですから，起こる確率は $0.6^3 \times 0.4^2$ です．それぞれのパターンは同時に起こらないので，10 個のパターンの合計を考えて，5 人中 3 人に効果がある確率は $10 \times 0.6^3 \times 0.4^2 = 0.3456$ です．

一般に，1 回あたりの成功確率が p（失敗確率が $1-p=q$）のベルヌーイ試行を n 回繰り返したときの"成功回数"が二項分布です．その確率分布は $f(x) = {}_nC_x \times p^x (1-p)^{n-x}$ となります．なお，${}_nC_x$ は n 個から x 個を取り出す組み合わせの数を表す記号です．これを見てわかるように，一般に確率分布は数式（関数）として表現できます．

平均値と分散　二項分布の平均値は $E(X)=np$，分散は $V(X)=np(1-p)=npq$ となります．これはベルヌーイ分布の期待値および分散の n 倍になっています．標準偏差は $D(X)=\sqrt{npq}$ です．組み合わせの考え方を知らないと二項分布は難しいかもしれませんが，後に別の考え方を説明します〔二項分布（p106）参照〕．

コイン投げであれば $p=1/2$ として $E(X)=n/2$，$V(X)=n/4$，$D(X)=\sqrt{n}/2$ となります．コインを 100 回投げたときに表が出る回数の期待値は，$n=100$，$p=1/2$ として $100 \times (1/2) = 50$ 回です．1 回あたりの成功確率が p であれば，n 回の試行で，平均的に $n \times p$ 回成功します．

二項分布の分散 npq（n は定数）は $pq=p(1-p)$ に比例するので，$p=1/2$（上に凸の放物線の頂点）で最大になります．つまり，成功確率が 1/2（= 50%）であるときに，結果のばらつきが最大になります．降水確率（予想が当たる確率）50% の予報が，雨が降るのか降らないのかいちばん予想が立ちにくいということです．

以上のように，ある現象を表す確率分布（モデル）を理論的に導ける場合があることを知っておいてください．1 回あたりの成功確率が p の試行を n 回行った場合の成功回数である二項分布を簡潔に B(n, p) と表します．B は二項分布 binomial distribution の略です．

n と p をいろいろと変化させた場合の二項分布の様子を⓫に示します．ベルヌーイ分布は試行が 1 回の場合（n=1）の二項分布ですから B(1, p) です．

▶ベルヌーイ分布と二項分布は比率の推定を考える場合の基本的な分布です

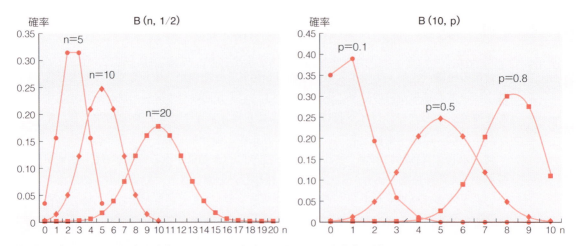

⓫ 試行回数 n と 1 回の成功確率 p をいろいろと変えたときの二項分布の様子

連続型の確率分布

正規分布

　正規分布は統計学において最も重要な分布です．正規分布を仮定しないと統計的な推測の多くは成立しません．正規分布のイメージをつかむために，正規分布を実際に作ってみましょう．

　コインを 10 回投げたときの表の数　　コインを 1 回投げたとき表か裏が出る確率はいずれも 1/2 です．簡単に表を○，裏を●とします．2 回投げれば○○，○●，●○，●●になります．表と裏が 1 つずつ出る可能性が 2 通りあることに注意しましょう．表 2 枚：表 1 枚：表 0 枚 = 1：2：1 です．3 回投げれば○○○，○○●，○●○，●○○，●●○，●○●，○●●，●●●のパターンがあり，表 3 枚：表 2 枚：表 1 枚：表 0 枚 = 1：3：3：1 です．4 回投げれば，表 4 枚：表 3 枚：表 2 枚：表 1 枚：表 0 枚 = 1：4：6：4：1 です．この比の規則は**パスカルの三角形**とよばれ，⓬のとおり両端を 1 とし，その間は隣同士を足した形になります（その合計は 2^n）．この分布は**二項分布**であり，1 枚のコインは他のコインとは独立に裏か表になります．独立なベルヌーイ試行を繰り返すと二項分布に従います．これを**独立試行の定理**といいます．この度数分布を棒グラフにし（離散型なのでヒストグラムは好ましくありません），滑らかに結ぶとかなり正規分布に近くなります．離散型の二項分布は試行回数が大きくなると連続型の正規分布に近づく（近似する）性質を利用しています．後述するように，試行回数が増えると表の出る確率がどんどん 1/2（期待値）に近づくのが大数の法則，分布の形が正規分布に近づくのが中心極限定理といわれる性質です（p107 参照）．

　サイコロの目の和の分布　　サイコロを 3 個振り，その目の和（目の数の足し算）の分布を求めます．目の出方の組み合わせは全部で $6 \times 6 \times 6 = 216$ 通りです．目の和は 3 個とも 1 の場合の 3 から，3 個とも 6 の場合の 18 に分布します．それぞれの度数から確率分布を描いてみると正規分布に似ています（⓭）．

　これも中心極限定理の簡単な例です．もとの分布が何であっても独立な確率変数の実現値

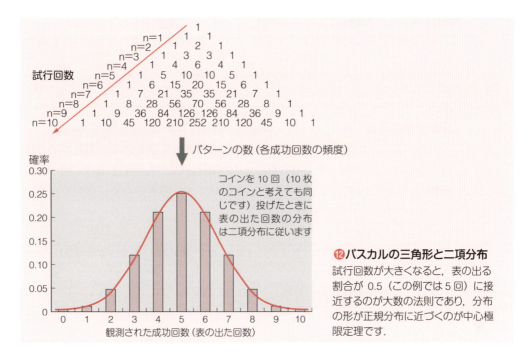

⓬ パスカルの三角形と二項分布
試行回数が大きくなると，表の出る割合が 0.5（この例では 5 回）に接近するのが大数の法則であり，分布の形が正規分布に近づくのが中心極限定理です．

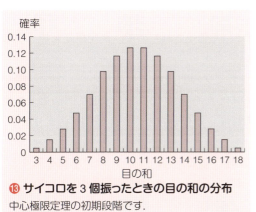

⓭ サイコロを 3 個振ったときの目の和の分布
中心極限定理の初期段階です．

を合計すると正規分布に近づきます．サイコロの目の出方は離散型一様分布であり，1 つのサイコロの目は他のサイコロの目の影響を受けていません．このときサイコロを多く投げれば，サイコロの目の和の分布は正規分布にどんどん近づくということです．

わかりやすくするために離散型の分布を例に出しましたが，離散型でも試行回数（あるいは確率変数の取りうる値）が大きくなるとその分布は連続分布とみなせます．これは確率変数に限った話ではありません．

▶正規分布はあらゆる分布の基本です
▶正規分布を作る方法を知ると確率分布に対する理解が深まります

参考 生物学的特徴に正規分布を当てはめる理由

人間の特徴はコインやサイコロのように単純ではありませんが，量的（統計的）に扱う場合にはほとんど同じような前提で考えています．コインを 10 回投げたときの表の数の例をもとに身長の観測値の分布を考えてみます．成人女性の身長は外部から何の条件も加わらなければ生物学的には 160 cm 程度になるものとします．コインが表の場合に 2 cm 高くなり，裏の場合に 2 cm 低くなると仮定します．すると，10 回のコイン投げを多数行うと多くの場合は表裏 5 回ずつになるので（− 2 cm × 5）+（2 cm × 5），差し引き 0 cm で身長は 160 cm のままです．しかし，まれに表や裏が 10 回のこともあります．この場合に 20 cm 高くなったり低くなったりするので 140 cm や 180 cm のような身長になります．コインを身長に関わるさまざまな要因（遺伝的な要因や環境要因）と考えてみ

れば，身長が平均160 cmの正規分布に近くなることが理解できると思います．

実際にはもう少し複雑な仕組みですが，生物学的な特徴（形質）を量的に扱う場合の大枠の考え方はこのようなものです．身長以外の多くの生物学的な特徴もこうした仮定のもとで正規分布に従う，あるいは数学的な処理（変数変換といいます）を施すことで正規分布に近づく，と仮定しています．

正規分布の特徴

実際の正規分布は，ヒストグラムの究極の像として描かれる左右対称の単峰性のベル型の滑らかな理論的曲線です．その形状から**ベルカーブ**ともいわれます（⑭）．正規分布を表す関数は，$-\infty$から$+\infty$で定義された指数関数です．参考のために確率分布を示すと，

$$f(x) = \frac{1}{\sqrt{2\pi}\,\sigma} e^{-\frac{(x-\mu)^2}{2\sigma^2}}$$

です．ただし，πは円周率（およそ3.14），eは自然対数の底（およそ2.72）です．μ（ミュー）とσ（シグマ）は定数です．

実は，正規分布の最大の特徴は，期待値$E(X) = \mu$，分散$V(X) = \sigma^2$（シグマ2乗）となることです．なお，μとσ^2は一般的に期待値（平均値）と分散を表す記号としても用いられます（p124参照）．正規分布曲線は，確率変数Xと定数μ，σ^2を含んだ関数です．そこで，正規分布を一般に$N(\mu, \sigma^2)$と表現します．Nは正規分布 normal distribution の略です．この場合 normal は"正常な"という意味ではなく，"ありふれた""通常の"程度の意味です．正規分布はもともと測定の誤差を表す確率分布として発見されたので，測定誤差を伴う現象には正規分布が関係するわけです．

$X = \mu \pm \sigma$に対応する曲線上の点が変極点（グラフの凹凸が入れ替わる点）です（⑮）．フリーハンドで正規分布を書くときには，山の中心から裾までの1/3付近で凹凸を入れ代えるとよいでしょう．正規分布はμとσが決まれば，分布そのものが1種類に決まります．これは非常に重要な性質です．

標準正規分布　　正規分布する確率変数Xに対して$Z = (X - \mu)/\sigma$の標準化を行うと，期待値0，分散1の正規分布$N(0, 1^2)$に従います（⑯）．これを**標準正規分布**といいます．関数としては，

$$f(x) = \frac{1}{\sqrt{2\pi}} e^{-\frac{x^2}{2}}$$

となります．この場合，μとσが定

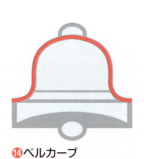

⑭ ベルカーブ

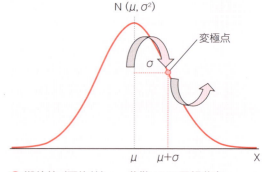

⑮ 期待値（平均値）μ，分散σ^2 の正規分布

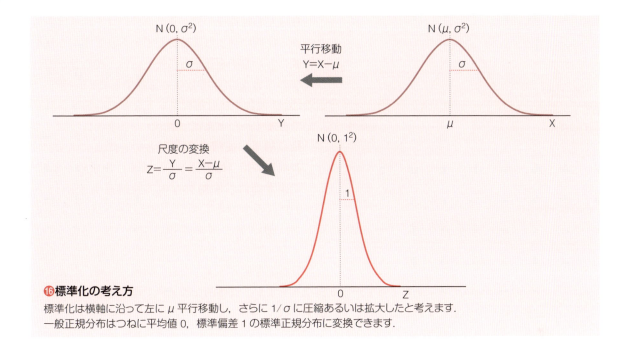

⑯ 標準化の考え方
標準化は横軸に沿って左に μ 平行移動し，さらに $1/\sigma$ に圧縮あるいは拡大したと考えます．
一般正規分布はつねに平均値 0，標準偏差 1 の標準正規分布に変換できます．

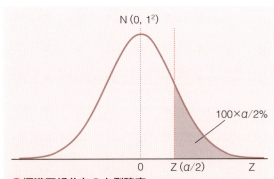

⑰ 標準正規分布の上側確率
$N(0, 1^2)$ において，ある値よりも上側の確率（＝面積）が $100\times\alpha/2\%$ になる点を $Z(\alpha/2)$ と記すことにします．正規分布の対称性により，下側 $100\times\alpha/2\%$ は $-Z(\alpha/2)$ です．$\alpha=0.05$ のとき両側 5%（上側・下側各 2.5%）になります．

数であることに注意してください．標準化という作業は図形的には横軸方向に平行移動し，さらに分布の広がりを拡大・縮小することです（**第4章**の㉗参照）．よって，一般正規分布と標準正規分布は相互に変換可能（相似）です．Z を X に戻すには，$X = \mu + Z \times \sigma$ とすればよいわけです．標準正規分布であっても基本的な特徴自体は一般正規分布と同じです．

Z は記述統計で解説した Z 得点と同じで，標準偏差を物差しとした大きさです．期待値（=0）から標準偏差を単位とした離れ具合を表します．$Z=1$ であれば原点から標準偏差 1 単位分だけ離れた位置です．

Z 値と上側確率・下側確率・両側確率　平均 0，標準偏差 1 の確率分布は標準正規分布に限りません．しかし，標準正規分布の場合には分布を表す式がはっきりとしているので，分布のどのような区間を指定してもそこにデータが入る確率が決まります．

標準正規分布 $N(0, 1^2)$ において，ある Z 値よりも上側（大きいほう）にある確率を**上側確率**，下側（小さいほう）にある確率を**下側確率**，両方合わせて**両側確率**といいます．たとえば，両側確率が α になる Z 値，つまり片側確率（上側ないし下側）でいえば $\alpha/2$ になる Z 値を本書では $Z(\alpha/2)$ と表記します．パーセントでいえば両側 $100\alpha\%$，上側・下側各 $100\times(\alpha/2)\%$ です．⑰の色のついた部分の面積は確率を意味しています．標準正規分

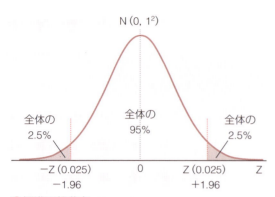

⓲ 標準正規分布
面積 95% 区間に対応する上側 2.5% であれば Z (0.025) =1.96 です.

布は左右対称なので，正の部分だけを示せばあらゆる区間に含まれる確率が求められます．これを表にしたものを**正規分布表**といい，初心者が統計学の学習をする場合の必需品でしたが，今ではExcel 関数や統計解析ソフトなどでも簡単に計算できます．たとえば，面積の 95% を含む区間（今後は簡単に**面積 95% 区間**ということにします）の境界の値（臨界値といいます）を求めるなら，正規分布は左右対称なので両側確率 5%（$α = 0.05$）の半分として Z (0.025) = 1.96 となります（⓲）．Z と X の変換式（$Z = (X − μ)/σ ⇔ X = μ + Z × σ$）を使えばあらゆる正規分布で正規分布表を使えます．なお，面積（確率）を表す部分の表記法はテキストによってかなり異なりますが，具体的な数値例で理解できれば十分です．いくつか重要な値を紹介します（⓳ A～C）．

A：平均値から標準偏差 1 単位分以内の範囲（$−1 ≦ Z ≦ +1,\ μ − σ ≦ X ≦ μ + σ$）に含まれる確率は 0.6826（全体の 70% 弱あるいは約 2/3）です．変極点の位置と対応させて $σ$ の大きさを実感してください．

B：平均値から標準偏差 2 単位分以内の範囲（$−2 ≦ Z ≦ +2,\ μ − 2σ ≦ X ≦ μ + 2σ$）に含まれる確率は 0.9544（95% 強）です．逆にいえばこの不等式の範囲外は 5% 弱になります．面積（＝確率）の 95% を含む区間（面積 95% 区間）は統計学的な判断をするうえでいちばん重要な目安になります．

C：平均値から標準偏差 3 単位分以内の範囲（$−3 ≦ Z ≦ +3,\ μ − 3σ ≦ X ≦ μ + 3σ$）に含まれる確率は 0.9973 です．逆にいえばこのなかに含まれない確率は，ほぼ 3/1,000（千三つ）です．この範囲に事実上すべて（全確率＝ 1）が含まれるので，この範囲を**3 シグマ範囲**といいます．

　正規分布は $±∞$ のあらゆる範囲で値を取れるので，どこまでいってもある Z 値よりも外側の面積が 0 になることはないのですが，$μ ± 3σ$ あたりできわめて急速に 0 に近づきます．記述統計で実際のデータの集計値を見る場合でも，およそ山型の分布で平均値と標準偏差が求まったら，これらの範囲と割合の見当をつけることを習慣にするとデータに対する見方が格段に向上します（p53 参照）．

▶正規分布の性質を理解することはすべての基本です

補足　面積 95% 区間について

　推測統計で最も重要な数値は，標準正規分布で $−2 ≦ Z ≦ +2$（$μ − 2σ ≦ X ≦ μ + 2σ$）に含まれる確率が 0.9544 ということです．逆に，確率がほぼ 0.95（＝面積 95%）になる区間を求めると，余分な 0.0044 を除くために，ややZの範囲を短くして，$−1.96 ≦ Z ≦ +1.96$ になります．本書では，暗算での数式変形になれるために数値計算例では ±2 で代用します．実際の計算には統計解析ソフトを利用するので，数値そのものを気にすることはありません．知識としては 95% なら ±1.96（99% なら ±2.58）と記憶し，実践的には ±2 で計算して構いません．

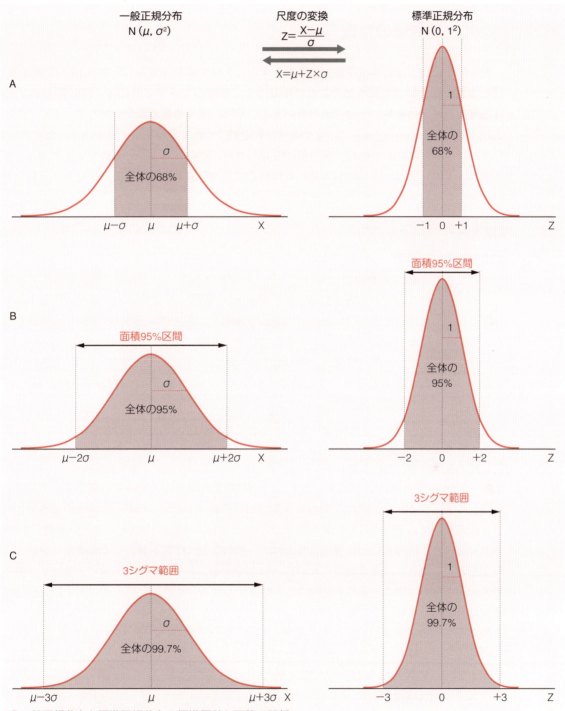

⑲ 一般正規分布と標準正規分布の標準偏差と面積の関係
一般正規分布と標準正規分布を対比させると同時に，標準化の意味を理解することが重要です．

確率変数の和と期待値の性質

統計的な推測では期待値を使った推測をすることは主要な課題の1つです．その意味でも，確率変数の期待値の性質を知ることは重要です．実際のデータであれば，期待値（平均値）は観測値の和を対象数で割って求められます．では，確率変数の場合はどうでしょう．確率変数の期待値を求めるためには，まず確率変数の和について理解することが基本になります．以下では確率変数の和の性質，期待値の性質，さらにその分布について順序立てて考えていきます．ポイントは，確率変数の和や期待値そのものも確率変数になる（つまり，それ自体の分布をもっている）ということを理解することです．

確率変数の和

2つの確率変数の和

最初に2つの確率変数の和について，サイコロを2個振ったときの目の和を考えてみましょう．それぞれの目の出方を確率変数と考えXとYにすれば1〜6の目が均等に1/6の確率で出現します．このとき，X＋Yの分布を調べてみると確率変数XとYの和であるX＋Yも"新たな確率変数"となって分布しています（⑳）．これが確率変数の和の意味です．

2つの確率変数XとYに対して，その期待値をE(X)，E(Y)で表すと，E(X＋Y)＝E(X)＋E(Y) がつねに成立します．"2つの確率変数の和の期待値は確率変数の期待値の和"になります．これを**期待値の加法性**といいます．

2個のサイコロの和の分布は離散型ですから1〜6の目の出方をすべて組み合わせます（6×6＝36通り）．連続型の場合でも，同じようにそれぞれの分布の"あらゆる値（定義上は無限にありますが）を組み合わせる"とイメージすればよいです．確率変数の差については，E(X－Y)＝E(X)－E(Y) が成立します．"2つの確率変数の差の期待値は確率変数の期待値の差"です．サイコロを例に，差の場合も和と同じように実際に確認してみましょう．

分散については2つの確率変数が独立なときは，V(X＋Y)＝V(X)＋V(Y) が成立します．独立でないときはお互いの影響が生じるので一般的な公式は若干難しくなります．分散の和や差を考える場合には確率変数が互いに"独立である"という条件は非常に重要です．多くの統計的な推測ではこの条件を前提にしています．なお，期待値に関してはとくに，独立の前提は必要ありません．

独立な2つの確率変数の差の分散に関しては，V(X－Y)＝V(X)＋V(Y) が成立します．この場合，引き算を－1倍した足し算と考えて，
V(X－Y) ＝ V(X＋(－Y)) ＝ V(X)＋V((－1)Y) ＝ V(X)＋(－1)^{2}V(Y)＝V(X)＋V(Y)
となります．前に説明したV(aY)＝a^{2}V(Y) の公式でa＝－1としています．ばらつきがある変数からばらつきがある変数を引いた結果は，ばらつきが大きくなると考えると理解できるのではないでしょうか．差の分散はそれぞれの確率変数の分散の"和"であることに十分注意してください（p104参照）．引き算をすると，分散が小さくなると誤解しやすいですが，実際には，分散は拡大しています．たとえば，サイコロを2個振った場合の目の差（－5〜＋5まで）の分布の分散は35/12＋35/12＝35/6となり，1個の場合の分散（＝35/

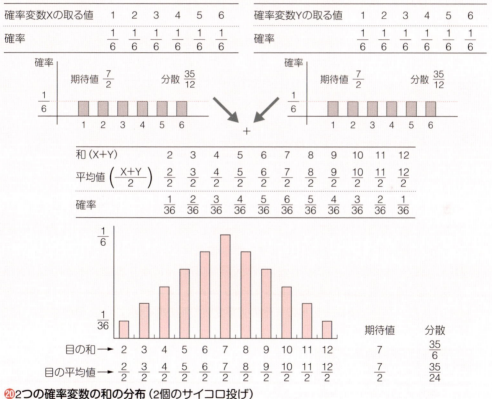

⑳ 2つの確率変数の和の分布（2個のサイコロ投げ）

12）よりも広がっています．確認してみてください．

　標準偏差は分散のルートをとるという数学的に面倒な操作を行っているので，平均値や分散のような単純な加法性はありません．そのため，理論的に考える場合には標準偏差ではなく分散を用います．

> **2個のサイコロ振りで解説します**

$E(X) = E(Y) = 7/2$, $V(X) = V(Y) = 35/12$ なので，目の平均値に関して，

$$E\left(\frac{X+Y}{2}\right) = \frac{E(X)+E(Y)}{2} = \frac{1}{2}\left(\frac{7}{2}+\frac{7}{2}\right) = \frac{7}{2}$$

$$V\left(\frac{X+Y}{2}\right) = \frac{V(X)+V(Y)}{2^2} = \frac{1}{4}\left(\frac{35}{12}+\frac{35}{12}\right) = \frac{35}{24}$$

が成立しています．

▶2つの確率変数の和（差）の期待値は2つの期待値の和（差）になります
▶独立な2つの確率変数の和の分散も差の分散も2つの分散の"和"になります

n 個の確率変数の和

2つの確率変数の加法性と同様に，n個の確率変数 X_1, X_2, $\cdots$, X_n に対しても $E(X_1 + X_2 + \cdots + X_n) = E(X_1) + E(X_2) + \cdots + E(X_n)$ が成り立ちます．分散に関しても，すべての確率変数が"独立"ならば $V(X_1 + X_2 + \cdots + X_n) = V(X_1) + V(X_2) + \cdots + V(X_n)$ が成り立ちます．以上の性質は，確率変数が同一の分布に従うものでなくても（つまり別々の分布でも）成り立ちます．

実際に重要なのは，同一の分布に従う確率変数の場合です．X_1, X_2, $\cdots$, X_n が同一の確率分布に従い互いに独立であるとします．その分布の期待値を μ，分散を σ^2 とすれば，$E(X_1) = E(X_2) = \cdots = E(X_n) = \mu$, $V(X_1) = V(X_2) = \cdots = V(X_n) = \sigma^2$ です．この意味は理解しにくいので補足しますと，確率変数 X_1 がある分布に従った場合，X_1 は確率変数ですから分布のどの値でも取れるので，最終的にはその分布自体と同じになります（p117 参照）．それで，X_1 の期待値 $E(X_1)$ は確率分布の期待値 μ に等しく $E(X_1) = \mu$ です．X_2, $\cdots$, X_n のそれぞれの期待値も μ になります．分散に関しても X_1 がその分布自体を反映するので $V(X_1) = \sigma^2$ です．X_2, $\cdots$, X_n のそれぞれの分散も σ^2 になります．このとき確率変数の和の期待値に関して $E(X_1 + X_2 + \cdots + X_n) = E(X_1) + E(X_2) + \cdots + E(X_n) = \mu + \mu + \cdots + \mu$（n個の和）$= n\mu$，分散に関して $V(X_1 + X_2 + \cdots + X_n) = V(X_1) + V(X_2) + \cdots + V(X_n) = \sigma^2 + \sigma^2 + \cdots + \sigma^2$（n個の和）$= n\sigma^2$ が成立します．標準偏差は $D(X_1 + X_2 + \cdots + X_n) = \sqrt{V(X_1 + X_2 + \cdots + X_n)} = \sqrt{n} \times \sigma$ になります．簡単に $S_n = X_1 + \cdots + X_n$ とすれば（S は和 sum の意味），$E(S_n) = n\mu$, $V(S_n) = n\sigma^2$, $D(S_n) = \sqrt{n} \times \sigma$ が成立します．

▶同一分布のn個の確率変数の和の期待値はnμ，分散はnσ²になります

n 個の確率変数の相加平均

n個の確率変数の和を個数nで割った平均を考えると，平均値も新たな確率変数となります．確率変数の和と平均値を求めることは，nで割って目盛りを調整するかしないかの違いであって確率分布としては同じことです．

n個の確率変数の平均値 $\overline{X}$ は，$\overline{X} = (X_1 + X_2 + \cdots + X_n)/n$ です．定数倍の期待値の性質 $E(X/n) = E(X)/n$ を用いると，

$$E(\overline{X}) = E\{(X_1 + X_2 + \cdots + X_n)/n\} = (1/n) \times E(X_1 + X_2 + \cdots + X_n)$$
$$= (1/n) \times \{E(X_1) + E(X_2) + \cdots + E(X_n)\} = (1/n) \times (\mu + \mu + \cdots + \mu)$$
$$= (1/n) \times (n \times \mu) = \mu \text{ です．}$$

㉑ 確率変数の加法性

	期待値	確率変数が独立な場合の分散	標準偏差
2つの確率変数の和と差	$E(X \pm Y) = E(X) \pm E(Y)$ （複号同順）	$V(X \pm Y) = V(X) + V(Y)$	
n個の確率変数の和	$E(S_n) = E(X_1) + E(X_2) + \cdots + E(X_n)$	$V(S_n) = V(X_1) + V(X_2) + \cdots + V(X_n)$	
同一分布（平均値 μ，分散 σ^2）の場合			
和	$E(S_n) = n\mu$	$V(S_n) = n\sigma^2$	$D(S_n) = \sqrt{n}\,\sigma$
相加平均	$E(\overline{X}) = \mu$	$V(\overline{X}) = \sigma^2/n$	$D(\overline{X}) = \sigma/\sqrt{n}$

$S_n = X_1 + X_2 + \cdots + X_n$, $\overline{X} = (X_1 + X_2 + \cdots + X_n)/n$ です．

分散に関しても定数倍の分散の性質 $V(X/n) = V(X)/n^2$ を用いて，

$$V(\overline{X}) = V\{(X_1 + X_2 + \cdots + X_n)/n\} = (1/n)^2 \times V(X_1 + X_2 + \cdots + X_n)$$
$$= (1/n)^2 \times \{V(X_1) + V(X_2) + \cdots + V(X_n)\} = (1/n)^2 \times (\sigma^2 + \sigma^2 + \cdots + \sigma^2)$$
$$= (1/n)^2 \times (n \times \sigma^2) = \sigma^2/n$$

となります．標準偏差はそのルートをとれば求まります．

結果をまとめると，$E(\overline{X}) = \mu$，$V(\overline{X}) = \sigma^2/n$，$D(\overline{X}) = \sigma/\sqrt{n}$ となります．一般に，確率変数の相加平均の期待値（確率変数の平均値が平均的にどんな値になるか）$E(\overline{X})$ はもとの確率分布の期待値 μ に一致します．そして，確率変数の相加平均の分散（確率変数の平均値の分布の散らばりのことであり，確率変数そのものの分散の意味ではありませんから十分に注意してください）$V(\overline{X})$ はもとの確率分布の分散 σ^2 の $1/n$ になります．つまり，単独の X に比べて n 個の変数の平均値 $\overline{X}$ を求めると，そのばらつき（分散）は $1/n$ に小さくなります．そのため，n が大きくなるにつれて，分散は次第に小さくなり 0 に近づいていきます．つまり，平均値のばらつきがなくなり，究極には期待値 μ に近づいていきます．確率変数の加法性について㉑にまとめました．

平均値をとることの本質的な意味は，測定の正確さが単独（1個）の場合よりも格段に増すことにあります．これは相加平均のもつ非常に優れた性質です．すべてを足して個数で割るという日常的な行為は確率論的にみても正当です．統計学が"平均値の科学"といわれることを思い出してください（p33参照）．この性質は標本平均の分布を考える際の基本になります．

▶ n 個の独立な確率変数の平均値の期待値は μ，分散は σ^2/n，標準偏差は $\sigma/\sqrt{n}$ になります

▶ 確率変数の平均値のばらつきは最初の分布のばらつきよりも小さくなります

確率変数の和や平均値の分布

確率変数の和や平均値に関する加法性の説明では，和や平均値の具体的な分布についてはとくに触れませんでした．確率変数の和や平均値の分布とは，n 個の確率変数の和や平均値を繰り返し求めたときに，その和や平均値の示す分布のことです．

サイコロの例でいえば，2 個のサイコロを振って出た目の平均値を繰り返し（果てしなく）求めた場合に，その観測値の示す（理論的な）分布が⑳です．これは 第8章 に出てくる標本分布と考えても同じです．

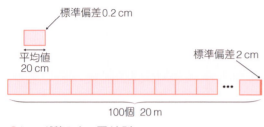

㉒レンガ積みと √n 法則

参考 √n法則

n個の確率変数の和の標準偏差は$\sqrt{n}$に比例しており、思ったほど大きくなりません。これを$\sqrt{n}$**法則**といいます。サイコロ3個の目の和の合計は3～18になり、サイコロ1個の目の3倍になります。一方、標準偏差は最初の$\sqrt{3}$倍しか広がりません。範囲との相対的な関係でみると分布の広がりはむしろ縮まっています。つまり、同一分布のn個の確率変数の和の標準偏差は相対的に小さくなります。この傾向は確率変数の相加平均でより顕著です。

有名な例にレンガ積みがあります。ある工場で作られるレンガは長さが平均20 cmで標準偏差が0.2 cmです。これを100個並べたら長さは20 mになりますが、標準偏差（ばらつき）はわずか$\sqrt{100} \times 0.2 = 2$ cmにしかなりません（㉒）。各確率変数が独立なときは、プラスとマイナスの誤差が打ち消し合い、ばらつきは思ったほど大きくならないということです。

正規分布の再生性

ある確率分布に従う確率変数の和が再び同一の種類の分布に従う性質を再生性といいます。これは限られた確率分布だけがもつ優れた性質であり、その意味で再生性がある分布は重要です。ここでは、推測統計で最も重要な正規分布の再生性について説明します。

正規分布—正規分布する変数の和は正規分布になります

独立に正規分布（平均値と標準偏差は異なっていても構いません）に従う確率変数の和は再び正規分布に従うという非常に重要な性質があります。たとえば、X_1とX_2が独立に$N(\mu_1, \sigma_1^2)$、$N(\mu_2, \sigma_2^2)$に従えば、$X_1 + X_2$は$N(\mu_1 + \mu_2, \sigma_1^2 + \sigma_2^2)$に従います。これは、正規分布に従うn個の確率変数の和に関しても同様に成り立っています（㉓）。

この性質を応用すると正規分布に従う確率変数の差も再び正規分布に従うことになります。具体的には$X_1 - X_2$は$N(\mu_1 - \mu_2, \sigma_1^2 + \sigma_2^2)$に従います。確率変数の差の分散がもとの分散の和になっていることに注意してください（p100参照）。

サイコロはすべての目が出る確率が等しい一様分布です。しかし、2つのサイコロの目の和の分布は2～12までの山型の分布（三角分布）になりすでに一様分布ではなくなります。つまり、一様分布に再生性はありません（⑳参照）。

正規分布に従う確率変数の和の分布に対する誤解は多く、足すことで峰の離れた二峰性の分布になると思っている人がいますが、これは初歩的な間違いです。

▶ 正規分布に従う確率変数の和（あるいは差）も正規分布に従います

参考 正規分布の再生性の具体例

簡単な例で再生性を説明します。㉔のように男子の身長Xが平均値170 cm、標準偏差8 cm、女子の身長Yが平均値160 cm、標準偏差6 cmの正規分布に従っていたとします。この場合に、あらゆるランダムな男女のペアを作り身長の差（X − Y）を求めるとその分布はどうなるのでしょうか。X − Yは、平均が170 − 160 = 10 cm、分散が$8^2 + 6^2 = 10^2$cm²、標準偏差が10 cmになります（分散

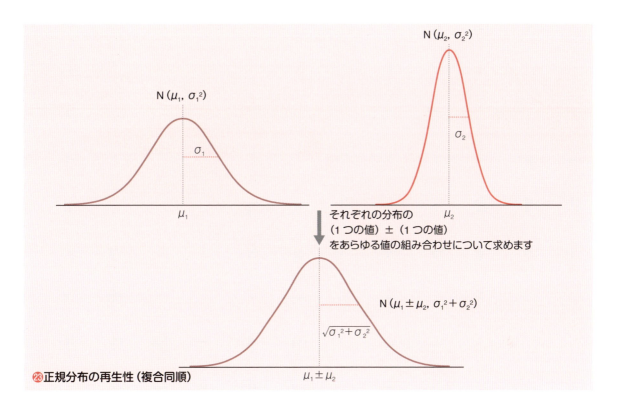

㉓ 正規分布の再生性（複合同順）

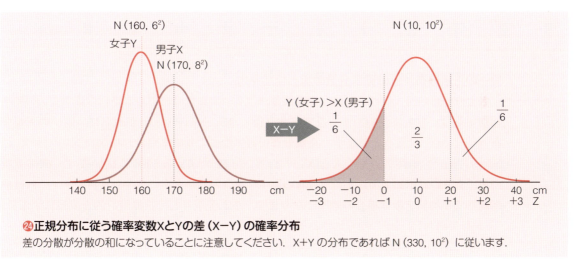

㉔ 正規分布に従う確率変数XとYの差（X−Y）の確率分布
差の分散が分散の和になっていることに注意してください．X+Y の分布であれば N(330, 10^2) に従います．

に注意）．つまり N(10, 10^2) に従う正規分布になります．この場合，男女の身長が等しいのは X−Y=0 つまり差の分布の Z 値でいえば Z=(0−10)/10=−1 です．1σ 範囲（全体の面積の 2/3）の性質を使えば，女子が男子より身長が高いペアは，その外側（全体の 1/3）の半分（左側）の面積であり，すべてのペアの 1/6 の確率となります．この例で男女の身長の和の分布は，N(330, 10^2) になります．差の分布と分散が同じであることに注意してください．

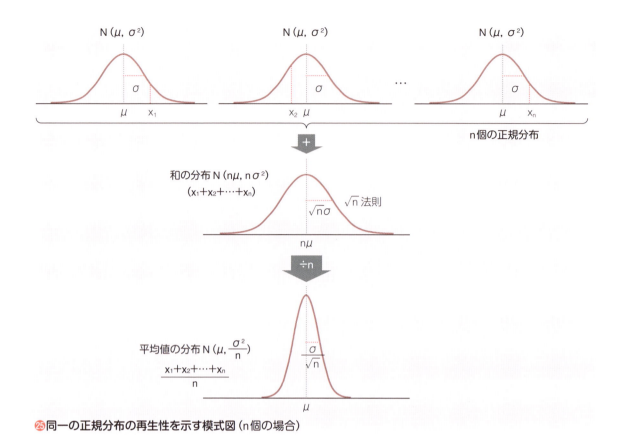

㉕同一の正規分布の再生性を示す模式図（n個の場合）

同一の正規分布からの確率変数の和と相加平均

　もとの分布が同一の（平均値と標準偏差が等しい）正規分布である場合の確率変数の和や相加平均は，さらに使いやすくなります（㉕）．X_1, X_2, …, X_n が独立に，同一の正規分布 $N(\mu, \sigma^2)$ に従うとします．正規分布の再生性により確率変数の和 $X_1+X_2+\cdots+X_n$ は $N(n\mu, n\sigma^2)$ に従い，$\overline{X}=(X_1+X_2+\cdots+X_n)/n$ は $N(\mu, \sigma^2/n)$ に従います．確率変数の和（あるいは相加平均）と正規分布の再生性を合わせた非常に重要な性質です．これは推測統計で平均値を扱う場合の基本となります．少し先取りして推測統計的な表現にすると，"正規母集団 $N(\mu, \sigma^2)$ から無作為抽出した大きさnの標本の平均値（相加平均）は $N(\mu, \sigma^2/n)$ に従う" となります（p134参照）．

　▶正規分布 $N(\mu, \sigma^2)$ に従う確率変数の相加平均は正規分布 $N(\mu, \sigma^2/n)$ に従います

二項分布—比率の問題を考える基本

　ベルヌーイ分布に従う確率変数 $B(1, p)$ で考えてみましょう．この場合，0-1データ（p92）として1回の勝負につき成功確率 p を1，失敗確率 1-p を0とすれば，2値データとして扱えます．そして，n回の試行での成功回数も新たな確率変数（二項分布）となります．

　たとえば，5回中3回成功であれば，1+0+0+1+1=3，1+1+1+0+0=3 などとなり，

㉖比率問題の基本事項

	意味	記載法	期待値	分散	標準偏差	例
ベルヌーイ分布	1回の成功比率	B(1, p)	p	pq	$\sqrt{pq}$	
二項分布（成功回数）	成功得点（1）の和	B(n, p)	np	npq	$\sqrt{npq}$	支持者の数
成功比率（成功割合）	成功得点（1）の平均値	—	p	pq/n	$\sqrt{pq/n}$	全体の支持率

1回の成功比率がpで得点1，失敗比率はq＝1－pで得点0とします．

　合計はつねに成功回数になります．つまり，二項分布はベルヌーイ試行をn回繰り返したときの観測値の和（つまり1の回数）と同じです．これは重要な性質です．ベルヌーイ分布に従う確率変数を X_1，X_2，…，X_n で表すと，$r = X_1 + X_2 + \cdots + X_n$ は成功回数を意味します．

　すでに説明したように，一般に期待値 E(X) ＝ μ，分散 V(X) ＝ σ^2 の同一の分布に従うn個の独立な確率変数の和は，期待値 nμ，分散 nσ^2 になります．ベルヌーイ分布では E(X) ＝ p，V(X) ＝ pq（⓾参照）なので，二項分布（成功回数の分布）ではn個の独立なベルヌーイ分布の和（n個の足し算，あるいはn倍）と考えて，E(r) ＝ np，V(r) ＝ npq，D(r) ＝ $\sqrt{npq}$ になります．

　二項分布は"回数"の分布ですが，実際には全体に対する成功回数の比率（割合）のほうが関心の的になります．たとえば，治療の成否であれば，n人中r人が治癒したという人数そのものよりも，全体に対する治療の比率（r/n）のほうに関心が向きます．テレビ番組の視聴率（視聴者数の比率）や政治における政党支持率（支持者数の比率）も同様です．

　そこで，r/n を新たな確率変数と考えると，r/n ＝ $(X_1 + X_2 + \cdots + X_n)/n$ ですから，比率とはn回のベルヌーイ試行の平均値にほかなりません．つまり，平均値の問題として扱えます．その期待値，分散，標準偏差はそれぞれ，

$$E\left(\frac{r}{n}\right) = \frac{E(r)}{n} = \frac{np}{n} = p \quad V\left(\frac{r}{n}\right) = \frac{V(r)}{n^2} = \frac{npq}{n^2} = \frac{pq}{n} \quad D\left(\frac{r}{n}\right) = \sqrt{\frac{pq}{n}}$$

になります．比率の期待値 E(r/n) は最初のベルヌーイ分布の成功確率 p そのものです．これは r/n を成功確率 p と考えれば納得できると思います．この場合も n が大きくなれば分散 pq/n や標準偏差 $\sqrt{pq/n}$ は小さくなり最終的には 0 となります．要するに，繰り返し試行（測定）することにより，比率の分布のばらつきがほとんどなくなるということです．そして，比率の分布はばらつきがどんどん小さくなり最終的に成功確率 p に近づきます．

　一般に，n が大きくなるにつれて（np＞5 かつ nq＞5 が1つの目安とされます），回数や比率の分布は二項分布から正規分布に近づきます．これを**正規近似**といいます．そのため，正規分布の性質を利用できます．二項分布に関しては，回数と比率の区別が混乱しやすいので注意しましょう．比率問題の基本事項を㉖にまとめました．

▶ベルヌーイ分布の和は二項分布であり，比率はn回のベルヌーイ試行の平均値です

大数の法則と中心極限定理

　確率変数の平均値に関する重要な2つの定理を紹介します．法則とか定理というといかにも数学的な感じがしますが，意味するところは比較的理解しやすいものです．母集団と標本という用語は，ここでは"もとの確率分布"と"そこからランダムに選ばれた確率変数"程

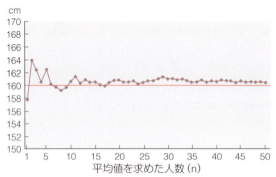

㉗ 大数の法則のコンピュータシミュレーション
母集団として平均値 160 cm，標準偏差 6 cm を想定し，乱数を発生させて n 人のデータを選び出し，その平均値を求めた例です．n が大きくなると次第に真の平均値に近づいていくことがわかります．

度の意味に理解しておけばよいです．

大数の法則—データをたくさん集めることの大切さ

"平均値が μ の同一の確率分布（母集団）から n 個の確率変数（標本）を抽出して平均値を求めた場合，n の数（標本の大きさ）を大きくすればするほど真の平均値 μ に近づく"というのが**大数の法則**です．

日本人 18 歳女性の平均身長を求める場合に，5 人を選んで平均をとるよりは，50 人，500 人と数を増やすほど，より真の平均値（母集団の平均値）に近づきます（㉗）．

この法則によれば，調査や実験を行う場合に標本（対象者数）は大きいほどよいということになります．その際，"互いに独立で，同一の分布をもつ"という条件に注意しましょう．独立でないデータではいくら数を集めても真の平均値には近づきません．たとえば，ある政党の支持率を求める場合に，最初に支持者が選ばれ，その紹介で次も支持者が選ばれるような状況では，いくら数を集めても正しい支持率に近づくことはありません．

大数の法則は統計学の歴史上で画期的な意味をもちます．十分な大きさの標本を調べれば，（無限に大きな）母集団のさまざまな特性がかなり正確にわかるからです．こうした考えは，推測統計の理論につながります．数多くデータを集めれば真の値に近づくことは日常感覚でもわかります．しかし，実用的には標本の大きさとともにどのように真の値に近づいていくかが問題です．無限にデータを集めないかぎり真の値に近づかないのでは現実の観察には応用できないからです．㉗を見てもわかるように，実際にはデータの選び方が無作為（ランダム，誰もが等しい確率で選ばれること．p117 参照）であれば，無限の標本サイズでなくても真の平均値に近づくことが期待できます．

▶観測数が多くなれば平均値はいくらでも真の平均値に近づきます

中心極限定理—確率分布の和や平均値の重要な性質

"中心"という言葉は"データが多い状態での統計学の基本的な定理"のような意味です．**中心極限定理** central limit theorem の内容は"どのような確率分布でも，そこから選ばれた

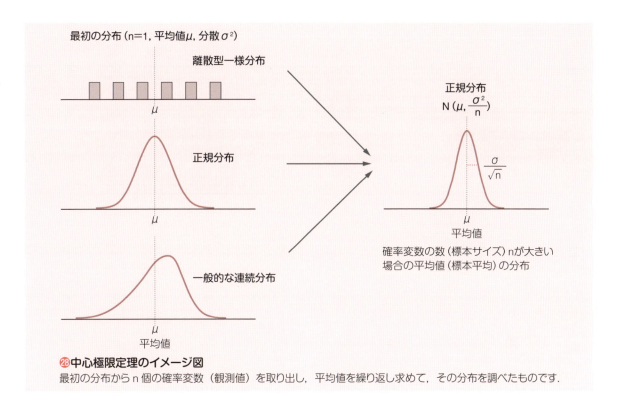

㉘ 中心極限定理のイメージ図
最初の分布からn個の確率変数（観測値）を取り出し，平均値を繰り返し求めて，その分布を調べたものです．

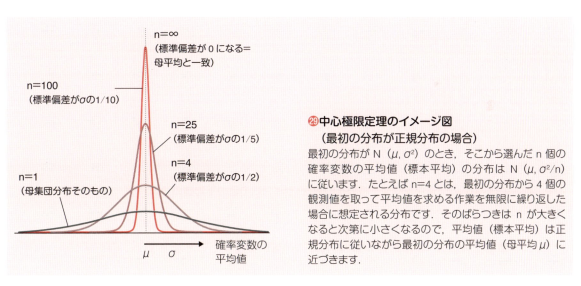

㉙ 中心極限定理のイメージ図（最初の分布が正規分布の場合）
最初の分布がN(μ, σ^2)のとき，そこから選んだn個の確率変数の平均値（標本平均）の分布はN($\mu, \sigma^2/n$)に従います．たとえばn=4とは，最初の分布から4個の観測値を取って平均値を求める作業を無限に繰り返した場合に想定される分布です．そのばらつきはnが大きくなると次第に小さくなるので，平均値（標本平均）は正規分布に従いながら最初の分布の平均値（母平均μ）に近づきます．

確率変数の和の確率分布はnが大きくなると，おおむね正規分布と考えてよい"というものです．なお，確率変数の和と平均値は，nで割るか割らないかの違いにすぎないので，確率変数の平均値もまた正規分布に従います．

推測統計的に考えた場合には"確率分布（母集団の分布）がどのような分布であっても，平均値（母平均）μ，分散（母分散）σ^2をもつ確率分布（母集団の分布）から選ばれたn個の確率変数（大きさnの標本）の平均値（標本平均）$\overline{X}$の分布は，nが大きくなると平均

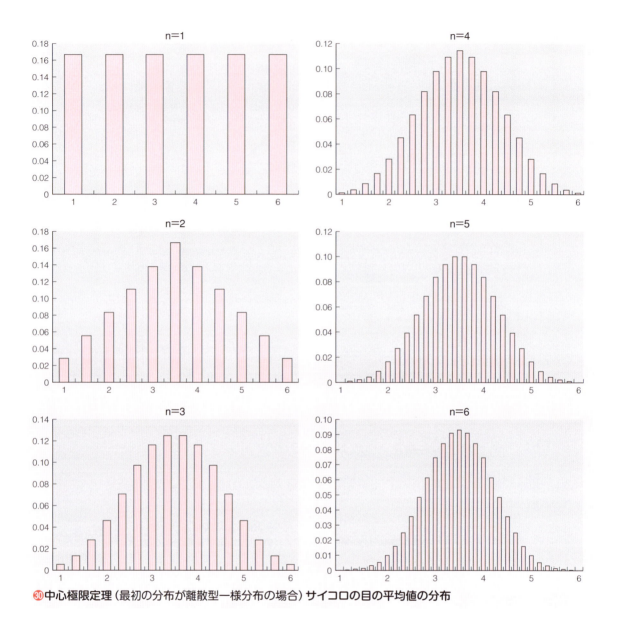

⓴中心極限定理（最初の分布が離散型一様分布の場合）サイコロの目の平均値の分布

値 μ，分散 σ^2/n の正規分布 N（μ, σ^2/n）に近づく"となります．㉘を見ながら理解しましょう．

　中心極限定理が意味することは，最初の分布が正規分布に限らず，どのような分布であっても，そこから選ばれたデータの和や平均値はつねに正規分布という特定の確率分布に近づくという驚くべき性質です．平均値と正規分布が統計学の主役とされる理由の一端はここにあります．

　最初の分布が正規分布の場合には，平均値の分布は再生性によりつねに正規分布の形をとりながらnが大きくなるとともに次第に，急峻さを増して（立ち上がって）いきます㉙．

　実際には，左右対称な分布であれば標本サイズnがそれほど大きくなくても正規分布の特

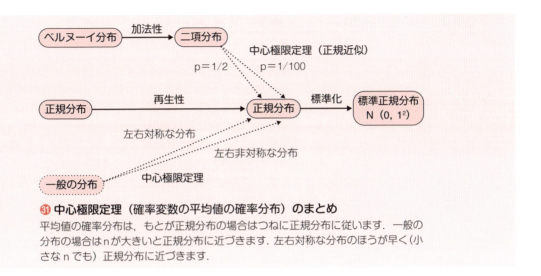

㉛ 中心極限定理（確率変数の平均値の確率分布）のまとめ
平均値の確率分布は，もとが正規分布の場合はつねに正規分布に従います．一般の分布の場合はnが大きいと正規分布に近づきます．左右対称な分布のほうが早く（小さなnでも）正規分布に近づきます．

徴が現れる場合も多いです．すでに例に出しているように，サイコロの目の和の分布では3個振ればかなり正規分布に近づきます（㉚）．サイコロ自体を"母集団"，出た目を"標本"と考えれば推測統計学の理論として理解しやすいでしょう．サイコロをn個（n = 1, 2, 3, 4, 5, 6）振って出た目の平均値を繰り返し求めてその分布を調べます．n = 1の場合は出た目そのものを平均値と考えればよいです．この場合は，最初の分布と同じになります．二項分布（ベルヌーイ分布の和）ではコイン投げのようにpが1/2に近いほど正規分布に近づくのは早く（⓫参照），pが0や1に近いと正規分布に近づくのに大きなnが必要になります．こうした，中心極限定理の様子はExcelなどの乱数（ランダムなデータ）を用いたコンピュータシミュレーションによって簡単に実現することができます．

母集団分布によらず，平均値について多くの統計的な推測に正規分布を適用できるのは中心極限定理が成立するためです．

中心極限定理の様子を㉛にまとめたので，知識を整理しましょう．

▶どのような確率分布であっても，その確率変数の和（平均値）は正規分布に近づきます

第3部　推測統計への準備

7 推測統計の基本的な考え方
—部分から全体を推測する仕組み

Point

1. 集団に起こる不確実なできごとを確率的な現象として観察すると一定の規則が見いだされることがあります．ある測定項目（変数）の母集団を確率分布とみなし，その母集団から確率的に発生したデータにより標本が構成されます．
2. 実際の標本も母集団から確率的に選ばれたと考え，得られた標本の実現値をもとに母集団の分布を決める母数（定数）に関する判断をするのが推測統計です．
3. 母集団分布を確率分布であると仮定します．連続変数であれば正規分布，離散変数であればベルヌーイ分布です．これらの分布は，関数として具体的に表現できます．母集団の分布を1つに決定するのが母数（パラメータ）です．正規分布であれば，母平均値と母分散が1組定まれば，1つの具体的な分布状態（形）が決まります．
4. 推測のためには標本データの情報を数値要約しないといけません．それが統計量（標本の平均値や分散）です．推測の基本は標本データを使って母数を推測することです．母平均の推測には標本平均，母分散の推測には標本分散（不偏分散）を使います．
5. 無作為抽出をしても標本はばらつきます（標本抽出誤差）．そこで，同じような標本抽出を何度も繰り返したと仮定します．ある母集団から同じ大きさの標本を繰り返し抽出して統計量を求めると，統計量もまた固有の分布をします．これを標本分布（統計量の分布）といいます．
6. 標本分布は統計量（確率変数）と母数（定数）を含んだ関数（確率分布）です．統計量の標本分布が具体的に定まれば，実際の標本から得られた具体的な統計量の実現値をこの標本分布の関数に代入することで母数を推測できます．以上が，部分（統計量）から全体（母集団）の分布を決める値（母数）を推測する基本的な仕組みです．

推測統計を学習するにあたって

推測統計には推定と検定の2種類があります．まず，統計的な推測一般に通じる考え方を解説します．一部のデータ（部分）からその背後にある集団（全体）の状態を推測することが可能な理由を理解しましょう．

記述統計は具体的なデータ処理ですから比較的理解しやすいと思います．多くの人が統計学を理解できなくなるのは，推測統計の部分です．その理由は基本的な考え方を理解しにくいからです．統計学の入門書では，実用場面で多用されている"記述統計"と"検定"だけを取り上げる場合があります．そうすると"推測の考え方（仕組み）"と"推定"という推測統計の本質的な部分を理解することなく，個々の検定の手順だけを覚えることになり，統計学の基本を系統的に理解することが難しくなります．せっかく時間をかけて学習するのですから，これは非常に残念なことです．

▶順序立てて推測の仕組みを学びましょう

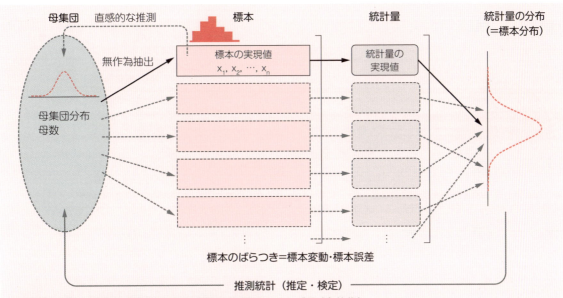

❶ 母集団・標本・統計量・標本分布の基本的な関係のイメージ図（全体像）
推測統計では，母集団と母集団分布，無作為抽出，標本変動，標本と標本の実現値，統計量と統計量の実現値，統計量の分布などの概念を用いて，直感的な推測を確率的に証明します．なお，この例は，正規母集団の平均値の推測とよばれる，最も基本的な推測をイメージしています．本書の基本構成に示した図や 第2章 の❶，第4章 の㉛ などもあわせて見てください．

推測統計に必要な考え方の概要

統計的な推測をするためには，記述統計で学んだ知識に加えて新しくいくつかの考え方と道具が必要になります．キーワードは，①母集団と標本（母数と統計量），②無作為抽出と標本誤差，③3種類の本質的に意味の異なる分布〔母集団分布・標本分布（統計量の分布）・標本データ（実現値）の分布〕の区別，④確率変数としての標本とデータとしての標本の実現値の区別，です．これらを具体的に結びつける道具が， 第6章 で解説した確率・確率変数・確率分布の考え方です．

推測統計では母集団の分布，統計量の分布を確率分布と考え，母集団から選ばれた標本を確率変数，実際に手に入れたデータを標本の実現値（確率変数の実現値）と考えるのが基本です（❶）．そして，実現値（実際のデータ）をもとに母集団の特徴（おもに平均値）を探ります．

▶イメージ図で推測の全体像をつかみましょう
▶母集団と標本は確率変数，実際のデータは標本の実現値と考えます

母集団と標本

近代統計学は，母集団と標本を明確に区別することから始まったといわれます．推測統計では母集団と標本を明確に区別します（❷）．大規模なデータ集計で実態がわかるとする古

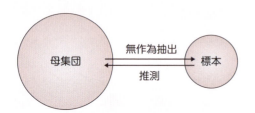
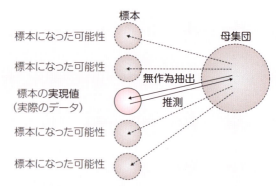

A：母集団と標本の関係を表す一般的な図
母集団と標本の関係を端的にとらえていますが，現実的な理解に結びつきにくいといえます．

B：標本と母集団の実際の関係を表す図
実際には標本データ（実現値）以外に数値情報はありません．実線部分だけが現実の世界（可知）であり点線部分はすべて仮想上の世界です（不可知）．標本の実現値と確率理論から母集団の情報を推測します．推測統計では標本データは偶然得られたものと考えます．今後は習慣に従って母集団を左側に配置しますが，現実には"明確な母集団"と理想的な標本抽出は必ずしも意識されません（それが可能とは限りません）．

❷推測統計では母集団と標本を明確に区別する

典的な統計学（記述統計"学"）においては，母集団と標本の区別はあいまいです．

個体差（分布）のみられる集団に対して調査や実験を行ってデータを収集する目的は，①現状や実態の報告（記述統計）か，②結果の一般化・普遍化（推測統計）のためです．結果を一般化する場合の相手は調査対象ではなく，本当はその背後にある（調査対象のもとになる）集団です．これを**母集団** population といい，実際にデータを得る対象は**標本**（**サンプル** sample）といいます．たとえば，日本人の18歳女性全体の身長を推測するために18歳女性100人の身長のデータを手に入れたとします．この場合，日本人の18歳女性全体（の身長）が母集団であり，18歳女性100人（の身長）が標本になります．母集団というのは，同じ現象のデータ（変数）を生み出す源泉だと思えばよいです．

大事なことは，推測はつねに母集団に対して行われており，母集団を考えない推測はありえないという点です．母集団を考えないのであれば，単なる現状報告（統計的な記述）です．得られたデータを"標本"とみなすのであれば，その背後には必ず母集団が想定されています．

母集団は数の大きさで決めるものではなく，標本はどこから得られたものなのか，標本から得られた結果を最終的にどのような集団に一般化したいのか，によって決まります．これから学ぶさまざまな統計用語が標本をさしているのか，母集団をさしているのかを区別することは，推測統計を学ぶうえで大切です．

▶母集団を想定しない推測はありません

補足 母集団に関して

本来，母集団は測定値の全体なのですが，人を対象とした調査では測定値のもととなる調査対象集団全体と説明されることもあります（p10参考）．しかし，同じ人を複数回測定すれば，母集団（測

定値の全体）の大きさは調査対象の数よりも大きくなります．また，人間の集団以外（たとえば，全国の病院，医療機器の全体など）が母集団となることもあります．

標本調査が必要になるわけ

母集団の一部から標本を選び出して調査をすることを**標本調査**（**標本抽出調査**）といいます．これに対して，集団全体を調査することを**全数調査**（あるいは**悉皆**〈しっかい〉**調査**）といいます．全数調査であれば，本来は母集団と標本という概念はないのですが，便宜的に"母集団全体を調べた"とみなすこともあります．全数調査はさまざまな理由により実現できません．

第1に，多くの場合母集団は概念的にだけ存在するものであり，まだ実現していないこともあります．新薬の効果を考えた場合などは，母集団はその病気にかかっている人，さらには将来かかるであろう人が想定されます．

第2に，調査をすることが破壊を意味する場合があります．たとえば，医療用具の強度や寿命を推測するテストでは，母集団全体を調べることは製品がなくなることを意味します．

第3に，母集団全体を調べることが物理的には可能であっても，時間的・予算的な理由，倫理的問題などのさまざまな制約により実施不可能な場合があります．人を対象とした調査ではとくに重要です．

第4に，無限に大きな母集団では全数調査は原理的に不可能です．

▶標本調査をするしかない場合があります

有限母集団と無限母集団

母集団の大きさがどれだけ大きくても数えきれる場合を**有限母集団**，非常に大きくて数えきれない場合を**無限母集団**といいます．母集団の大きさが有限なほうが扱いやすそうですが実際はそうではありません．母集団の大きさが有限だと（とくに小さいと），標本としてデータを抽出することで母集団の大きさが変化してしまうのでその影響が無視できなくなります．

たとえば，母集団が5人の集団から2人選ぶとします．誰でも1/5の確率で選ばれる可能性があるとしても，1人目が選ばれる確率は1/5ですが，2人目が選ばれる確率は残り4人のうちの1人ですから1/4となります．1人目に誰かが選ばれたことによって2人目の選ばれる可能性が変わってしまうのです．すると，誰でも等しい確率で選ばれるという前提が満たされなくなります．この傾向は小さな母集団であるほど顕著になります．有限母集団でもサイズが大きくなり，仮に母集団が10,000人であれば，1人目と2人目が選ばれる確率は1/10,000と1/9,999でほとんど差がありません．有限の大きさであっても，母集団の大きさが標本サイズに比べて十分に大きければ事実上は無限母集団とみなせます．

本書では，例として小さな母集団を仮定することがありますが，推測統計の前提は無限母集団です．どのようにすれば"無限の大きさの"母集団から等しい確率で対象者を選び出せるのか疑問に感じるかもしれませんが，これは理論上の話です．現実の調査では，理想に近づけるためにさまざまな工夫を凝らしています（p207参照）．

▶母集団の大きさは無限と考えます

母数と統計量

母集団もさまざまな値を取り分布しています．これを母集団分布といいます．ヒストグラムから類推した滑らかな曲線をイメージすればよいでしょう．母集団の分布を特定する"定数"を**母数**（パラメータ parameter）といいます．具体的には**母平均**や**母分散**などです．母数は定数であっても通常は未知ですから推測の対象になります．母集団の特徴（つまり分布）は母数だけで決まります．これは，x と y を変数とした直線 y = ax + b が定数 a と b の値で1つに決まるのと同じことです（p130 参照）．

標本を要約して母集団の母数の推測に用いるものを**統計量** statistic（あるいは**標本統計量**）といいます．母集団には統計量はありませんから間違えないでください．記述統計で解説した平均値，分散，標準偏差，中央値，相関係数などはすべて統計量です．統計量は，1回だけの調査の記述統計で具体的に1つの数字として求まりますが，推測統計では，たまたま抽出された標本ごとに変動する確率的な変数と考えます．

▶母数と統計量の区別を知りましょう
▶母数は通常は未知の定数，統計量は確率変数です

統計学で推測できること

それでは，推測統計ではどのような仕組みでわずかな標本から目に見えない母集団のことが推測できるのでしょうか．初心者のなかには，データを取れば母集団のすべてを推測できると誤解している人がいます．多くの場合，母集団は仮想的な集団ですからすべてを推測することは不可能です．統計学を使って推測できることは"限られた状況設定のもとでの限られた内容だけである"ことを理解しましょう．

限られた状況設定とは，基本レベルでいえば，母集団が正規分布し（**正規母集団**），そこからランダムに（確率的に・無作為に）選び出されたデータも正規分布に近い（左右対称の単峰性で山型のヒストグラム）という設定です．

推測できる内容とは，母数に関することであり，具体的には正規分布する母集団の中心の位置（母平均）とばらつき具合（母分散）です．すでに述べたように，正規分布は平均値と分散だけで分布が決まります（p96 参照）から，この2つの母数が推測できれば，正規分布する母集団についてかなりのことが明らかになってきます．つまり，正規分布を前提にすれば，母数を知ることで母集団への一般化ができるのです．推測統計の基本は標本データの平均値と分散を使って，母集団の平均値と分散に関する推測を行うことです．なかでも平均値に関する推測が主役になります（p33 参照）．

母集団に正規分布を仮定できない場合であっても，二項分布の例のように，正規分布に近似できる場合は（正規近似，p107 参照），やはり正規分布の性質を使って推定を行います．

▶推測とは正規分布の性質を活用して母集団の特徴（母数）を明らかにすることです

標本の選び方

母集団から標本を選び出すことを**抽出**（**サンプリング**）といいます．標本を抽出する際に大事なことは，どのように標本を抽出したかです．母集団に属する個体のすべてが等しく選ばれる可能性がないと不公平が生じます．

たとえば，100人の学年で統計学の試験を行い，そのうちの20人だけを選んで，この学年の平均点を予想しようと考えたときに，統計学が得意な生徒だけが選ばれれば実際よりも高い平均点が見積もられるでしょう．正しく平均点を予想するには，100人中の誰もが等しい可能性（＝確率）で選び出されないといけません．等しく選ばれる可能性のことを**ランダム**とか**無作為**といいます．こうした標本の選び方を**無作為抽出**（**ランダムサンプリング**）といい，選ばれた標本を**無作為標本**といいます（❷参照）．無作為抽出をする理由は，標本を確率的に（確率の法則に従って）扱うことが可能になるからです．つまり，第6章 で述べた"確率"の考え方〔確率モデル（p91参照）〕が利用できるのです．逆にいえば，無作為抽出でなければ確率モデルを用いた統計的推測はできません．

無作為抽出はよくスープの味見にたとえられます．"よくかき混ぜたスープ"であれば，スプーン一杯飲むことで全体の味の予想がつきます．よくかき混ぜないと，上が薄く下が濃くなり，スープの上を飲んでも間違った予想になってしまいます．実際の調査や実験では，無作為抽出を実現するためのさまざまな方法（**標本抽出法**）が開発されていますが，本書では具体的な標本抽出法については解説しません．

▶無作為抽出によって標本は確率的に扱えます

確率変数としての標本

母集団（母集団分布）を確率変数（確率分布）とみなした場合，そこから抽出された標本は母集団の一部であったとしても確率変数であることには変わりありません．よって，推測統計では，"標本の n 個の要素 $X_1, X_2, \cdots, X_n$ は，同一の（共通の）母集団分布（大きさは n よりはるかに大きい）に従う（つまり，母集団分布と同じ確率分布に従う）n 個の独立な確率変数である"と考えます．このとき，n を**標本サイズ**（**サンプルサイズ**，**標本の大きさ**）といいます．標本数 n（n 個のサンプル）と書かれることがありますが，本来は正しくないので注意しましょう（p19参照）．同一の無限母集団から無作為抽出をすることにより，標本を構成する n 個の確率変数 $X_1, X_2, \cdots, X_n$ が独立になることが期待できます．この確率的な考え方は，なかなかわかりにくいので少し解説しておきます．

推測統計では標本として選ばれる n 個の要素"それぞれを"確率変数とみなしています．たとえば，1番目のデータ（X_1）が，ある母集団分布に従ったとしても，どのような値になるかは不明であるため，結局は確率的なふるまいをする変数として扱わなければならないからです．残りの $X_2, \cdots, X_n$ に関しても同じことです（p102参照）．

記述統計であれば，身長という1つの変数の具体的な n 個の観測値（実現値）を考えますが，推測統計の理論では身長の標本は自由に値を取れる n 個の確率変数からなると考えます．

▶母集団を確率変数と考えると標本も確率変数になります

標本の実現値

　母集団は通常，仮想世界の話なので確率変数として扱うことに違和感はありません．しかし，標本は，実際にデータが得られ，具体的な集計（統計的な記述）ができるだけに，確率変数として扱うことに戸惑うかもしれません．そこで，現実に調査や実験が行われ，データとして得られた数値を**標本の実現値**とよびます．この関係は統計量に関しても同じことです．理論的に考える場合には，統計量を（標本として選ばれた確率変数の）確率分布として考えますが，具体的な標本（実際の調査データ）から計算して求めた統計量は，**統計量の実現値**になります．言いかえると，統計的な推測を目的とした場合の記述統計は，現実に入手した1つの標本についての実現値の記述だということです．実際の具体的な推測では実現値を使うしかないのですが，推測を理論的に考える場合には実現値自体は重要な意味をもちません．実現値（たまたまのデータ）を絶対視しないことが大切です．

　イメージとして，母集団と標本（確率変数）あるいは母集団分布と標本データの分布（確率分布）をつねに変動している動画と考え，それを写真に撮り静止画にしたものが標本の実現値（現に入手したデータ）であり，そこから計算された具体的な統計量（たとえば，データの平均値）を統計量の実現値だと考えればよいでしょう．こう考えれば，実際に計算したデータがたまたま得られたデータだということがわかると思います．

　母集団・標本・標本実現値の区別を❸にまとめました．具体的に入手したデータの数値から離れて，標本を確率変数（の集まり）として考えてください．

▶記述統計は静的イメージ，推測統計は動的イメージで考えてみましょう

❸母集団・標本・標本実現値の区別

	標本の実現値（具体的なデータ）	標本	母集団
変数の意味	確率変数の実現値	確率変数	確率変数
分布	母集団分布を反映した縮図，経験的分布（ヒストグラム）	（母集団分布の代表）	●母集団分布 ●理論分布
数値要約の指標	統計量の実現値	統計量	母数
意味	特定の標本から求められる具体的な数値	標本から計算される統計量（標本が変われば変動する確率変数）	母集団における定数
考え方	実際に手元に得られた標本から計算された平均身長の具体的な値	具体的な値をさすのではなく，たとえば"標本の身長の平均値"のいろいろな値が入りうる"器"のようなイメージ	母集団（成人女子全体）の平均身長（定数だが，全数調査をしないと実際の値を知ることはできません）
具体的指標	●標本平均の実現値 ●標本分散の実現値 ●標本標準偏差の実現値 ●標本相関係数の実現値 ●標本比率の実現値	●標本平均 ●標本分散（不偏分散） ●標本標準偏差 ●標本相関係数 ●標本比率	●母平均 ●母分散 ●母標準偏差 ●母相関係数 ●母比率
解釈	1つの偶然の結果	仮想的	仮想的
可知性	可知	不可知	不可知
利用する統計手法	記述統計	推測統計	推測統計

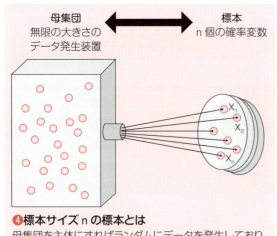

❹ 標本サイズ n の標本とは
母集団を主体にすればランダムにデータを発生しており，標本を主体にすればランダムにデータが抽出されたことになります．

母集団をデータの発生装置と考えます

標本は母集団から無作為に抽出されたと考えるのが自然でわかりやすいと思います．ここで見方を変えて，母集団を一種のデータ発生装置とみなし，そこから次々と発生したデータが集まって標本になったとします（❹）．無作為抽出を母集団の側からみると，母集団に属するすべてのデータを等しい確率で発生させることと同じです．

つまり，データ発生装置（母集団）から等しい確率で発生した個々のデータによって標本が構成されると考える確率的な見方です．すると，母集団からのデータ発生の仕組みは，母集団からの抽出によって1個1個のデータがどういう確率でどういう値を取るかという問題につながります．

母集団というのは確率的な規則で標本のデータを発生させる装置とみなせます．標本は母集団というデータ発生装置から確率的に得られたデータの集まりです．母集団は確率的に偏ってデータを発生させないし，標本は母集団から確率的に偏って選ばれないのです．

▶母集団はデータを確率的に（ランダムに）発生させます

標本誤差

たとえば，5人から3人を選び出す場合，何回か無作為抽出を繰り返せば同じ3人が選び出されることもありえます．しかし，10,000人から100人を抽出する場合に同じ100人が選ばれる可能性は極めて低いでしょう．毎回違った100人の組み合わせが選ばれると考えたほうが自然です．もし，母集団が無限になれば，同じ標本が抽出される可能性はまったくないはずです．つまり，無作為抽出が達成できても標本は抽出（調査）ごとに"たまたま（偶然に）"変わるのです．標本の抽出に伴う変化や変動のことを**標本変動**といいます．

抽出された標本がばらつく（標本変動がある）ということは，標本から計算された統計量（平均値や分散）も標本ごとにばらつくということです．たとえば，母平均（母数）は未知であっても母集団として考える分布ごとに確定している定数です．しかし，無作為抽出ができたとしても標本平均（統計量）が母平均と完全に一致するという保証はありません．その場合には，母平均と標本平均の間には必ず差が生じます．以上のように，真の母数と統計量の差（たとえば，母集団の平均値と標本の平均値の差など）として現れる偶然のばらつきを**標本誤差（標本抽出誤差）**といいます．標本誤差をなくすことはできません．しかし，標本誤差は，偶然の確率的な影響だけを受けるので偏りに方向性をもちません．たとえば，身長の高い集団が選ばれやすい（高い平均値になりやすい）とか低い集団が選ばれやすい（低い平均値になりやすい）とかの偏りはありません．そのために，統計的な評価ができるのです．推測統計では標本誤差がどの程度なのかを確率的に見積もります（p174参照）．もし，身長

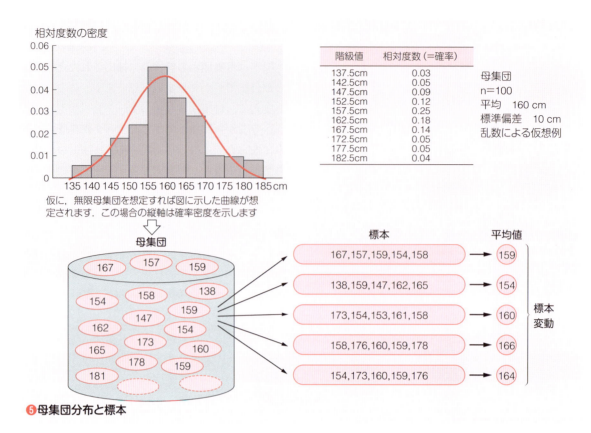

❺母集団分布と標本

の高い（低い）集団が選ばれやすいような偏りがあれば，それは標本誤差ではなく，系統誤差とよばれ，推測統計では対処できません（p211参照）．

1回の調査では1つの平均値が具体的に求まりますが，これはたまたまの結果であって，同じ母集団から同じ大きさの別の標本が抽出されていれば，平均値は別の値になったに違いありません．たとえば，女子学生100人の身長を母集団として，そこから標本サイズ5の標本平均値を求めることを何度か繰り返してみると，標本ごとに平均値が変わることがわかります（❺）．実際の標本調査では，通常はある程度の人数を対象に調査を行うので，その手間を考えて1回しか調査を実施しないだけです．

このように，統計量は抽出ごとに変化し母数のまわりに分布しています．なお，全数調査では標本変動がないから標本誤差そのものもありません．

▶無作為抽出をしても標本誤差は偶然によって生じます

参考　人は標本がばらつくことを無意識に知っています

テレビ番組の視聴率を調査する（標本調査）のは真の視聴率を知りたいからです．あるドラマの視聴率がA社では25％，B社では20％と報告されました．両者ともきちんとした調査の結果です．この調査結果をどう考えるのでしょうか．どちらか一方が正しいというのではなく，調査会社が違うのだから調査対象者も違うはずで，そのため結果が異なっても"当たり前"ではないかという判断がされるでしょう．これが標本変動による標本誤差そのものです（❻）．こうした感覚を人は無意識にもっています．さらにこの結果から"45％かもしれない"とは考えないでしょう．なぜなら，

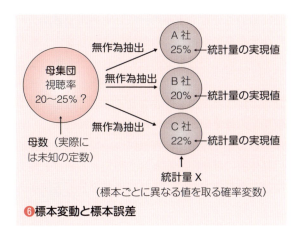

❻ 標本変動と標本誤差

調査結果にばらつきがあっても，大体は一定のところ（この場合20〜25%付近）に落ち着くという，これもまた一般的な感覚をもっているためです．この無意識の感覚を，確率を使って具体的・客観的な数値として表現するのが推測統計です．

日常的には標本変動という感覚をもちあわせていても，これが実際の調査や研究の場合（とくに自分が実施した場合）には，ともすると得られた結果を唯一の結果と信じてしまいがちです．標本が変動する以上，そこから得られた結果もばらつくと考えるべきです．調査結果は実現した1つの可能性にすぎないと考えることが推測の出発点になります．

母集団の分布と標本データの分布

無作為抽出が行われれば，確かに母集団の特徴が標本データ（実際に観察するデータ）に反映されます．しかし，標本データの特徴をそのまま母集団に当てはめることはできません（❶参照）．いくら無作為抽出しても偶然の影響でデータが偏る可能性があるからです．実際に観察できるのは通常は1つの標本だけです．1回の標本データだけでは母集団全体のことはわかりません．そして，多くの場合何度も観察を繰り返すことはできません．

それでは，1回に集めるデータの数を増やしたらどうでしょうか．これは確かに有効な方法です．しかし，母集団の大きさは一般には非常に大きいので偏りは小さくなるかもしれませんが，偏り自体がなくなることは保証できません．しかもどの程度偏っているのかは依然としてわからないままです．

では，標本データの分布と母集団の分布の間のギャップはどのようにして埋めたらよいのでしょうか．ここで大事なことは，確率モデルでは分布の特徴を決める母数さえわかれば母集団の分布は決まるということです．母集団全体の分布と考えると推測することが難しい気がしますが，母平均，母分散など具体的な母数の推測に的を絞ればよいのです．つまり，標本平均と母平均，標本分散と母分散のずれの程度を（標本変動を考慮して）推測すればよいことになります．

▶標本データの特徴はそのままでは母集団に当てはめられません
▶母集団について知るとは母数について知ることです

母集団の分布（母集団分布）

無限母集団は，無限個のデータからなるので度数分布表やヒストグラムを作ることは不可能です．つまり，どの階級にも無限個のデータが入り度数が無限になってしまい，度数を縦軸にしたグラフを描くことはできません．そこで無限母集団の分布として度数分布ではなくて確率分布を考えます．

実際には母集団の分布は直接観察できないので，母集団の分布をこれまでの経験や理論をもとに仮定しないといけません．既に述べたように（p91参照），現象にはそれを表すのに

ふさわしい確率分布があります．確率分布は理論的な分布ですから，それを表現する関数が定まっています．また，期待値や分散のような分布を表す指標も数学的に決定します．確率分布を表す関数の式は複雑なことも多いのですが，実際の分析で関数そのものが必要になることはありません．

母集団を確率変数と考えた場合，母集団分布は無作為抽出を介在させることで確率モデルを表現する確率分布として解釈できます．仮想上の母集団が完全に理論的な確率分布に一致するのではなく，理論的な確率分布を当てはめることで母集団の特徴について"より具体的な手がかり"が得られると考えてください．具体的に母集団分布として想定するのは正規分布とベルヌーイ分布です．これ以外の母集団分布を想定すれば，それに応じた分析方法がありますが，本書の範囲を超えます．

世の中の多くの現象は不確実なものです．確実に起こる現象などまれです．明日雨が降るかでさえ正しく予想することはできません．一方，これまでの経験や理論からある程度の正確さで予想が立てられる現象もあります．たとえば，成人女性のうち身長が170 cm以上の割合，規格外の太さの注射針の割合（不良品の頻度），ある医療機器の耐久年数，医療事故の発生頻度などさまざまなものがあります．現実世界では100％理論的な予想が立てられることはありえないですが，確率分布をモデルとすれば，ある出来事が起こる確率を当たらずとも遠く外れることなく予想できるということです．

▶ 母集団分布は無作為抽出を介在させた確率分布と仮定します

母集団の分布の具体的なイメージ

母集団は無限に大きなデータ発生装置といいましたが，具体的にはどのようなものを想像したらよいでしょう．簡単なイメージとしてある母集団を3種類の値（仮に○:1，△:2，□:3など）をとる離散型の分布をする集団と考えてみましょう（❼）．母集団という1つの箱に，

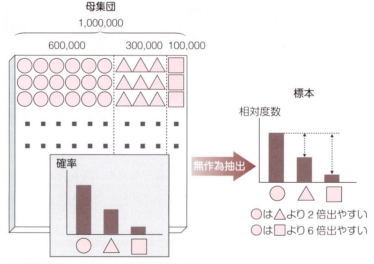

❼ 母集団分布の考え方（離散型の場合）

○が600,000個，△が300,000個，□が100,000個，平らに入っています．母集団を面積が1の正方形と考えれば，それぞれの占める面積（割合）は○が0.6，△が0.3，□が0.1であり，6：3：1となります．この場合，ランダムに何個も図形を取り出せば，○が△よりも2倍（= 0.6/0.3），□よりも6倍（= 0.6/0.1）出やすいと考えることに違和感はないでしょう．つまり1個1個の図形は同じ確率で取り出されますが，数多く取り出していけば全体として○が△よりも2倍，□よりも6倍出やすいことになります．つまり，データの出やすさ，出る可能性（確率）の違いは面積（＝確率）の違いに比例していると考えられます．この母集団からランダムにデータを観察することを何度も繰り返し，棒グラフを書けば，このグラフは母集団の分布とかなり一致するはずです．つまり，現実に観察されるデータの相対度数には母集団の面積（＝確率）の大きさが反映されます．無作為標本は母集団の縮図（代表）であり，母集団を映す鏡になっているというのが無作為抽出の意味です．

　この例では，有限で3種類の値を考えましたが，データの取る値が多い場合もそれぞれの個数が不明な無限の場合でも考え方は同じです．データが選ばれる可能性（＝確率）を面積あるいは全体に対する割合と考えることは，身長などの連続的な量を考える場合にとくに重要です．

▶無限母集団では度数の代わりに割合（＝相対度数＝確率＝面積）を考えます

母集団の分布が連続型の場合のイメージ

　母集団の分布が連続型の確率変数であっても基本的な考え方は同じです．無限に多くの人からなる身長の分布を考え，そのヒストグラムをイメージします．実際には無数にデータを集めればヒストグラムのように階段状のものではなく，連続した曲線（正規分布）に近づくでしょう（第4章の㉛参照）．

　この場合に，ある階級（無限に多い集団だから，たとえば身長が1 cm刻みでも問題はありません）に属する人が全体に占める割合（＝確率）を考えます（❽）．無限に多いのでそれぞれの階級に属する度数（人数）は不明ですが，全体に占める割合はわかると考えます．これはヒストグラム全体に占める面積と考えても同じことです．この場合にも，縦軸を"相対度数の密度"（p50参照）にしてヒストグラム全体の面積を1にしておけば，各階級の面積の大きさに応じてデータが選ばれる確率が決まります．

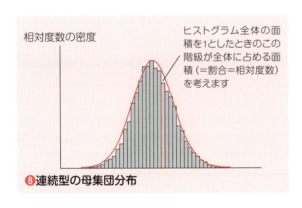

❽連続型の母集団分布

▶連続型確率変数の母集団では区間の幅に対する面積を確率と考えます

母集団の特徴を表す値と推測に使う値

母集団の平均値と分散

❸もあわせて参照してください．母集団の特徴つまり分布状態の特徴を表す母数として重要なのは母平均と母分散です．母平均は，母集団の平均値のことで，記号ではμ（ミュー：ギリシャ文字のm，平均値meanのm）で表します．母分散は，母集団の分散のことで，記号ではσ^2で表します．母分散のルートを母標準偏差といい，記号ではσ（シグマ：ギリシャ文字のs，標準偏差standard deviationのs）で表します（p96参照）．

母集団は確率分布をするので，母平均や母分散を求めるには確率分布の平均値（期待値）と分散を求める計算方法を用います．母平均と母分散が重要な理由は2つあります．
①標本データの実現値と同様に母集団分布の中心の位置とそこからのばらつきを規定する値だからです．
②母集団分布に正規分布を仮定した場合には，この2つの母数によって母集団分布の特性を完全に表せるからです．

▶母平均と母分散が重要な理由を理解しましょう

標本平均と標本分散

母平均の推測には標本平均，母分散の推測には標本分散が手がかりを与えます．この2つは最も重要な統計量です．標本平均は母平均を過大でも過小でもなく平均的に正しく推測します．一方，記述統計で用いた分散（偏差平方和を n で割った統計量）は母分散を小さ目に評価する〔(n−1)/n 倍小さめに見積もる〕ことがわかっています．そのため，推測を行う場合には，偏差平方和を n ではなくて n−1 で割った分散を使います．これを**不偏分散**といいます．不偏とは繰り返し求めたときの平均的な値が真の母数に一致する性質です．詳しくは 第10章（p163）で説明します．

▶母平均は標本平均で，母分散は不偏分散で推測します

補足　標本分散と不偏分散

両者の混乱が非常に多いので補足しておきます．標本という考え方のない記述統計だけの話であれば，偏差平方和を対象数 n で割ったものが"分散"です．記述統計では n−1 で割る必然性がありません．しかし，多くの調査は推測を前提とするのでデータを標本として扱い，標本分散という考え方が入ります．本書では偏差平方和を標本サイズ n で割ったものを不偏でない記述のための分散 S^2，n−1 で割ったものを標本分散（＝不偏分散）s^2 と記述します．以降の説明では標本分散とは不偏分散を意味するものとします．

母数の推測には不偏分散を使うことを前提にしています．一般に"不偏"の文字があれば n−1 で割りますが，単に分散，標本分散というときに n で割るのか n−1 で割るのかがテキストによってまちまちです．確かに n が大きくなると n で割っても n−1 で割っても大きな違いはありません．しかし，大事なことは求める目的の違いを理解することです．統計的記述のための分散なのか，統計的推測のための分散なのかという観点で区別すれば，混乱することはないはずです．母集団を意識しない単なる現状報告であれば，不偏分散を算出する意味はありません．

統計量の分布―推測の基本となる最も重要な考え方

　多くの場合，標本抽出は1度限りであり，その結果をもとに母集団の特徴を推測します．結果的には1回の観察から母集団を推測するわけで，かなり飛躍しているようにみえますが，考え方のうえでは決してそうではありません．推測統計の考え方では，"(無作為抽出により)同じような観察を何度も繰り返したらどのような結果になるか"を理論的に導きながら，母集団に関する推測を行っています．

　たとえば，正規分布をする10,000人の母集団のなかから100人を選び出し，体重を量り，その平均値を求めたとします．現実の観察はこの1回で終わりです．しかし，仮想的に同じような抽出を繰り返したらどうなるかを考えます．当然，観察ごとに標本は変わりますから平均体重は異なり（ばらつき）ます（標本誤差）．しかし，同じ母集団分布から繰り返し無作為抽出を行い，標本平均を求めれば，そこには一定の規則が出てくるはずです．こうした発想が推測の基本です．そこには確かに一定の規則が導き出されます．ある統計量を繰り返し計算して，その分布を調べると母集団分布（母数）の特徴を反映した一定の分布に従います．これを**標本分布**といいます．標本そのものの分布という意味ではなく，標本統計量の分布という意味なのでくれぐれも間違えないでください．標本分布は非常に誤解や間違いの多い用語なので，慣れないうちは頭のなかで"標本統計量の分布"→"標本（統計量の）分布"と意識するとよいです．

　標本平均の標本分布に関しては，確率変数の平均値（p102参照）で説明した内容がそのまま利用できます．標本サイズnの標本平均の分布はn個の確率変数の平均値の分布（正規分布）そのものです．標本を確率変数として考えていることを再度確認しておきましょう．

　標本分布は統計量（標本平均や標本分散など）の確率分布であり，1回の観察による標本データ（標本の実現値）の分布状態（ヒストグラム）ではありません．3つの考え方の異なる分布（標本実現値の分布・標本分布・母集団分布）を❾と❿にまとめました．

▶統計量（平均値や分散）も確率分布します

❾ 3つの考え方の異なる分布

	標本実現値の分布	標本分布	母集団分布
意味	●具体的な標本データのばらつき ●データ全体の分布	●統計量のばらつき ●目的とする統計量の分布	●母集団のばらつき ●母集団全体の分布
役割	母集団分布を反映します（記述統計）が推測統計では標本実現値の分布そのものは利用しません（統計量の実現値だけを利用します）	母数を推測する具体的な装置	推測の対象
形状	経験的分布（ヒストグラム）	理論的確率分布曲線	理論的確率分布曲線
解釈	現実のデータは理論的な分布通りの値（形）は取りませんが理論分布がモデルになります．母集団分布の縮図，映す鏡になることを期待します	統計量の実現値は標本分布を利用して母数の推測に使われます	確率モデル

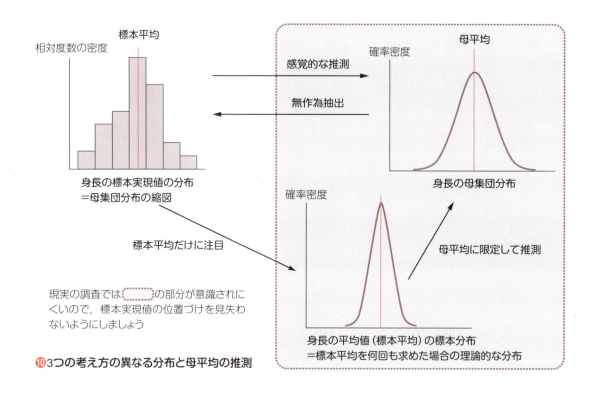

❿ 3つの考え方の異なる分布と母平均の推測

母集団分布と標本分布の関係

　　　標本は母集団から選ばれるので，母集団の確率分布に従って分布します．標本が決まれば統計量が求まります．母集団が確率的に標本を発生させれば標本も確率的に得られ，そこから求められる統計量も確率的な分布（標本分布）をします．そのため，原理的には母集団の分布から標本分布を求めることができます．この関係を逆に用いれば，統計量の具体的な値の出方から，母数（つまりは母集団分布）が推測できるということです．

　　　母平均と標本平均の関係について考えてみます．標本が母平均μの母集団から抽出されたものである以上，標本平均$\overline{X}$のばらつきはμの値と無関係ではありません．$\overline{X}$にはμについての情報が含まれているはずです．一般にμは未知ですから，μについての推論のためには$\overline{X}$のなかに含まれている情報をどのように引き出すかが問題となります．

　　　母集団が正規分布に従い，この分布を決定する母数であるμとσが決まれば関数（母集団分布の様子）が1つに確定します．よって，$\overline{X}$からμを推測する（$\overline{X}$とμを結びつける）ためには，確率変数である$\overline{X}$の標本分布が，（未知であっても）定数であるμを含んだ関数（確率分布）として表現できればよいわけです．都合のよいことに，母集団$N(\mu, \sigma^2)$から得られた標本の平均値$\overline{X}$の標本分布である$N(\mu, \sigma^2/n)$（p106参照）にはμの情報が含まれています．この確率分布（この場合は正規分布）が標本分布であり，母集団と標本を結びつける具体的な装置です．

　　　標本分布の最大のメリットは，統計量の具体的な分布（グラフ）とある区間の面積（＝確

率）を対応させることで，母数の含まれる範囲を確率的に推測できることです．

統計的な推測とは，標本分布を利用した母数（母集団分布）の推測といえます．正規分布に関連する具体的な標本分布については 第8章 で詳しく説明します．

▶標本分布が統計量と母数（母集団分布）を結びつける具体的な道具です

標本平均の標準誤差—平均値の分布のばらつき

標本平均の標本分布の標準偏差のことを，標本平均の推定の誤差という意味で**標本平均の標準誤差**（standard error；SE）といいます．具体的には，母集団分布が $N(\mu, \sigma^2)$ に従うとき標本サイズ n の標本平均 $\overline{X}$ の分布の分散は $V(\overline{X}) = \sigma^2/n$ ですから標準誤差はその標準偏差 $D(\overline{X}) = \sigma/\sqrt{n}$ です．一般には標本分布の標準偏差を標準誤差といいますが，基本レベルでは標本平均に関係する標準誤差を考えればよいでしょう．標準誤差が小さいほど標本平均の分布のばらつきは小さいですから推定の**精度**（統計量のばらつきの程度）がよくなります．

離散型一様分布であるサイコロ振りの例でいえば，出た目の平均をとる場合に1個振っても，2個振っても，3個振っても理論的な平均値は7/2ですが，この平均値の分布の標準偏差（つまり平均値のばらつき）は1個の場合を1とすると，2個では $1/\sqrt{2}$，3個では $1/\sqrt{3}$ となり，最初の確率分布よりも母平均 μ の周囲への密集度が高い分布となります（ 第6章 の㉚参照）．

▶標準誤差は標本平均の精度（ばらつきの大きさ）の指標です

標準偏差と標準誤差

用語が似ているために，間違いやすいですが2つの指標が何を標的にしているかを考えて区別することが大事です．平均値 $\overline{X}$ ±標準偏差（SD）（不偏分散 s^2 のルートである s のこと）が記されているときには，母平均 μ にも母分散 σ^2 にも同じくらいの（つまり母集団分布そのものに）関心があるといえます．なぜならば，$\overline{X}$ と s^2 がそれぞれ μ と σ^2 を推測する手がかりだからです．一方，平均値 $\overline{X}$ ±標準誤差（SE）が記されている場合には，関心はもっぱら μ にあります．なぜなら，μ の誤差をどこまで絞り込んだかの指標が SE だからです．データの分布のばらつきをみるのが標準偏差，統計量のばらつきをみるのが標準誤差といっても同じです．平均値±標準偏差と平均値±標準誤差では推測する対象が異なるのです．

▶標準偏差はデータのばらつきに，標準誤差は統計量のばらつきに注目しています

標準誤差の解釈

標本平均 $\overline{X}$ の標準誤差 $SE = \sigma/\sqrt{n}$ の式には2つの重要な意味があります．

母標準偏差 σ が一定の場合

標本サイズ n を大きくすれば，標本平均の分散 $V(\overline{X}) = \sigma^2/n$ は逆数的に小さくなります．標本サイズが1，つまり1つの観測値そのものを標本平均（データ1つを1で割ったと考えます）としたとき，その分布は母集団分布そのものです．標本サイズが4倍になれば標本平均の分散は4分の1になり，その標準偏差つまり標準誤差は $1/\sqrt{4}$ 倍＝2分の1になります．標準誤差を半分に減らすためには標本サイズを4倍にしないといけません．標準誤差の減り

標準誤差の減少の程度（最初を1とする）

実際の標本サイズnは自然数ですが、便宜的に曲線としています。nがある程度の大きさになれば標準誤差の減少の仕方は緩やかになります

⓫ 標本サイズと標準誤差の減少

方は意外と小さいのです（⓫）．大数の法則からもわかるように，標本サイズnが無限に大きくなれば標準誤差 SE は 0 になり，ばらつきはなくなり，標本平均は母平均 μ に一致します（⓬）．

標本サイズ n が一定の場合

標本サイズnが同じであれば，母分散 σ^2（母標準偏差 σ）が小さいほど標本平均のばらつきは小さくなります．たとえば，n が同じでも σ が 2 倍大きな集団であれば，標本平均の分布は 2 倍ばらつくことになります．よって，母平均のばらつきを小さくし，精度よく推定したければ，なるべく母分散の小さな母集団（均質な集団）を選んだほうがよいことになります．母分散の大きな母集団の母平均は推定しにくく，母分散の小さな母集団の母平均は推定しやすいわけです．母集団を均質にしたほうが母平均推定の精度が高くなる性質は，実際の標本調査（標本抽出法）でも層別抽出法として取り入れられています．

▶標本平均の標準誤差の式の意味を理解しましょう

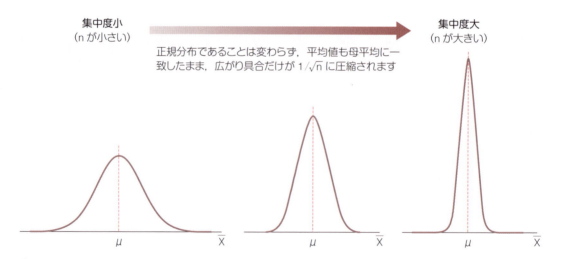

集中度小（nが小さい） → 集中度大（nが大きい）

正規分布であることは変わらず，平均値も母平均に一致したまま，広がり具合だけが $1/\sqrt{n}$ に圧縮されます

⓬ 標本平均の中心化傾向—平均値をとる意味
n が大きくなるほど中心へ集中し，$\bar{x}$ を μ の値とすることが許されます．（第6章 の㉙参照）

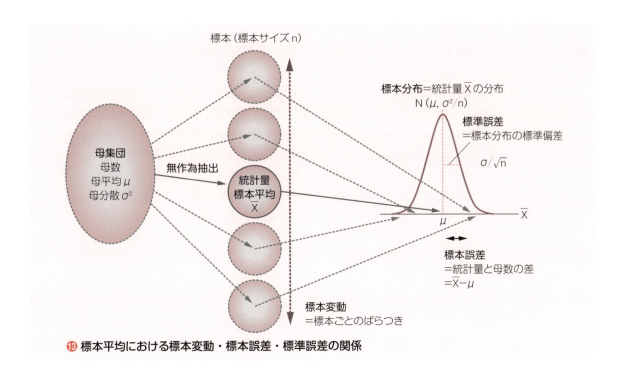

⓭ 標本平均における標本変動・標本誤差・標準誤差の関係

ばらつきに関する用語の整理

　以下の用語は混乱しやすいですが，推測の方法がより具体的になる様子がわかるので整理しておきます（⓭）．

　標本変動　標本抽出（標本が異なること）による標本（あるいは統計量）そのもののばらつき
　標本誤差　標本変動による母数と統計量の差
　標本分布　統計量の分布（標本データそのものの分布ではありません）
　標準誤差　統計量の分布のばらつきの指標（標本分布の標準偏差）
　標準偏差　分布（①標本データ〈標本実現値〉の分布，②標本分布，③母集団分布）のばらつきを表す一般的指標

　標本変動と標本誤差の定義はテキストにより必ずしも同じではありません．しかし，標本変動→標本誤差→標準誤差となるにつれて，より具体的な数値としての推測に向かっていることを理解しましょう．標本変動は標本の単なるばらつきを意味し，それを母数と統計量の差として定義したのが標本誤差です．しかし，標本誤差は範囲では示せますが，母数が不明なので具体的な数値で示せません．そこでこれを標本分布の標準偏差という具体的な式で特定したのが標準誤差です．調査により標本の実現値が決まればσ（母標準偏差）の代わりにs（標本標準偏差）を用いて具体的な標準誤差の実現値（$s/\sqrt{n}$）が求まります．つまり，標準誤差がデータの精度（ばらつき）の指標になります（p174参照）．

　▶偶然の標本誤差を推測する具体的指標が標準誤差です

推測の仕組みを考える場合の数学的基本―定数と変数の区別

　未知の定数，既知の定数，変数といった考え方は，数学ではよく出てきますが意外と理解しにくいものです．文字どおりに解釈すると定数は値が定まった数，変数は値が変化する数ですが，状況によっては定数も値を変えたり，変数でも値が定まったりするので混乱してしまいます．推測統計の具体的な手法が理解できない場合，定数と変数の区別がついていないことが多いものです．この区別は推測の仕組みを理解するうえで重要です．

　具体的に説明しましょう．関数 $f(x) = 3x + 5$（x の関数であることに注意）のグラフは直線を表します．この場合 x はいろいろな数字を取れるので変数です．たとえば，x = 1 であれば $f(1) = 3 \times 1 + 5 = 8$，x = 2 であれば $f(2) = 3 \times 2 + 5 = 11$ となります．それでは，$f(x) = ax + b$（a, b は定数）はどう理解したらよいでしょうか．a, b は定数ですから定まっています．しかし，特定の数値としては与えられていません．たとえば a = 3, b = 5 にすれば $f(x) = 3x + 5$ と具体的な直線の式が決まります．もちろん a と b の組み合わせは無数にありますが，一組を定めれば，直線を表せます．その意味で $f(x) = ax + b$（a, b は定数）は直線を表す一般式といえます．定数が既知というのは，具体的でなくても a や b に何らかの数字を当てはめることが可能な状況，未知というのはそれができない状況と考えてください．

　標本平均 $\bar{X}$ や標本分散 s^2 は変数（確率変数）であり，それぞれの標本分布を表す関数の式があります．　第8章　で解説しますが，母集団分布を正規分布と仮定すれば，$\bar{X}$ に関しては標準正規分布と t 分布，s^2 に関しては χ^2 分布という具体的な標本分布を表す関数があります（関数の式が直線より少し複雑なだけです）．この関数の式のなかには，母数である μ や σ^2 が定数として含まれています．つまり，直線の式で説明した x の代わりに $\bar{X}$ や s^2 を考え，a や b の代わりに μ や σ^2 を考えるということです．確率変数という点が普通の変数とは違いますが，定数と変数の考え方自体は普通の関数と同じです．もし，μ（あるいは σ）が既知という条件であれば，具体的な数値が判明しているか，数値は特定されていないが何らかの数字を当てはめることが可能な状況だと考えればよいわけです．

　統計的な推測というのは，要するに，標本データから求めた具体的な $\bar{X}$ や s^2 の実現値を関数の式に代入して，未知数である μ や σ^2 を推測するという作業にほかなりません．$f(x) = ax + b$ の式でいえば，具体的に変数が x = 3 であったら定数 a や b についてどのようなことが推測できるだろうかということです．場合によっては μ や σ^2（直線でいえば a や b）の一方が既知（具体的な数値あるいは代用できる数値）である場合もあります．

▶定数と変数の区別を意識すれば標本分布を用いた推測に対する理解が深まります

パラメトリックとノンパラメトリック

　ここまでの説明は母集団の分布を仮定することを前提としてきました．実際には，ある母集団の特徴を明らかする目的で標本を得る場合，母集団の分布について具体的な確率分布を仮定する場合と特定の確率分布を仮定しない場合があります．母集団分布に特定の確率分布を仮定しないということは母集団分布がないという意味ではありません．母集団に分布がな

い（つまりすべてが同じ値を取る）のなら統計学の対象になりません．母集団分布がいつでも予想できるわけではありません．むしろ母集団分布が予想できる場合は限られています．とくに従来の知見が少ない場合や，理論的に母集団分布を仮定できない場合には，実際の標本の度数分布やヒストグラムをもとに，既知の母集団分布との類似を見つけて類推していくことになります．そうしたものが見つからなければ，特定の母集団分布を仮定しないで分析を進めることになります．

その意味でも，記述統計の段階で得られたデータの分布を明確にしていく努力が重要です．適切な階級分けだけでなく，異集団の混在や外れ値の存在などには十分に注意しましょう．推測的な分析を急ぐあまり，記述的な分析がおろそかになっては本末転倒です．

▶正確な記述統計により母集団分布に対するヒントが得られます

パラメトリックな場合

母集団がある既知の確率分布に従うことが経験的（過去の研究の蓄積）・理論的に仮定できる場合のことです．たとえば，身長や体重などは正規分布に近くなる，比率の問題はベルヌーイ分布を仮定できる，社会観察などで重要となる所得分布が対数正規分布（右に裾を引いた分布で観測値の対数が正規分布する）に近くなる，などです．この場合は母数（パラメータ）の推測が関心の対象になります．なぜなら，母数は母集団分布（具体的な確率分布）を決める定数であり，パラメータが決定すれば母集団分布は自動的に決まるからです．

正規分布であれば平均 μ と分散 σ^2 が，ベルヌーイ分布であれば成功確率 p が決まればその母集団分布は 1 つに決まります．母集団の分布が決まれば，そこからさまざまな知見を引き出すことができます．母集団の分布（それを決定する母数：パラメータ）を仮定するという意味で**パラメトリック**な場合といいます．

ノンパラメトリックな場合

母集団分布の具体的な形を仮定できない場合，言いかえると母集団分布に関する特定の仮定をおかない場合です．たとえば，日本の都道府県や市町村の面積あるいは人口の分布などは特定の分布に従っているとはいい難いものです．この場合はいくつかのパラメータで母集団分布を決定することはできません．

このような場合は，パラメータによらないという意味で**ノンパラメトリック**といいます．ノンパラメトリックというと母集団分布が存在しないと考えている人がいますが，そうではなく特定の分布を想定していない（できない）ということですから間違えないようにしてください．質的データあるいは量的データでも正規分布から外れる場合や標本サイズが小さい場合にはノンパラメトリックな分析方法が広く用いられます（これは，必ずノンパラメトリックに分析しなければいけないという意味ではありません）．しかし，①系統的な説明が難しい，②基本的なレベルを超える，という理由から本書では一部の基本的なものしか扱いません．

▶母集団に特定の分布を仮定しているのかいないのかを区別します

第3部　推測統計への準備

正規母集団の標本分布

Point

1. 正規分布はあらゆる推測の基本となる確率分布です．正規分布は平均値と分散だけで分布が決まり，標準化により一般正規分布を標準正規分布に変換できます．標準偏差を尺度にしたZ値と確率密度関数の面積（確率）の対応が正確に求められており，この確率が統計的判断の基準になります．標本平均の標本分布は正規分布に従う（正規分布の再生性）か正規近似できます（中心極限定理）．
2. 正規母集団を仮定すれば標本平均と標本分散（不偏分散）の正確な標本分布が求められます．標本分布では統計量が変数になります．標本平均は母分散が既知の場合は正規分布に従い，母分散が未知の場合はt分布に従います．標本分散は母平均が既知か未知かによらずχ^2分布に従います．2つの標本分散の比はF分布に従います．t分布，χ^2分布，F分布はどれも標準正規分布から導き出され，自由度をもつ標本分布です．いずれも確率分布ですから曲線下の面積は全体で1であり，t値，χ^2値，F値と確率との対応が正確にわかっています．
3. 母比率の推測には二項分布の正規近似を利用します．独立な2標本の母集団の平均値の差の推測は母分散が既知であれば正規分布，母分散が未知であればt分布を用います．母分散が未知の場合，等しいかどうかはF分布で判断します．対応のある2標本の母集団の平均値の差は1標本の母平均の推測と同じです．
4. 平均値の推測における標準化とは統計量と母数の差（標本誤差）を標準誤差という共通の尺度で割って基準化することです．この点を意識すれば，平均値に関する標本分布とその面積95％区間は統一的に理解できます．

正規母集団ないし正規近似による推測統計

　統計量の標本分布を正確に求めることは難しいことです．しかし，母集団が正規分布に従う場合には正規分布の性質を利用して標本平均や標本分散の正確な標本分布を具体的な関数として求めることができます．こうした理由で，母集団に正規分布を仮定し，標本の平均や分散の分布を調べることが基本になります．

　母集団分布として正規分布を仮定した場合に，**正規母集団**といいます．以下では原則として正規母集団を想定しています．ともするとこの大前提を忘れてしまいます．大数の法則や中心極限定理などは母集団分布によらず成立しますが，正規母集団からの標本という仮定は推測統計理論の中心となります．それは正規分布の優れた性能によります．

　比率問題では離散型の**ベルヌーイ母集団**を考えます．この場合，成功回数は二項分布に従いますが，標本サイズが大きければ中心極限定理により成功回数ないし成功比率（標本比率）を正規分布に近似（**正規近似**）できます．よって，標準化により標準正規分布を用いた推測が可能になります．

　本章で解説する主要な母集団分布と標本分布を❶にまとめました．

▶推測統計の基本は正規母集団です

❶**主要な母集団分布と統計量・標本分布**

母集団分布 (確率モデル)	推測の標的 となる母数	推測に用いる統計量	標本分布
正規分布	母平均	標本平均	t分布または(標準)正規分布
	母分散	標本分散(不偏分散)	χ^2分布
	母分散比	標本分散比	F分布
ベルヌーイ分布	母比率	標本比率	標準正規分布(二項分布の正規近似の応用)

それぞれの確率分布の関係は❹を参照してください.

正規母集団の特徴

正規分布 $N(\mu, \sigma^2)$ の主要な特徴を整理しておきます.

①平均値 μ と分散 σ^2 だけで確率分布が1つに決まります. つまり, 母数 (μ と σ^2)が具体的な推測の対象です.

②標準化〔$Z=(X-\mu)/\sigma$〕により標準正規分布 $N(0, 1^2)$ に変換できます. つまり, すべての正規分布は互いに相似です(平行移動・拡大縮小によって互いに入れ替わります). よって, 標準正規分布だけを考えれば十分です. $Z=(X-\mu)/\sigma \Leftrightarrow X=\mu+Z\times\sigma$ の式変形(引いて割る ⇔ 掛けて足す)は頻繁に使います.

③標準偏差を尺度にしたZ値と分布曲線(確率密度関数)の面積(=確率)の対応が正確に求まっています. 重要なのは $X=\mu\pm1.96\sigma$ ($Z=\pm1.96$)と面積95%区間の対応です.

④正規母集団からの標本では和(あるいは平均値)の分布も正規分布を示します(**再生性**). 母集団分布と標本平均の標本分布がすべて正規分布ですから, 面積95%区間を用いた確率的な判断を統一して行えます.

⑤もとの母集団分布によらず標本サイズが大きければ標本平均の標本分布は正規分布に近似できます(**中心極限定理**). よって, 標本平均に関しては正規母集団の性質を近似的にそのまま使うことができます.

⑥離散型の二項分布は標本サイズが大きくなれば連続型の正規分布に近似できます(中心極限定理による正規近似). この性質は, 比率の問題を考える場合(ベルヌーイ母集団)に有用です.

⑦測定誤差をはじめ自然現象や社会現象の多くが正規分布で近似できます. あるいは(対数をとるなどの)変数の変換で正規分布に近づきます.

▶正規分布の特徴を確認しましょう

正規母集団の標本平均・標本分散の標本分布

母平均 μ, 母分散 σ^2 の両方が既知であれば母集団分布が確定するので推測の必要はありません. 推測が必要なのは1つ以上の未知の母数があるからです. 推測したい母数の種類(母平均か母分散か)および母数の1つが既知であるか否かの組み合わせで4つのパターンに分けられます. 定数と変数の区別, 定数の既知と未知, それぞれの状況における標本分布の面積95%区間についてよく理解しておきましょう. 母数(定数)と統計量(変数)の区別(p130

参照）がついていれば，標本分布に基づいた推測を無理なく理解できます．

▶正規母集団の標本平均・標本分散の標本分布は系統的に理解します

正規母集団の1標本問題—母数推測の4つのパターンと標本分布

　ここで述べる内容は，第10章の区間推定と第11章の検定の考え方と密接に関係します．新たな標本分布が登場するので混乱するかもしれませんが，じっくりと学習してください．

　以下の4つのパターンでは，いずれも正規母集団 $N(\mu, \sigma^2)$ から抽出した大きさnの標本（n個の独立な確率変数 $X_1, X_2, \cdots, X_n$）を考えます．

パターン1：母分散が既知のときの標本平均の標本分布—母平均の推測

　母分散がわかっているときに標本平均の標本分布を用いて母平均を推測する方法です．現実には母平均より詳しい情報である母分散だけがわかっている状況は想定しにくいですが，理論的な考え方を学ぶうえで最も基本になります．なぜならば，正規分布の再生性あるいは中心極限定理から直接得られる結果だからです．

　標本平均 $\overline{X}$ は母平均 μ を反映する統計量です．標本平均 $\overline{X} = (X_1 + X_2 + \cdots + X_n)/n$ は $N(\mu, \sigma^2/n)$ に従います．よって，標準偏差が $\sigma/\sqrt{n}$ ですから，$\overline{X}$ の面積95％区間は $\mu - 1.96 \times \sigma/\sqrt{n} \leq \overline{X} \leq \mu + 1.96 \times \sigma/\sqrt{n}$ になります（❷-A）．$\overline{X}$ の標本分布の標準偏差 $\sigma/\sqrt{n}$ が標本平均の標準誤差です．この不等式が推測の基本になります．

　理論的な展開をする場合には，$\overline{X}$ を標準化して考えます．間違えてはいけないのは，この標準化は $\overline{X}$ の標本分布に対して行うということです．記述統計で標準得点を求めるときに用いた，標準得点 Z =（観測値 − 平均値）/標準偏差 の式を機械的に記憶しているといつでも"平均値を引く"のが標準化だと思うかもしれません．記述統計では，観測値（変数の実現値）のヒストグラム（分布）を考えてデータ全体の平均値と標準偏差をもとに個々の得点を標準化します．推測統計では，確率変数である標本平均 $\overline{X}$ の標本分布を考えているのですから，標本分布の平均値（＝母平均）μ と標準偏差（＝標準誤差）$\sigma/\sqrt{n}$ を用いて $\overline{X}$ 標準化しないといけません．よって，標本平均 $\overline{X}$ から μ を引き $\sigma/\sqrt{n}$ で割ることで，

$$Z = \frac{\overline{X} - \mu}{\sigma/\sqrt{n}}$$

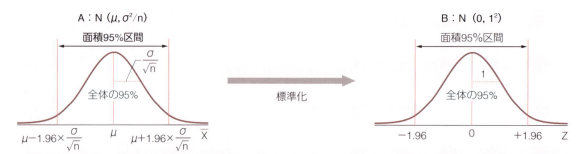

❷ **母分散 σ^2 が既知の場合の標本平均の標本分布**
この分布において具体的な標本調査が実施されれば，σ だけでなく $\overline{X}$ とnも既知になることに注意してください．

という標準化の式ができます．これが標準正規分布 N（0，1^2）に従います．この場合は，面積95％区間が$-1.96 \leq Z \leq +1.96$になります（❷-B）．

標準化するしないに関わらず$\overline{X}$は変数，標本サイズnは定数，母分散σ^2はここでは既知の定数，母平均μは推測の対象である未知の定数です．Zは未知の定数（μ）を1つだけ含む関数であり，σの一定の値に対して，$\overline{X}$とμの関係を表しています．そのため，σ^2が既知であれば，この分布の面積95％区間を使って$\overline{X}$からμに対する推論が可能になります．

たとえば，母平均μ，母標準偏差$\sigma=10$ cmの集団でn＝100人の身長のデータを測定したときに，平均身長（実現値）$\overline{x}=158$ cmであれば，$\overline{x}$の分布の面積95％区間に対して，$\mu - 2 \times 10/\sqrt{100} \leq 158 (=\overline{x}) \leq \mu + 2 \times 10/\sqrt{100}$　つまり，$\mu - 2 \leq 158 \leq \mu + 2$（$156 \leq \mu \leq 160$）という母平均$\mu$に対する具体的な不等式が得られます（暗算のため$1.96 \fallingdotseq 2$としています）．これは後述する母平均の区間推定とよばれる推測方法にほかなりません．

▶母分散が既知のときの標本平均の標本分布は標準正規分布

パターン2：母平均が既知のときの標本分散の標本分布—母分散の推測

母平均がわかっているときに標本分散の標本分布を用いて母分散を推測する方法です．標本分散の標本分布は多くの入門書で省かれています．しかし，標本分散の分布が不明ということは，測定のばらつきについて不正確，つまり標本分散自体がどれだけ正確なのか（逆にいえばどれだけばらつくのか）がわからない状態ということです．標本分散s^2を何度も求めると平均的には（期待値は）母分散に等しくなり，$E(s^2) = \sigma^2$が成立します．しかし，標本によってはσ^2よりも大きい場合も小さい場合もあります．標本分散も当然1つに定まるわけではなく，ばらつき（標本誤差）をもっています．

標本分散s^2は母分散σ^2を反映する統計量であり，$X_1, X_2, \cdots, X_n$から，

$$s^2 = \frac{(X_1 - \overline{X})^2 + (X_2 - \overline{X})^2 + \cdots + (X_n - \overline{X})^2}{n-1} = \frac{SS}{n-1}$$

として計算されます．SS（sum of squaresの略）は平均値からの偏差平方和のことです．標本分散の式をみると，単純な確率変数の和ではなく偏差平方和ですから，その標本分布が複雑になることは予想できます．

そこで，偏差平方和を反映する新しい統計量を考えます．標準正規分布に従うn個の独立な確率変数の平方和を新たに確率変数にします．$X_1, X_2, \cdots, X_n$を標準化した$(X_1 - \mu)/\sigma$，$(X_2 - \mu)/\sigma$，$\cdots$，$(X_n - \mu)/\sigma$はどれも標準正規分布に従うので，統計量

$$V = \left(\frac{X_1 - \mu}{\sigma}\right)^2 + \left(\frac{X_2 - \mu}{\sigma}\right)^2 + \cdots + \left(\frac{X_n - \mu}{\sigma}\right)^2 = \frac{(X_1 - \mu)^2 + (X_2 - \mu)^2 + \cdots + (X_n - \mu)^2}{\sigma^2}$$

を考えます．一見，複雑にみえますが，分子は標本平均$\overline{X}$が母平均μに代わった偏差平方和です．

結論からいうと，この分布は**自由度**（degree of freedom；df）nの**χ^2（カイ2乗）分布** chi-square distribution〔χ^2(n)と表記〕に従うことがわかっています．2乗ということでつねにχ^2分布と分散を関係づけましょう．χ^2分布は正規分布の母分散の推測を扱うときに必ず関係する標本分布です．χ^2分布を表す関数自体を知る必要はありません．ポイントは標準正規分布の2乗の和（平方和）ということです．2乗の和ですからχ^2分布の確率変

数(横軸)は0以上であり，負の数にはなりません．

自由度という用語が出てきました．自由度とは自由に動ける変数の数のことです．そのため，統計量によってさまざまな値を取ります．ここでは，標本サイズに関係する数値くらいに考えておけばよいです．この場合はn個の変数すべてが自由に動けるから自由度はnです．自由度がいつでも標本サイズnに等しいわけではないので間違えないでください．母平均が既知の標本分散の標本分布の場合はnに等しいということです．

定数と変数の関係について整理しておきます．

$$V = \frac{(X_1-\mu)^2 + (X_2-\mu)^2 + \cdots + (X_n-\mu)^2}{\sigma^2}$$

は自由度nのχ^2分布に従います．$X_1, X_2, \cdots, X_n$は変数であり，標本サイズnは定数，μはここでは既知の定数，母分散σ^2は推測の対象である未知の定数です．Vは未知の定数(σ^2)を1つだけ含む関数であり，μの特定の値に対して，$X_1, X_2, \cdots, X_n$とσ^2の関係を表しています．そのため，μが既知であれば，$\chi^2(n)$の面積95％区間を使ってσ^2に対する推論が可能になります．

▶χ^2分布は標準正規分布から取り出したn個のデータの2乗和の分布です
▶χ^2分布は正規母集団の母分散の推測に用います

χ^2分布のイメージ

χ^2分布は今まで出てきた分布と違ってなじみがないと思いますので，具体例でχ^2分布をイメージしてみましょう．X_1, X_2, X_3が独立に標準正規分布から抽出されたときに，$V = X_1^2 + X_2^2 + X_3^2$は自由度3の$\chi^2$分布に従います．標準正規分布ですから，$X_1, X_2, X_3$は-1以上1以下の値を取ることが多く，-2以下や2以上になることは比較的少なくなります．こうしてランダムにX_1, X_2, X_3を抽出してはその2乗和を繰り返し求めて分布を描きます．すると単峰性で右に歪んだ分布（χ^2分布は左右非対称）❸ができます．

自由度1のχ^2分布は標準正規分布の2乗ですからその分布の様子は，標準正規分布の正の部分の状態と同じで0付近で確率密度が大きくその後は減少します（❹）．$N(0, 1^2)$ではZ=±2が面積95％，Z=±3が面積99.7％に対応することを考えれば，その2乗である$\chi^2(1)$は4以下になる確率が高く，9以下にほとんどが含まれることになります．

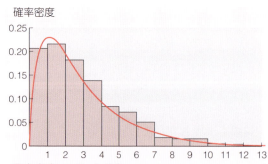

❸ 自由度3のχ^2分布
標準正規分布に従う3つの独立な確率変数X_1, X_2, X_3に対して$V=X_1^2+X_2^2+X_3^2$を求める作業を繰り返し行い，そのヒストグラムを作りました．この作業を無限に行い得られるのが自由度3のχ^2分布です．図のヒストグラムは乱数でX_1, X_2, X_3の組を1,000回発生させて作成しました．

自由度1のχ^2分布は，後述する2×2クロス表の独立性の検定（クロス表の縦横の変数が関連しているかどうかの判断）に用いる重要な分布です（p188参照）．分布は自由度が2の場合も単調に減少します．自由度が3以上では単峰性の分布になり，自由度の増加とともに山頂は低くなり峰が右側に移動します．χ^2分布は自由度で異なる形をもつ分布の集団です．

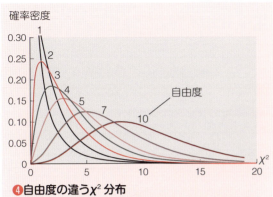

❹ 自由度の違う χ^2 分布
χ^2 分布は自由度によって形が異なる分布曲線の集まりです。自由度が1, 2で単調減少, 3以上で単峰性左右非対称な分布になります。自由度が大きくなると値も大きいほうへ広がっていきます。χ^2 分布の平均値は自由度に等しく，分散は自由度の2倍になります。図を見ながら実感してみましょう。

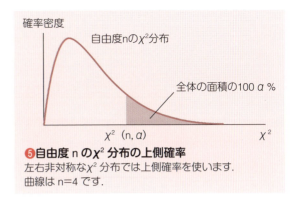

❺ 自由度 n の χ^2 分布の上側確率
左右非対称な χ^2 分布では上側確率を使います。曲線は n=4 です。

χ^2 分布の特徴

χ^2 分布はクロス表の集計（p60 参照）で解説した χ^2 値の分布を示す分布でもあります。クロス表に関しては期待度数と観測度数のずれを表す指標として χ^2 値を解説しましたが，分散にしても平均値（期待値）とのずれ（偏差）を反映した指標ですから，結局 χ^2 分布（あるいは χ^2 値）は，一般的に期待される数値からのずれ（あるいは散らばり）を反映しているといえます。

χ^2 分布に関しても自由度ごとに分布と確率を対応させた数値表があります。一般に，自由度 n の χ^2 分布の上側確率（ある χ^2 値よりも上側の面積）が全体の面積（=1）の $100\alpha\%$（❺の色部分面積）になる値を $100\alpha\%$ 点といい，本書では $\chi^2(n, \alpha)$ と書くことにします（χ^2 分布は左右非対称なので上側確率で表記します）。たとえば，自由度が5のとき，上側の面積（確率）が全体の2.5%になる χ^2 値なら，$\chi^2(5, 0.025)$ を調べます。面積（確率）を表す部分の表記法はテキストによって異なりますが，具体的な数値例で理解できれば十分なのであまり神経質になる必要はありません（実際に必要な数値は Excel 関数などで簡単に求まります）。自由度 n の場合に面積95%区間に対応させるのであれば，$\chi^2(n, 0.975) \leq V \leq \chi^2(n, 0.025)$ つまり，

$$\chi^2(n, 0.975) \leq \frac{(X_1-\mu)^2+(X_2-\mu)^2+\cdots+(X_n-\mu)^2}{\sigma^2} \leq \chi^2(n, 0.025)$$

の範囲を考えます（0.975 = 1 − 0.025 です）。面積95%区間は自由度が大きくなるにつれて広がっていきます（❻）。

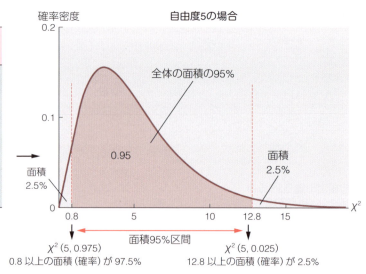

❻ χ^2分布表と自由度5のχ^2分布の面積95%区間

パターン3：母平均が未知のときの標本分散の標本分布—母分散の推測

母数がまったくわかっていないときに標本分散の標本分布を用いて母分散を推測する方法です．母分散の推測ですからχ^2分布を利用します．

$$V = \frac{(X_1-\mu)^2 + (X_2-\mu)^2 + \cdots + (X_n-\mu)^2}{\sigma^2}$$

において，母平均μが未知であると，これ以上計算ができません．そこで，μの"代用品"を考えます．標本平均$\overline{X}$が母平均μを反映していると考えるのが最も自然です．そこでμを$\overline{X}$に置きかえた，

$$W = \frac{(X_1-\overline{X})^2 + (X_2-\overline{X})^2 + \cdots + (X_n-\overline{X})^2}{\sigma^2}$$

を考えます．$(X_1-\overline{X})^2 + (X_2-\overline{X})^2 + \cdots + (X_n-\overline{X})^2 =$ SS ですから W = SS/σ^2 となります．これなら，Wの未知母数はσ^2だけです．

非常に都合のよいことに，この分布は自由度n−1のχ^2分布〔$\chi^2(n-1)$と表記〕に従うことが知られています．μを$\overline{X}$で代用すると自由度が1つ下がるだけなのです．その理由を簡単に説明しておきます．平均値からの偏差の合計が0になる性質を思い出しましょう（p38参照）．$(X_1-\overline{X}) + (X_2-\overline{X}) + \cdots + (X_n-\overline{X}) = 0$ がつねに成立します．そのため，偏差の1つは，他の偏差が決まれば自然に決まります（□＋△＋◆＝0ならば◆＝0−□−△です）．つまり，偏差の1つは，他のn−1個の偏差の制約によって自由に動く（自由に値を取る）ことができません．自由に値を取れるのはn−1個であるため自由度はn−1になります．**パターン2**の母平均μはあらかじめ決まった定数であり，X_1，X_2，…，X_nを使って直接求めるものではないのでこのような制約は起こらず，自由度はnのままなのです．実は標本分散（不偏分散）は偏差平方和を自由度（実質的に動ける偏差の数）で割った分散です．

標本サイズ n の場合に標本分散 $s^2 = SS/(n-1)$ ですから，$SS = (n-1) \times s^2$ です．よって，

$$W = \frac{SS}{\sigma^2} = \frac{(n-1) \times s^2}{\sigma^2}$$

が $\chi^2(n-1)$ に従います．面積 95％区間は，$\chi^2(n-1,\ 0.975) \leq W \leq \chi^2(n-1,\ 0.025)$ つまり，$\chi^2(n-1,\ 0.975) \leq (n-1) \times s^2/\sigma^2 \leq \chi^2(n-1,\ 0.025)$ あるいは $\chi^2(n-1,\ 0.975) \leq SS/\sigma^2 \leq \chi^2(n-1,\ 0.025)$ となります．

定数と変数の関係について整理をしておきます．$W = SS/\sigma^2$ は $\chi^2(n-1)$ に従います．$X_1, X_2, \cdots, X_n$ は変数であり，$\bar{X}$ も変数ですから $SS = (X_1 - \bar{X})^2 + (X_2 - \bar{X})^2 + \cdots + (X_n - \bar{X})^2$ も変数です．標本サイズ n は定数，母分散 σ^2 は推測の対象である未知の定数ですから，W は未知の定数（σ^2）を 1 つだけ含む関数であり，SS と σ^2 の関係を表しています．そのため，$\chi^2(n-1)$ の面積 95％区間を使って σ^2 に対する推論が可能になります．

なお，n が大きくなれば，s^2 は σ^2 にどんどん接近するので，s^2/σ^2 は 1 に近づきます．そのため $W = (n-1) \times s^2/\sigma^2$ は自由度 n-1 に近づきます．実は，χ^2 分布の平均値はその自由度に等しくなります．

▶ 母平均が未知でも既知でも標本分散は χ^2 分布に従います

パターン 4：母分散が未知のときの標本平均の標本分布—母平均の推測

母数がまったくわかっていないときに標本平均の標本分布を用いて母平均を推測する方法です．母分散が未知で標本平均から母平均の推測をする状況は，最も一般的であり重要です．標本平均 $\bar{X}$ の分布ですから基本は，

$$Z = \frac{\bar{X} - \mu}{\sigma/\sqrt{n}}$$

が標準正規分布 $N(0, 1^2)$ に従うことです．この場合，$\bar{X}$ は変数，標本サイズ n は定数，σ^2 も μ も未知の定数です．このままでは，未知母数が 2 つなので Z が計算できません．つまり，標本分布が確定せず推測ができません．

そこで母分散 σ^2 の "代用品" として標本分散 s^2 を使うことにします．**パターン 3** の母分散の推測では μ を $\bar{X}$ で代用しても標本分布の種類（χ^2 分布）自体には影響しませんでした．しかし，今回は違います．母分散 σ^2 を標本分散 s^2 で代用すると，$\bar{X}$ の分布はもはや標準正規分布ではなく **t 分布**という別の分布（とはいっても親戚みたいなもの）に従います．

$$T = \frac{\bar{X} - \mu}{s/\sqrt{n}} \quad （\sigma が s に変わっているので注意）$$

は自由度 n-1（n ではありません）の t 分布〔t (n-1) と表記〕に従います．分母の $s/\sqrt{n}$ が標本平均の標準誤差の "推定値" になります．なお，推定値とは推定量の実現値のことです．詳しくは 第10章 （推定）で解説します．標準誤差 $\sigma/\sqrt{n}$ において通常 σ は未知ですから，具体的に求まる $s/\sqrt{n}$ を標準誤差と記載しているテキストもあります．

この場合も，代用品に s^2（つまり標本平均 $\bar{X}$ が関係する統計量）を用いたので自由に動ける偏差が n-1 個になり，自由度が n-1 になっています．t 分布も自由度に応じて分布の外形は異なります（❼）．しかし，χ^2 分布ほど極端な変化はありません．t 分布に関しても関数自体の式は知らなくても，標準正規分布との比較で分布曲線がイメージできれば十分です．

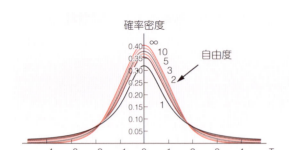

❼自由度の違うt分布
t分布は自由度によって形が異なります．標準正規分布を頂上から押しつぶしたような左右対称な形（平均値=0）です．自由度が小さいほど左右へ裾が伸びており，自由度が大きくなるにつれて分布曲線が立ち上がり，標準正規分布に近づきます．

t分布の性質

　t分布の性質について述べておきましょう．t分布は0を中心とした左右対称な分布であり（t分布の平均値は0），一見すると標準正規分布によく似ています．しかし，標準正規分布よりもt分布のほうが分布の頂点が低くなります．両者ともに曲線の下の面積（全確率）は1ですから，t分布のほうが標準正規分布よりも裾が高く長いことになります．標準正規分布を上から押しつぶしたような形であり，自由度が小さいほどつぶれ方は顕著です．逆に，自由度が大きくなるとともに分布が立ち上がり，自由度が∞になるとt分布は標準正規分布に一致します．自由度がある程度大きければt分布の面積95％区間の臨界値（境界の値）がt=±2前後に対応することがわかると思います．

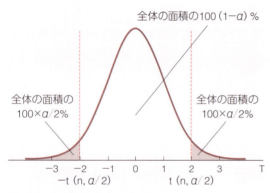

❽自由度nのt分布の両側確率
左右対称なt分布では両側確率を使います．

　t分布に関しても，自由度ごとに分布と確率を対応させた数値表があります．一般に，自由度nのt分布の両側確率（面積）が全体の面積（=1）の100α％（❽の色部分面積）になる値，つまり上側確率が100×α/2％になる値を本書ではt(n, α/2)と書くことにします（これまで同様に面積を表す部分の表記がテキストによって異なりますが，具体的な数値例で理解できれば十分です）．t分布の場合は正規分布と同じで左右対称なため両側確率で表示します（χ²分布の場合と表記が異なるので注意）．標本サイズn（自由度n-1）の場合の面積95％区間を求めるには，標準正規分布の場合と同様にα=0.05として，上側確率2.5％（左右対称なのでこれで両側確率5％になります）t(n-1, 0.025)が必要となります．下側2.5％点は-t(n-1, 0.025)になります．上側2.5％点をt分布の数値表かExcel関数で求めると，自由度10でt=2.23，自由度30でt=2.04，自由度∞でt=1.96（標準正規分布の値）になります．χ²値と逆で，自由度が大きくなるとt値は小さくなります（❾）．t(n-1)分布の面積95％区間は，$-t(n-1, 0.025) \leq T \leq t(n-1, 0.025)$となります．$T = (\overline{X} - \mu)/(s/\sqrt{n})$を変形して$\overline{X}$についての面積95％区間とすれば，

$$\mu - t(n-1, 0.025) \times \frac{s}{\sqrt{n}} \leq \overline{X} \leq \mu + t(n-1, 0.025) \times \frac{s}{\sqrt{n}}$$

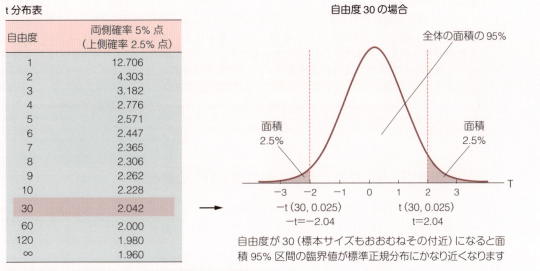

❾ t 分布表と自由度 30 の t 分布の面積 95% 区間

となります．

$$Z = \frac{\overline{X} - \mu}{\sigma/\sqrt{n}}$$

では $\overline{X}$ 以外の μ, σ, n は，既知か未知かはともかく，すべて定数です．つまり，Z の変動（変化）は分子の $\overline{X}$ だけによります．一方，

$$T = \frac{\overline{X} - \mu}{s/\sqrt{n}}$$

では分子の $\overline{X}$ だけでなく，分母の s も確率変数です．つまり，T の変動は $\overline{X}$ と s によって引き起こされます．よって，Z よりも T のほうがより標本変動が大きく，そのため t 分布のほうが標準正規分布よりもばらつきが大きく，裾が長くなります．標本分散 s^2 は n が小さいほど変動が大きい（5 で割るか 4 で割るかは大きな違いです）ので標準正規分布とのずれも大きくなります．これを反映して，n が小さいうちは標準正規分布に比べて面積 95% 区間の区間幅がかなり広くなります．

もう 1 つ大事なことは，t 分布は標本サイズ n だけに依存し，母数（σ）には依存しないことです．t 分布の形は自由度さえ与えれば一意的に決まります．

最後に，定数と変数の関係について整理しておきます．標本平均 $\overline{X}$ と標本分散 s^2 は変数，標本サイズ n は定数，母平均 μ は推測の対象である未知の定数です．T は未知の定数（μ）を 1 つだけ含む関数であり，$\overline{X}$, s^2 と μ の関係を表しています．この分布の面積 95% 区間を使って $\overline{X}$ から μ に対する推論が可能になります．

▶ 母分散が未知のときの標本平均の標本分布は t 分布に従います
▶ t 分布は標準正規分布を上から押しつぶして広げたような形です

参考　t分布の発見

実は，t分布が発見されるまでは，標準正規分布を使ってσの代わりにsを用いて母平均を推測していました．確かに，σの代わりにsを用いても，標本サイズnが大きいときには$(\overline{X}-\mu)/(s/\sqrt{n})$を正規分布とみなしても大きな問題はありませんでした．しかし，標本サイズが小さいときは正規分布とのずれが無視できません．小標本の推測の必要性からゴセット（ペンネームはstudent）がt分布を発見しました．ゴセットはギネスビール社で品質管理のために統計学の研究をしていました．t分布は小標本に対する推測の必要性から発見されました．この発見は統計学の歴史のなかでも特筆すべきものの1つとされます．

正規母集団の標本平均と標本分散の標本分布のまとめ

正規母集団の標本分布について❿に整理しました．推測対象となる未知母数，既知母数，統計量（変数）の関係をよく確認しましょう．この区別ができれば推測の道具はすっきりとします．

原則として，母平均μの推測には，$N(0, 1^2)$かt分布〔σをsで代用すると$N(0, 1^2)$からt分布に変わる〕を使い，母分散σ^2の推測にはいつでもχ^2分布（μを$\overline{X}$で代用しても分布は変わらず，自由度がnからn−1へと1下がる）を使います．

推測対象となる母数を赤丸で示しました．①，②を実際に用いることは少なく，③，④は，より一般的で利用範囲の広い推測です．①の場合だけ中心極限定理（あるいは再生性）により標本分布が正規分布という一般的な確率分布になりますが，χ^2分布とt分布は通常は標本分布専用の確率分布です．よって，母集団分布として考えているわけではありません．この区別はきちんとつけましょう．なお，②から④では具体的な標本分布の形は自由度つまり標本サイズによって異なります．

▶正規母集団の母数の推測に使う標本分布を整理しましょう

❿ 正規母集団における母数推測の基本パターン

パターン	未知母数	既知母数	統計量	標本分布
①	μ	σ^2	$Z=\dfrac{\overline{X}-\mu}{\dfrac{\sigma}{\sqrt{n}}}$	$N(0,1^2)$
②	σ^2	μ	$V=\dfrac{(X_1-\mu)^2+(X_2-\mu)^2+\cdots+(X_n-\mu)^2}{\sigma^2}$	$\chi^2(n)$
③	σ^2	なし	$W=\dfrac{(X_1-\overline{X})^2+(X_2-\overline{X})^2+\cdots+(X_n-\overline{X})^2}{\sigma^2}=\dfrac{(n-1)\times s^2}{\sigma^2}$	$\chi^2(n-1)$
④	μ	なし	$T=\dfrac{\overline{X}-\mu}{\dfrac{s}{\sqrt{n}}}$	$t(n-1)$

正規母集団$N(\mu, \sigma^2)$から抽出した大きさnの標本（n個の独立な確率変数$X_1, X_2, \cdots, X_n$）を考えています．
●は推測する対象となる未知の母数です．未知の母数が1つであることに注意してください．

標本比率の標本分布（二項分布の正規近似の応用）

標本比率ではベルヌーイ母集団を考えます．すでに述べたように（p107参照），確率pで1（成功）を取り，確率$1-p(=q)$で0（失敗）を取るベルヌーイ分布に従う確率変数X_1, X_2, …, X_nの和$X_1+X_2+\cdots+X_n=r$は二項分布（成功回数の分布）に従い，$E(r)=np$, $V(r)=npq$, $D(r)=\sqrt{npq}$になります（p93も参照）．二項分布は"回数"の分布ですので標本比率（n回のベルヌーイ試行の成功回数の平均値）として$\hat{p}=r/n$（＾はハットと読み，推定値に使います）を新たな確率変数と考えます．すると，期待値は$E(\hat{p})=E(r/n)=E(r)/n=np/n=p$, 分散は$V(\hat{p})=V(r/n)=V(r)/n^2=npq/n^2=pq/n$, 標準偏差は$D(\hat{p})=D(r/n)=\sqrt{pq/n}$（これが標本比率の標準誤差）です．$n$が大きくなれば$\hat{p}$の分散$pq/n$はどんどん小さくなり0に近づきます．$\hat{p}$の期待値は$p$ですから，$n$が大きくなると$\hat{p}$はいくらでも$p$に近くなります（大数の法則）．標本比率$\hat{p}$の標本分布は$n$が大きいときに近似的に正規分布$N(p, pq/n)$に従います．つまり，

$$Z = \frac{(\hat{p}-p)}{\sqrt{pq/n}}$$

は近似的に標準正規分布$N(0, 1^2)$に従います．よって，面積95%区間は$-1.96 \leq Z \{=(\hat{p}-p)/\sqrt{pq/n}\} \leq +1.96$です．このままでは，標準化変数$Z$の分子にも分母にも未知母数$p$を含むため，やや扱いが面倒です．そこで$n$が大きければ$\hat{p}$も$p$も大差がないとみなして，分母の$pq=p\times(1-p)$を$\hat{p}\times(1-\hat{p})$で置きかえて（近似して）しまいます．分子の$p$は推測の対象として残さないといけません．すると，面積95%区間は$-1.96 \leq (\hat{p}-p)/\sqrt{\hat{p}\times(1-\hat{p})/n} \leq +1.96$になります．$\sqrt{pq/n}$が標準誤差であり，$\sqrt{\hat{p}\times(1-\hat{p})/n}$がその推定値です．

たとえば，400人を調査して得られた視聴率が20%だとします．百分率（%）のまま比率の期待値や分散の式を用いても，最初に100倍された数値の標準偏差が100倍になるだけなのでまったく問題有りません（日常的にはこのほうが利用しやすいでしょう）．$\hat{p}=20\%$, $n=400$, （$1.96\fallingdotseq 2$）として，$-2 \leq (20-p)/\sqrt{(20\times80)/400} \leq +2 \Leftrightarrow -2 \leq (20-p)/2 \leq +2$つまり$16 \leq p \leq 24$が得られます．標準誤差の推定値は$\sqrt{(20\times80)/400}=2\%$です．

二項分布は離散型分布です．これを連続型の正規分布で近似するのですから，実用に際しては，nが小さい場合やpが0や1に近い場合は注意が必要です．

▶比率（ベルヌーイ試行の平均値）の標本分布はnが大きければ正規分布に従います

標準誤差に基づく標本サイズの見積もり

比率の標準誤差の式を利用すれば，母比率を推定する場合に，標準誤差を一定の値以下に抑えるのに必要な標本サイズを見積もれます．たとえば，比率pの標準誤差を0.05（=1/20）以下にするのに必要な標本サイズは$\sqrt{pq/n}=\sqrt{p\times(1-p)/n}\leq 0.05 = 1/20$とし，2乗すれば$p(1-p)/n \leq 1/400 \Leftrightarrow 400p(1-p)\leq n$となります．このとき$p(1-p)$は$p=1/2$（放物線の頂点）で最大になるので$n=400\times 1/2\times 1/2=100$となり，標本サイズを100以上と

すれば標準誤差は0.05以下に抑えられることになります．なお，これは最低必要な標本サイズであることに注意してください．実際には，区間推定の考え方を利用してより詳しく標本サイズを見積もることができます（p175参照）が，基本的な考え方として知っておくとよいでしょう．

▶標準誤差は標本サイズの見積もりに利用できます

正規母集団の2標本問題

成人男性と成人女性の身長の分布を比較すると，その母集団分布には大きな差があることが予想されます．この場合，今までのように1つの正規母集団から標本を抽出したと仮定することは適切ではありません．このように，明らかに異なる2種類の標本による2母集団の比較を扱う問題を2標本問題といいます．2標本問題では，2つの正規母集団から別々に標本を抽出したと考えます．この場合，実際の調査でのデータ入手先の個数と想定する母集団の数（あるいは標本の数）は区別して考えてください．1回の調査では通常は男女を一緒にサンプリングしますが，あくまでも理論的には2つの異なる母集団から別々に抽出した標本だと考えます．

独立な2群の標本平均の差の標本分布（対応がない場合の母平均の差の推測）

2標本問題では，2つの母平均の差を分析することが最も一般的なテーマです．たとえば身長の男女差の問題を考えてみましょう．このとき，仮に同数の男女がいても，男女のペアを考えるのではなく，あくまでも男性全体と女性全体で身長の平均値に差があるかを問題としています．平均値の差を考える場合に，用いる分布（平均値ですから正規分布かt分布）の対称性を考えれば引く順序は気にする必要がありません．

母集団分布 $N(\mu_1, \sigma_1^2)$ の正規母集団から標本サイズmの第1の標本 $X_1, X_2, \cdots, X_m$ を，母集団分布 $N(\mu_2, \sigma_2^2)$ の正規母集団から標本サイズnの第2の標本 $Y_1, Y_2, \cdots, Y_n$ を，それぞれ"独立に"抽出したとします．$\overline{X} = (X_1 + X_2 + \cdots + X_m)/m$，$\overline{Y} = (Y_1 + Y_2 + \cdots + Y_n)/n$ の差 $\overline{X} - \overline{Y}$ の標本分布を考えます．その際，$\overline{X}$，$\overline{Y}$ のばらつきを考慮しないといけません（⓫）．記述統計で述べたように，2つの平均値の比較は，それぞれのばらつき具合の違いによって意味合いが異なります（第4章の⓰参照）．2つの集団の平均値の違いを考える場合には仮に2つの集団

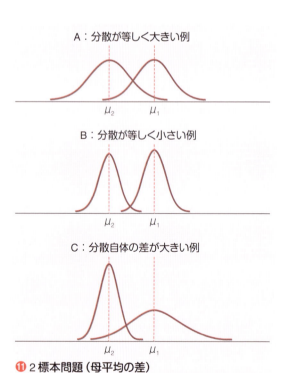

⓫ 2標本問題（母平均の差）
母平均の比較をする場合には，母分散について検討しなければ正しい判断はできません．第4章の⓰も参照してください．

のばらつきが等しくても，ばらつき自体が大きい場合（**A**）には，ある程度の差は頻繁に生じますが，ばらつきが小さい場合（**B**）にはこれと同じ程度の差はめったに生じません．2標本問題では，①母分散 σ_1^2，σ_2^2 が既知の場合，②母分散 σ_1^2，σ_2^2 は未知であるが等しいとみなせる場合，③母分散 σ_1^2，σ_2^2 が未知でありしかも等しいとはいえない場合，の3通りに分けて考えます．

母分散が既知の場合

　実際には母分散が既知であることは少ないですが，理論的な基本として説明します．$\overline{X}$ の分布が $N(\mu_1, \sigma_1^2/m)$ に従い，$\overline{Y}$ の分布が $N(\mu_2, \sigma_2^2/n)$ に従うとします．$\overline{X}$ と $\overline{Y}$ が独立ですから，$\overline{X} - \overline{Y}$ の分布は，正規分布の再生性により $N(\mu_1 - \mu_2, \sigma_1^2/m + \sigma_2^2/n)$ となります．平均値は差ですが，分散は和になることに注意しましょう（p100, 104 参照）．標準化すれば，

$$Z = \frac{(\overline{X} - \overline{Y}) - (\mu_1 - \mu_2)}{\sqrt{\sigma_1^2/m + \sigma_2^2/n}}$$

が標準正規分布 $N(0, 1^2)$ に従います．一見複雑にみえますが，平均値の差を新たな確率変数とみなして，分母が全体の標準偏差であると考えれば $Z = (X - \mu)/\sigma$ の一般式と同じ形です．

▶母分散が既知であれば標本平均の差は標準正規分布に従います

参考　母分散が未知で大標本の場合

　大標本の場合には，σ_1^2 および σ_2^2 の代わりに標本分散 s_1^2 と s_2^2 を用いて $\sigma^2 = \sigma_1^2/m + \sigma_2^2/n$ の代わりに（正しくは推定値といいます．p162参照）$s^2 = s_1^2/m + s_2^2/n$ とし，$Z = \{(\overline{X} - \overline{Y}) - (\mu_1 - \mu_2)\}/\sqrt{s_1^2/m + s_2^2/n}$ が近似的に $N(0, 1^2)$ に従うことを利用する方法を解説しているテキストもあります．大標本の明確な定義はありませんが，m, n ともに 25 以上（あるいは 30 以上）であれば，大標本として扱えるとされます．

母分散は未知であるが等しいとみなせる場合

　理論的な説明をするうえで最も重要な状況設定です．母分散は未知ですが，事前に等しい（実際には，完全に同じ大きさということではなく"等しくないとはいえない"程度の意味）ことがわかっており $\sigma_1^2 = \sigma_2^2 = \sigma^2$ と仮定できる場合です．実際に，母分散が等しいことが多いというのではなく，数学的な扱いが比較的単純だからこのような仮定をするわけです．

　$\overline{X} - \overline{Y}$ の分布は $N(\mu_1 - \mu_2, \sigma^2/m + \sigma^2/n)$ です．標準化すると，

$$Z = \frac{(\overline{X} - \overline{Y}) - (\mu_1 - \mu_2)}{\sqrt{\sigma^2/m + \sigma^2/n}} = \frac{(\overline{X} - \overline{Y}) - (\mu_1 - \mu_2)}{\sigma\sqrt{1/m + 1/n}}$$

は $N(0, 1^2)$ に従います．しかし，σ^2 は未知ですから，1標本の場合と同じに標本分散 s^2 を母分散の代用品とします．そこで，母分散が共通の2つの標本を合併した集団から，**合併した分散** pooled variance を考えます〔pool は，ためる（プールする）の意味〕．合併した分散（s_p と表記）の求め方は，

$$s_p^2 = \frac{SS_1 + SS_2}{(m-1) + (n-1)} = \frac{(m-1)s_1^2 + (n-1)s_2^2}{m + n - 2}$$

です．ここで SS_1 と SS_2 はそれぞれ2つの変数 X と Y の偏差平方和 $SS_1 = (X_1 - \overline{X})^2 + (X_2$

$-\overline{X})^2 + \cdots + (X_m - \overline{X})^2$, $SS_2 = (Y_1 - \overline{Y})^2 + (Y_2 - \overline{Y})^2 + \cdots + (Y_n - \overline{Y})^2$ です．s_1^2 と s_2^2 はそれぞれの標本の標本分散です〔$s_1^2 = SS_1/(m-1)$, $s_2^2 = SS_2/(n-1)$〕．式に書くと複雑に感じられますが，合併した分散＝2つの標本の"（偏差平方和の和）/（自由度の和）"，つまり加重平均と考えれば理解しやすいでしょう．参考までに，この合併した分散 s_p^2 では，$(m+n-2)s_p^2/\sigma^2$ が自由度 $m+n-2$ の χ^2 分布，つまり $\chi^2(m+n-2)$ に従います．

σ を s に変えると分布は標準正規分布から t 分布に変わります．よって，

$$T = \frac{(\overline{X} - \overline{Y}) - (\mu_1 - \mu_2)}{s_p\sqrt{1/m + 1/n}}$$

は自由度 $m+n-2$ の t 分布 $t(m+n-2)$ に従います（X, Y それぞれで1つずつ偏差の制約があるから合計で自由度が2減ります）．ただし，

$$s_p = \sqrt{\frac{(m-1)s_1^2 + (n-1)s_2^2}{m+n-2}}$$

です．よって，面積95％区間は $-t(m+n-2, 0.025) \leq T \leq t(m+n-2, 0.025)$ となります．これを $\overline{X} - \overline{Y}$ についての面積95％区間とすれば，

$$(\mu_1 - \mu_2) - t(m+n-2, 0.025) \times s_p\sqrt{1/m + 1/n}$$
$$\leq \overline{X} - \overline{Y} \leq (\mu_1 - \mu_2) + t(m+n-2, 0.025) \times s_p\sqrt{1/m + 1/n}$$

となります．これらの式も，一見複雑ですが標本平均の差を D，母平均の差を d，$\sqrt{1/m + 1/n} = \sqrt{1/k}$ とおけば，結局は $T = (D-d)/(s_p/\sqrt{k})$ となり1標本の t 分布と同じ式の形です．実際には m, n ともに30以上であれば標準正規分布とみなしても大きな問題はないとされます．

▶母分散が未知で等しければ標本平均の差は t 分布に従います

母分散が未知であり等しいとはいえない場合

この場合には，2つの母集団の分散 σ_1^2 と σ_2^2 を推定して $\overline{X} - \overline{Y}$ の分布を求める必要がありますが，どのように工夫しても σ_1^2 や σ_2^2 を除いた統計量が作れず，$\overline{X} - \overline{Y}$ の正確な標本分布も求められません．**ウェルチの近似法**という t 分布への複雑な近似が有名ですが，そもそもが推測に向かない状況だということに注意してください．ばらつきがまったく違う2つの集団の母平均を比較する前にヒストグラムを比較してデータの特徴を再検討したほうがよいはずです．統計解析ソフトを用いれば，推測（推定と検定）の結果だけは出ますのでこうした基本的な点はほとんど検討しないままに終わります．数値を得ることが目的なのか，現象の理解に努めることが目的なのかをはっきりとしないといけません．

▶母分散が等しくない場合は標本平均の差は積極的に検討しないほうが無難です

正規母集団の標本分散の比の標本分布（F 分布）

標本平均の差 $\overline{X} - \overline{Y}$ の分布を求める際に，2つの母集団分布の分散 σ_1^2, σ_2^2 が等しいかどうかによって分布を求める方法が異なっています．σ_1^2 と σ_2^2 の大きさの違いを知るには，実際に引き算をするよりも，2つの標本分散 s_1^2, s_2^2 の相対的な大きさ，つまり比 s_1^2/s_2^2 について知るほうが計算が簡単です．なぜなら，s_1^2/s_2^2 が1に近ければ，母集団においても $\sigma_1^2/\sigma_2^2 = 1$（等分散）であることが期待できるからです．

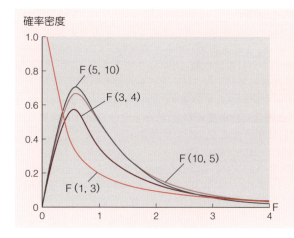

⓬ 自由度の違う F 分布
F 分布は自由度を 2 つもつ左右非対称な分布であり，2 つの標本分散の比較や分散分析などに用います．F＝1 付近に分布の中心があります．

そこで新たな標本分布を考えます．独立な 2 つの標本分散は独立に χ^2 分布に従うから，χ^2 分布に従う確率変数の比の確率分布が必要になります．それが **F 分布**です．F は近代統計学の祖であるフィッシャー Fisher に由来します．

自由度 m, n の χ^2 分布に従う独立な 2 つの確率変数 χ_1^2, χ_2^2 があるとき，

$$F = \frac{\chi_1^2/m}{\chi_2^2/n}$$

は 1 つの確率変数となります．その確率分布は自由度 (m, n) の F 分布といい，F (m, n) で表します．分子の自由度 m を第 1 自由度，分母の自由度 n を第 2 自由度といい，それぞれの標本サイズに依存します．

実用では，標本分散を用いることになります．p138 で述べたように，$(m-1)s_1^2/\sigma_1^2$ は $\chi^2(m-1)$ に従い，$(n-1)s_2^2/\sigma_2^2$ は $\chi^2(n-1)$ に従います．また s_1^2 と s_2^2 は互いに独立です．よって，F 分布の定義より，

$$F = \frac{\{(m-1) \times s_1^2/\sigma_1^2\}/(m-1)}{\{(n-1) \times s_2^2/\sigma_2^2\}/(n-1)} = \frac{s_1^2/\sigma_1^2}{s_2^2/\sigma_2^2}$$

は自由度 (m-1, n-1) の F 分布 F (m-1, n-1) に従います．分散では，"標本分散/母分散" が基本的なずれの指標になっていることを確認しましょう．2 つの母分散が等しいときは，$\sigma_1^2 = \sigma_2^2$ とおけば，F 分布は標本分散比 $F = s_1^2/s_2^2$ の標本分布となります．

F 分布のグラフの形も自由度に応じて異なります（⓬）．$\chi^2(n)$ の平均値が n（自由度と平均値が等しい）であることを考えると，F 分布では分子（χ_1^2/m），分母（χ_2^2/n）ともに平均値は 1 ですから，その割り算である F 分布も F＝1 付近の正の範囲（分散の比ですから負にはなりません）でばらつくことがわかるでしょう．この値が 1 から大きく外れる場合には，母分散も等しくないことが予想されます．

F 分布は分散分析（p80 参照）などでも多用され，確率分布（上側確率など）が詳細に調べられています．基本レベルをやや超えるので本書では F 分布の性質などは省略します．

▶ 標本分散の比は F 分布に従います

参考 標準正規分布・χ^2分布・t分布・F分布の関係

χ^2分布が標準正規分布の平方和の分布であったことを思い出しましょう。正規母集団$N(\mu, \sigma^2)$から抽出した大きさnの標本$X_1, X_2, \cdots, X_n$を考えます。すると$W=(n-1) \times s^2/\sigma^2$は自由度n−1の$\chi^2$分布に従います。いま、$\chi^2$分布をその自由度で割ってルートをとると、$\sqrt{W/(n-1)} = s/\sigma$になります。これは、標本標準偏差と母標準偏差のずれ（比）と考えられます。

実はt分布は、標準正規分布とχ^2分布を使って定義されています。自由度nのt分布t(n)は分子が標準正規分布をする変数Z、分母はこれと独立で自由度nのχ^2分布をその自由度nで割った式のルートで表される変数として定義されています。つまり、$Z/\sqrt{W/n}$がt(n)に従います（正規分布に自由度はありません）。わかりにくければ、$t(n) = N(0, 1)/\sqrt{\chi^2(n)/n}$と考えてもよいでしょう。そして、t分布の自由度が$\chi^2$分布の自由度そのものであることもわかります。

自由度をn−1にして考えれば$Z/\sqrt{W/(n-1)}$はt(n−1)に従います。ですから標本サイズがnのとき、分子を$Z = (\overline{X} - \mu)/(\sigma/\sqrt{n})$、分母を$\sqrt{W/(n-1)} = s/\sigma$とすれば、

$$\frac{(\overline{X} - \mu)/(\sigma/\sqrt{n})}{s/\sigma} = \frac{\overline{X} - \mu}{s/\sqrt{n}}$$

はt(n−1)に従うことになります。つまり統計量ZとWを用いて邪魔な未知の定数σを約分して取り除いたことになります。左辺は標本平均と母平均のずれ（差）を標準誤差で調整したもの（分子）を、標本標準偏差と母標準偏差のずれ（分母）で割った式です。分子と分母が互いに独立であるというのは$\overline{X}$とs^2が互いに独立であることにほかなりません。さらに$Z/\sqrt{W/n}$がt(n)に従うこと、標準正規分布の2乗が自由度1のχ^2分布であることを用いると、tが自由度nのt分布に従うときにt^2がF(1, n)に従うことがわかります。数式的イメージとしては$\{t(n)\}^2 = \{N(0, 1)\}^2/\{\chi^2(n)/n\} = \{\chi^2(1)/1\}/\{\chi^2(n)/n\} = F(1, n)$となります。

少し数学的な説明が難しかったかもしれませんが、ここではχ^2分布・t分布・F分布が標準正規分布から導かれる標本分布であり相互に関係している（というよりもそのように定義づけて理論を展開している）ことがわかれば十分です。

正規母集団で対応のある場合の平均値の差（前後比較）

正規母集団について、たとえば、講義前と講義後で同じ個人の得点がどのように変化したかを調べることがあります。このような場合を"対応がある"といいます。通常の独立な2標本は"対応がない"場合です。ここでは同一個人の例で説明しますが、"対応"は個人の前後だけでなく、あらかじめ組んだ2人のペアの場合でも考え方は同じです。

一般に、標本サイズnの対応のある2群を$X_1, X_2, \cdots, X_n$と$Y_1, Y_2, \cdots, Y_n$とします。両群の標本サイズが等しいことに注意してください。この場合は、同一個人における変化を問題にしていますから、X_1とY_1は同じ個人の2回の観測値を意味します。i番目の得点差、$D_i = X_i - Y_i$自体に意味があり、確率変数の平均値の性質から$\overline{D} = \overline{X} - \overline{Y}$が成立します。再生性により正規分布の差も正規分布ですから得点差D_iが(μ_D, σ_D^2)の正規分布に従うと考えれば、$\overline{D}$の標本分布は正規分布の再生性あるいは中心極限定理により$N(\mu_D, \sigma_D^2/n)$に従います。標準化すれば、

$$Z = \frac{\overline{D} - \mu_D}{\sigma_D/\sqrt{n}}$$

は$N(0, 1^2)$に従います。σ_Dは通常未知ですから差の標本標準偏差s_Dで代用すれば、

$$T = \frac{\overline{D} - \mu_D}{s_D/\sqrt{n}}$$

がt(n−1)に従うことになります。対応のある2群の平均値の差は2標本を比較している

ようにみえますが，実質的には得点差という確率変数の 1 標本の平均値に関する問題です．"2 人"がペアの場合に 2 つの母集団と誤解しやすいので注意しましょう．

▶対応のある 2 群の平均値の差はペアの差を変数と考えれば 1 群の平均値です

平均値に関する推測のまとめ—標準化と面積 95%区間

すでに述べたように，標本分布の標準偏差を標準誤差といいます．よって，標本分布における標準化というのは一般には，

$$標準化変数 = \frac{統計量 - 標本分布の平均値}{標準誤差}$$

という変形になります．広い意味で標本平均に関する標本分布の平均値は母平均に関係するので，これを母数と考えれば，統計量と母数の差（この差は標本誤差と考えても同じです）を標準誤差で割るイメージです．これを，簡単に $Z=(S-P)/SE$ と表しておきます．S は統計量，P は母数，SE は標準誤差の略です．広い意味で平均値に関する推測ではすべてこの関係式を用います．この点を意識しながら，これまでの解説を整理するとよいと思います．

面積 95%区間は，標準化したままであれば $-1.96 \leq (S-P)/SE \leq +1.96$ になり，統計量 S の範囲で考えれば $P - 1.96 \times SE \leq S \leq P + 1.96 \times SE$ の形となります．母分散未知の場合に標本分散で代用した T であれば 1.96 が t（自由度, 0.025）に変わるだけです（自由度は推測のテーマによって異なります）．以上の結果をまとめて❸に示しますのでワンパターンな仕組みを理解しましょう．

▶平均値に関係する標本分布の標準化と面積 95%区間は統一的に理解できます

参考　標本サイズと t 値の関係

標本サイズが無限大になれば面積 95%区間の t 値は t=1.96 となり標準正規分布と同じになります．それでは，逆に面積 95%区間の t 値が 2 程度になる標本サイズはどれくらいなのかを考えてみます．t 値の数表を見ると，標本サイズ（調査対象数）が 25 人の場合（自由度 24）は面積 95%区間の t 値は t=2.064 となり，30 人の場合（自由度 29）は t=2.045 となります．30 人程度のデータを集めると四捨五入しておよそ t=2 となり，正規分布ともかなり近くなります（❾参照）．

さまざまな確率分布（母集団分布と標本分布）の関係

これまでに，いろいろな確率分布について述べてきました．その関係を❹にまとめましたので流れを追って理解しましょう．これらの区別をきちんとつけることは統計学の基本を習得するうえで有用です．正規分布は母集団分布として仮定されます．ベルヌーイ分布も母集団分布（確率モデル）として仮定されます．二項分布はベルヌーイ試行を繰り返した時の観測値の和であり，比率の問題では標本分布として重要です．n が大きければ中心極限定理により正規分布に近づきます．χ^2 分布，t 分布，F 分布は正規母集団における母数推測のための標本分布であり，いずれも標準正規分布を出発点とします．これらは母集団分布として考えているわけではないですから間違えてはいけません．ベルヌーイ分布と二項分布が離散型

⓭ 広い意味で平均値に関する推測の基本的な類似構造

推測項目	条件	統計量 S	母数 P	分散 SE^2	標準誤差 SE	標準化変数 (Z) ないし類似の統計量 (T)　　$Z=\dfrac{S-P}{SE}$
母平均	母分散既知	$\overline{X}$	μ	$\dfrac{\sigma^2}{n}$	$\dfrac{\sigma}{\sqrt{n}}$	$Z=\dfrac{\overline{X}-\mu}{\dfrac{\sigma}{\sqrt{n}}}$
	母分散未知	$\overline{X}$	μ	$\dfrac{s^2}{n}$	$\dfrac{s}{\sqrt{n}}$	$T=\dfrac{\overline{X}-\mu}{\dfrac{s}{\sqrt{n}}}$
母比率	成功回数	r	np	npq	$\sqrt{npq}$ *	$Z=\dfrac{r-np}{\sqrt{npq}}$
	成功比率	$\dfrac{r}{n}$	p	$\dfrac{pq}{n}$	$\sqrt{\dfrac{pq}{n}}$ *	$Z=\dfrac{\dfrac{r}{n}-p}{\sqrt{\dfrac{pq}{n}}}=\dfrac{\hat{p}-p}{\sqrt{\dfrac{pq}{n}}}$
独立2標本の母平均の差	母分散既知	$\overline{X}-\overline{Y}$	$\mu_1-\mu_2$	$\dfrac{\sigma_1^2}{m}+\dfrac{\sigma_2^2}{n}$	$\sqrt{\dfrac{\sigma_1^2}{m}+\dfrac{\sigma_2^2}{n}}$	$Z=\dfrac{(\overline{X}-\overline{Y})-(\mu_1-\mu_2)}{\sqrt{\dfrac{\sigma_1^2}{m}+\dfrac{\sigma_2^2}{n}}}$
	母分散未知（等母分散）	$\overline{X}-\overline{Y}$	$\mu_1-\mu_2$	$s_p^2\left(\dfrac{1}{m}+\dfrac{1}{n}\right)$	$s_p\sqrt{\dfrac{1}{m}+\dfrac{1}{n}}$	$T=\dfrac{(\overline{X}-\overline{Y})-(\mu_1-\mu_2)}{s_p\sqrt{\dfrac{1}{m}+\dfrac{1}{n}}}$ ただし $\left(s_p=\sqrt{\dfrac{(m-1)s_1^2+(n-1)s_2^2}{m+n-2}}\right)$
対応のある2標本の母平均の差	母分散既知	$\overline{D}=\overline{X}-\overline{Y}$	μ_D	$\dfrac{\sigma_D^2}{n}$	$\dfrac{\sigma_D}{\sqrt{n}}$	$Z=\dfrac{\overline{D}-\mu_D}{\dfrac{\sigma_D}{\sqrt{n}}}$
	母分散未知	$\overline{D}=\overline{X}-\overline{Y}$	μ_D	$\dfrac{s_D^2}{n}$	$\dfrac{s_D}{\sqrt{n}}$	$T=\dfrac{\overline{D}-\mu_D}{\dfrac{s_D}{\sqrt{n}}}$

*：p を $\hat{p}\left(=\dfrac{r}{n}\right)$ で，$q=1-p$ を $1-\hat{p}$ で近似すると推定値になります．母分散未知の場合（T統計量）の標準誤差は推定値です．推定値に関する解説は p162 も参照してください．

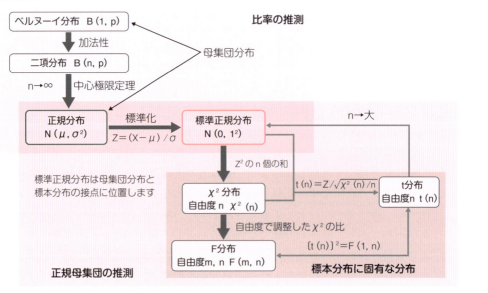

⓮ さまざまな母集団分布と標本分布の関係

の分布であり，他が連続型の分布です．

▶さまざまな確率分布の関係を系統的に理解しましょう

量的な 2 変数の関係の推測

　実際には，同一個体について 2 種類の変数を同時に観察する（たとえば，身長と体重の関係など）ことはよくあります．すでに相関係数や回帰係数について述べましたが，その標本分布を求めることは難しいので本書では扱いません．基本レベルでは相関係数や回帰係数の推測は結果だけを学べば十分でしょう．

第3部　推測統計への準備

推定と検定を具体的に考えてみる

Point

1. 推定と検定の理論は抽象的で理解しにくいものです．発想を変えて，母集団分布が既知の場合に区間推定や検定で何を検証しているのかを具体的にイメージしてみます．また，区間推定と検定の基本的な関係を理解します．
2. 統計量の分布（標本分布）をもとに母数としてありえる値の存在範囲を確率的に予想するのが区間推定です．この存在範囲の値を母数がありえる範囲の値として採択し，この範囲から外れた値をありえない範囲の値として棄却する二者択一の"判断"を下すのが検定（両側検定）です．両者とも統計量の実現値を使った母数に対する推測であり，同じ状況を別の視点から見たものです．
3. 統計的な推測（95%信頼区間や有意水準5%）では，推測のばらつき（標準誤差）の大小ではなく，数多く推測を繰り返した場合に結果を間違える確率（割合）を問題にしています．1回ごとの推測結果は正しいか正しくないかのいずれか1つです．信頼度95%は危険率（有意水準）5%の裏返しです．
4. 標本調査は通常1回しか実施せず，その結果をもとにさまざまな推測がなされます．しかし，標本調査は，"たまたま行われた1回の調査"とみなすのが推測統計の基本的な考え方です．推測にはつねに間違いが起こりうることを理解し，手元のデータ（標本データの実現値）から得られた推測結果を絶対視しないようにしましょう．

母集団分布が既知の場合を考えてみる（発想の転換）

第10章から推定と検定という具体的な推測方法を解説します．内容的にはこれまでの説明の応用です．しかし，多くのテキストでは話が抽象的になりすぎています．そこで，第10章への序章として具体的なイメージをつかんでおきましょう．推測統計を理解しにくくしている理由の1つは母集団が未知（仮想的）だからです．そこで，仮に母集団（分布）が明らかならどうなのかを考えてみましょう．実際に，人口動態統計などほぼ全数調査に近い状況では母集団が明らかになりえます．

▶抽象的なことを理解する場合は，具体的・極端な場合に置きかえて考えましょう

問題設定

ある看護大学で統計学の実習を行いました．教員は成人女性の身長が母平均 $\mu = 160$ cm，母標準偏差 $\sigma = 10$ cm の正規分布に従うことを知っています（計算しやすさの都合で現状よりやや大きな値に設定しています）．しかし，学生には母標準偏差だけを知らせ，母平均を推測させます（母分散既知の母平均推測）．班ごとに標本調査を計画し，成人女性100人を無作為抽出しました．

区間推定—母平均のありそうな区間を求める

基本的な考え方 母集団を $N(\mu, \sigma^2)$ に従う正規分布とします．この場合，中心極限定理によれば $\overline{X}$ は $N(\mu, \sigma^2/n)$ に従います．学生はこれを使って母平均の存在範囲を考えるでしょう．この問題では $\sigma = 10$ cm, $n = 100$ 人が与えられています．$\overline{X}$ は平均値 μ (教員は 160 cm と知っていますが，学生にとっては未知の定数)，標準誤差 $\sigma/\sqrt{n} = 10/\sqrt{100} = 10/10 = 1$ cm の正規分布に従います．よって，$\overline{X}$ の標本分布の面積95%区間(平均値 ± 2 標準誤差)の知識から，$\mu - 2 \leq \overline{X} \leq \mu + 2$ が成り立ちます（p134参照）．この式は，μ を中央にもってくれば $\overline{X} - 2 \leq \mu \leq \overline{X} + 2$ となります（❶）（この式は後でも使います）．見てわかるように，結果的には $\overline{X}$ と μ の位置を入れかえたことになります．$\overline{X}$ の実現値 $\overline{x}$ を代入すれば，μ の範囲が具体的に定まります．これを，母平均 μ の **95%信頼区間** といいます．簡単に理解するには，$\overline{X}$ が μ に等しいと考えて（事実，中心極限定理によれば n が大きくなると $\overline{X}$ は μ に近づきます），その値から標準誤差の 2 倍を ± した区間と考えればよいでしょう．統計量（標本分布）を中心に考えて，母平均の ±2 標準誤差範囲（幅 4 cm）内に標本平均（の実現値）があるということは，"統計量と母数の立場を入れかえると" 標本平均の実現値の ±2 標準誤差範囲（幅 4 cm）内に母平均があるのと同じことです（❷）．この点をまず理解しましょう．

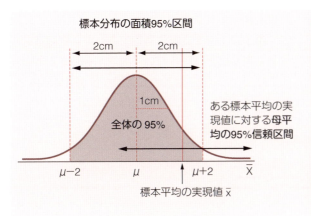

標本分布の面積95%区間

❶面積95%区間と95%信頼区間の関係

標本分布の面積 95% 区間 $\mu - 2 \leq \overline{X} \leq \mu + 2$：標本分布は統計量（標本平均 $\overline{X}$）の分布です．面積 95% 区間に標本平均の 95% が存在します．統計量は変数であり母数（母平均 μ）は定数です．母平均は 1 つの確定した値であっても未知（推測の対象）です．

母平均の 95% 信頼区間 $\overline{X} - 2 \leq \mu \leq \overline{X} + 2$：標本平均からみた母平均の存在範囲を 95% 信頼区間といいます．標本平均は確率変数ですから区間が変動し，母平均の存在範囲は確定しません．標本平均の実現値 $\overline{x}$ が得られると図のように 95% 信頼区間が 1 つ確定します．標本平均の実現値を左右にずらしていくといろいろな実現値に対する 95% 信頼区間がイメージできるでしょう．

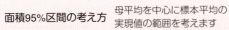

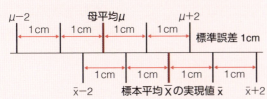

❷母平均と標本平均実現値の相対的な位置関係
母平均の ±2 標準誤差（4cm）範囲内に標本平均の実現値があるということは "立場を入れかえると" 標本平均の実現値の ±2 標準誤差（4cm）範囲内に母平均があるのと同じことです．中心極限定理によれば n が大きくなるにつれて $\overline{X}$ が μ に近づきます 一般に確率変数の実現値は小文字で表します．

解説　第1班では，身長の標本平均 $\overline{X}$ を計算した結果 157 cm でした．この場合，$\overline{X}$ の実現値 $\overline{x}=157$ とすれば，$157-2 \leq \mu \leq 157+2$ であり，母平均は 155 cm 以上 159 cm 以下と推測することになります（❸）（端点になる確率は 0 ですから，以下や未満の区別は深く気にしなくてよいです）．しかし，実際の母平均は 160 cm であり，この推測は間違っています（身長を低めに評価しています）．

母平均の存在しそうな区間を推測するのが**区間推定**という考え方です．面積 95% 区間（$\mu-2 \leq \overline{X} \leq \mu+2$）は $\overline{X}$ に対するものですが，区間推定（$\overline{X}-2 \leq \mu \leq \overline{X}+2$）は μ に対する推測です．区間推定では，主役（不等式の中央）が統計量（標本平均）から母数（母平均）に変わっています．区間の両端が，未知の母数から統計量（実際に標本調査が行われれば統計量の実現値である具体的な値）に変わったとみてもよいでしょう．

第2班での計算結果は 159 cm でした．この場合，$\overline{x}=159$ とすれば，$159-2 \leq \mu \leq 159+2$ であり，母平均は 157 cm 以上 161 cm 以下と推測することになります．この推測は母平均 160 cm を含むので正しいことになります．

第3班での計算結果は 163 cm でした．この場合，$\overline{x}=163$ とすれば，$163-2 \leq \mu \leq 163+2$ であり，母平均は 161 cm 以上 165 cm 以下と推測されます．しかし，実際の母平均は 160 cm ですからこの推測は間違っています（身長を高めに評価しています）（❹）．

以上の結果から区間推定について 2 つの重要な事実がわかります．

第1に，たとえ無作為抽出をしても推測は必ずしも正しいとは限らない（間違えもある）ということです．いざ，調査の具体的な値が出てくると，

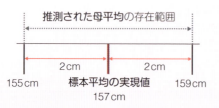

❸ 第1班の推測結果（95%信頼区間）
学生は母平均を知らないため標本平均の実現値を頼りに母平均の推測を行うしかありません．

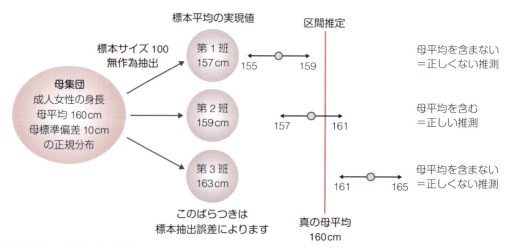

❹ 区間推定の結果とその解釈
無作為抽出をしても標本はばらつくので区間推定の結果も異なります．つまり，推測を間違える可能性があります．1回の調査結果は正しいか正しくないかであり，確率的な問題ではありません．

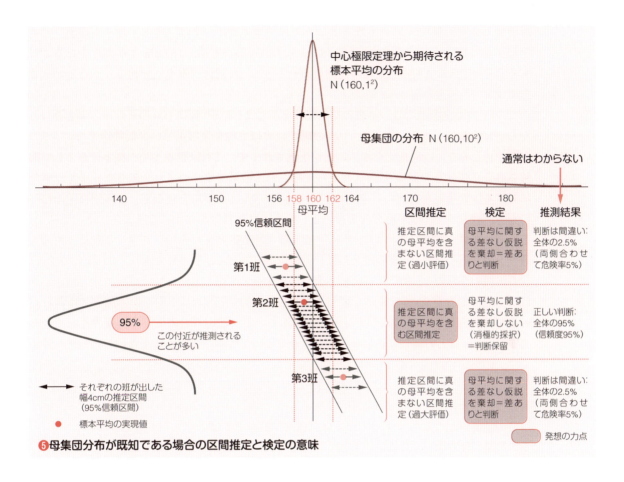

❺ 母集団分布が既知である場合の区間推定と検定の意味

思考回路が標本データ中心になり，この当たり前の事実が見落とされがちです．

　第2に，現実の標本が得られた場合に，母集団に対する推測の結果は"正しいか・正しくないか"のいずれか1つです．第1班と第3班の推測は"正しくない"．つまり，確率的な問題ではありません．この点は非常に誤解されています．95%信頼区間という考え方の理解しにくさ（面積95%区間との混同）が誤解をまねく原因です．

　このように面積95%区間をもとに区間推定を繰り返した結果は，❺に示すように身長の大きさという物差しのうえで幅4 cm（その中央が標本平均）の区間を左から右に向かって移動するイメージとなります．母平均の過小評価，正しい評価，過大評価というゾーンが識別されます．大半（95%）は正しい評価を下していると期待できます．

　母平均の推測はたとえ幅をもたせて行っても，その結果は正しいか，正しくないかのいずれか1つです．それでは，区間推定の結果はどのように解釈すればよいのでしょうか．中心極限定理が示すとおりの理想的な調査結果になっていれば，標本平均の期待値は母平均に一致します．よって，標本平均をもとにした母平均の推測に対して期待されることは，平均値が160 cm，標準誤差が1 cmになることです．

　この場合には，標準正規分布の面積95%区間を用いて考えれば，調査回数を増やせば増やすほど $n = 100$ の標本調査の結果から，母平均160 cmが幅4 cmの推定区間に含まれる

可能性（確率）が95%に近くなるということです．逆にいえば，標本平均の実現値（これを母平均の推定値といいます）が158 cm未満になることや，162 cmより大きくなることもそれぞれ2.5%（下側と上側の両側合わせて5%）の割合（確率）で起こりうるということです．

この例では，典型的な3つの班の結果だけを示しましたが，仮に100の班が同じ調査を行ったらどうなるでしょう．だいたい95の班が真の母平均を含む正しい区間推定を行い，5つの班が正しくない区間推定をすることが予測されます．これは標本平均の標本分布として期待される正規分布の面積95%区間から予測される結果です．つまり，限りなく多く母平均に対する区間推定を行ったとすれば，そのうち95%は母平均を含む正しい区間推定の結果になり，残り5%は母平均を含まない正しくない区間推定の結果になります．その意味で，それぞれの班が推測した区間を95%信頼区間（**信頼度**95%）といいます．これは，何回も調査を繰り返したら，95%の調査結果で真の母数を（どんぴしゃりであれ，すれすれであれ）含む区間のうちの1つが，1回の標本調査の結果として得られたということです．言いかえれば，的中割合が95%の区間です．よくある初歩的な誤解は，1回の標本調査で得られた95%信頼区間は"95%の確率で母平均を含んでいる"というものです．再度の注意になりますが，1回ごとの結果は正しいか正しくないか（母平均を含むか含まないか）のどちらかです．95%信頼区間（あるいは信頼度）は1回ごとの個別の推測に対する考え方ではなく，無限に調査を行った場合に，正しい推測がなされる確率に対する考え方です．この間違えは，看護研究のテキストなどでも見かけます．

この誤解が起こるもう1つの理由は，通常，標本調査は1回しか実施できないですから，その結果だけがすべてであると判断してしまうためだと思います．第6章で述べたように，標本調査（手に入れたデータ）は，"たまたま行われた1回の調査"とするのが推測統計の基本的な考え方であることを思い出しましょう．この思考法は統計学のなかでもとくに慣れにくいので，意識して考え方を変える必要があります．

以上は，母集団（真実）を知るもの（教員）からみた理屈です．実際には学生は標本（1回だけの調査結果）からみた理屈しかいえません．標本からみた言い分としては，"無作為抽出をして，唯一頼りになる中心極限定理と正規分布を使って推測しているのに，これ以上何ができるのか"ということであり，"すべての班が正しい結果を出さなくても多少は間違っている班があっても許容してほしい"ということになります．その許容範囲が間違い5%（100班中5班）のことです．区間推定（広くは統計的な推測）というのはあらかじめ間違いを許容した推測です．なお，間違った5%の班にしても，標本抽出が正しく行われていればそれほど大きく母平均の推定区間を外していないことを補足しておきます．

▶区間推定では標本分布の面積95%区間を利用した推測を行います
▶信頼度95%の区間推定では5%（100回中5回程度）の間違いを許容しています

検定—母平均160 cmが正しいのか確率的に確かめる

基本的な考え方 調査前に，"母平均は160 cmらしい"という情報が学生に伝わったとします．各班で"母平均 = 160 cm"と，標本調査の結果とのずれ（差）が単なる偶然によって起こったものかどうかという視点から，確率の基準で評価します．

解説 第1班では，標本平均157 cmをもとに，母平均は155 cm以上159 cm以下に存在すると推測（区間推定）しました．そのため，この100人は母平均160 cmの集団から選ばれたのではない（たとえば，事前情報がそもそも間違っている，あるいは母平均が157 cmの別の母集団から選ばれた）と考えます．この理屈によれば，区間推定が正しくなかった（母平均の推定区間に160 cmを含まなかった）5%の班はそれぞれが事前情報とは違う母集団から標本を選び（事前情報に疑問をもち），正しく推測した（母平均の推定区間に160 cmを含んだ）95%の班は事前情報どおりの母集団から標本を選んだ（事前情報を納得する）ことになります．確かに，区間推定では100班中の5班（5%）しか間違えないような正答率の高い（だいたいは当たる）調査なのですから，間違ったほうの言い分にも一理あります．つまり，母平均として学生が推測した値が正しいとした場合に，あまりにも事前情報の母平均とのずれが大きいのは不自然であり，これはたまたまではなく，学生の推測した母平均と事前情報の母平均は，それ自体が別の母集団からのものではないか（事前情報そのものが間違っている）という判断方法です．母平均が違うということは母集団が違うということです．

この"不自然さ"を確率的に検証しようとするのが**検定**という考え方です．まず，真の母平均は事前情報の母平均160 cmと等しい，つまり真の母平均と事前情報の母平均は"差がない"という**仮説**（"**差なし仮説**"）を考えます．事前情報の母平均が真の母平均と違うことをいいたいのに"差がない"という仮説を立てるのは不思議な気がします．しかし，事前情報の母平均が真の母平均と差があるという仮説を立てると，差があることを証明するのに"どのくらいの差なのか"を具体的に仮定しなくてはならず，差の大きさが限りなくあるため仮説が1つになりません．これをすべて証明することは不可能です．そのため，回りくどいようですが，"差がない"と仮定してこれを否定することで"差がある"と判断する方法をとります．真の母平均と事前情報の母平均に差がなければ，仮説は"母平均は160 cmである"（真の母平均と事前情報の母平均160 cmには"差がない"）の1つに定まります．

❻でそれぞれの班の検定の結果を解説しましょう．第1班では，真の母平均を反映する標本平均の実現値と事前情報の母平均の差を標準誤差で割った標準化変数の値は$Z = (157 - 160)/10\sqrt{100} = -3$，第3班では$Z = (163 - 160)/10\sqrt{100} = 3$です．確かに全体の95%が含まれる$-2 \leq Z \leq 2$から外れたまれなケースとみなされます．このように区間推定が正しくないとされた5%の班では，事前情報の母平均（160 cm）と標本平均の実現値のずれが大きい（$Z < -2$あるいは$2 < Z$）から，"母平均は160 cmである（160 cmと差がない）"という仮説が否定（専門用語では**棄却**〈ききゃく〉といいます）され，"母平均は160 cmでない（160 cmと差がある）"という仮説（"**差あり仮説**"）が採択されます．

一方，第2班では$Z = (159 - 160)/10\sqrt{100} = -1$ですから"差なし仮説"は棄却されません（採択されます）．この場合は，"差あり仮説"は出番がないことに注意してください．このように区間推定が正しかった95%の班では，真の母平均と事前情報の母平均が等しいという仮説は棄却されないことになります．ただし，この場合"真の母平均と事前情報の母平均が（完全に）等しい"ことを積極的に採択しているわけではないことに注意しましょう．$Z = -1$ならば差なし仮説は採択されますが，母平均の推定値である標本平均の実現値と事前情報の母平均に差があることは明らかです．つまり，正確に$Z = 0$になること（標本平

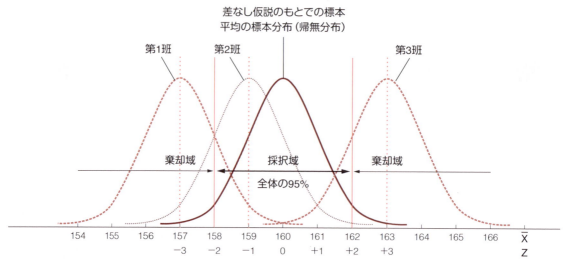

❻ 検定の考え方
母平均は 160 cm であると仮定する（差なし仮説）と，第 1 班は $Z=-3$，第 3 班は $Z=+3$ であり珍しい値です．そのため，差なし仮説が間違っていると考え，仮説を積極的に棄却し"差がある"と判断します．第 2 班は $Z=-1$ であるから差なし仮説を消極的に採択し"差があるとはいえない"と判断します．

均の実現値が 160 cm 付近の微小区間に入ること）はほとんどないともいえます．よって，標本から推測した母平均と，事前情報の母平均 160 cm とは"差があるとはいえないだろう"程度の消極的な意味になります．差なし仮説が棄却されない場合には，自信のない態度保留の判断しか出せません．検定の考え方では，証明したいことはあくまでも"差がある（等しくない）"という点です．検定では"差なし仮説"を立ててその正しさを確率的に確かめ，"差なし仮説"が棄却されたときだけ強い主張ができます．これは区間推定で正しい結果を出せなかった班の言い分を認める判断です．

　学生たちは，真の母平均を知りません．そのため，自分たちが標本平均の実現値から推測した母平均が事前情報の母平均と大きくずれたとしたら，そもそも母集団が異なる（あるいは事前情報の母平均が間違っている）ためだと主張することは，至極もっともです．ここでは，確率的に 5 % 程度しか起こらなければ比較的珍しい差（ずれ）だとみなします．あらかじめ設定した珍しさの判断基準（確率）を**有意水準**（意味がある差と判断する確率的な基準）といいます．この問題では有意水準を 5 % としています．この基準は理論的あるいは，絶対的なものではありませんが，5 %（20 回に 1 回）を珍しいとみなすことが統計学の慣例となっています．信頼区間でいえば 95 % ということになります．

　この学生実習の例では教員には真の母集団分布がわかっているという設定です．真実は，母平均が 160 cm，母標準偏差が 10 cm，標本サイズが 100（人），標準誤差が 1 cm であり理論的には標本平均の標本分布の面積 95 % 区間が 158 cm 以上 162 cm 以下になります．標本平均が 157 cm となった第 1 班も，標本変動によりたまたま身長の低い人が多くなってしまっただけです．検定で"母平均が 160 cm に等しい（差がない）"ことが棄却された（"母平均が 160 cm と異なる"ことが採択された）としても，実際にはこの母集団から選ばれて

いるのです．つまり，有意水準5%の検定においても最初から5%の間違え（真の母集団から選んだにも関わらず違う母集団から選んだとしてしまう間違え，つまり差がないとする仮説を誤って棄却し，差があるとする間違い）を許容して判断しています（❺参照）．この場合も，同じ仮説のもとで標本調査を繰り返して検定を行えば5%（100回中5回程度）は間違えるということであり，1回ごとの検定の結果は正しいか正しくないかのいずれかです．間違える危険が5%という意味で，有意水準5%を**危険率**5%ともいいます．

▶検定では"差なし仮説"を棄却して差があることを積極的に示します
▶有意水準5%の検定では5%（100回中5回程度）の間違いを許容しています

推測統計の基本的な考え方のまとめ

以上のように，母集団がわかっているという発想をすれば，区間推定と検定の意味することがクリアになると思います．区間推定と検定は同じ内容を反対の立場から表現しているにすぎません．つまり，区間推定の95%信頼区間が検定では"差なし仮説"が採択される区間（**採択域**），95%信頼区間に含まれない区間が検定で"差なし仮説"が棄却される区間（**棄却域**）に相当します．区間推定では母数を正しく含む区間の推測に焦点が当てられ（肯定的・直接的立場），検定では"差なし仮説"が棄却されることを中心に母数の推測を考えています（否定的・間接的立場）．

想定できるすべての母数について有意水準5%の検定を行い，棄却されずに残った値の集合が95%信頼区間を形成しています（❼）．つまり，信頼度95%は危険率（有意水準）5%

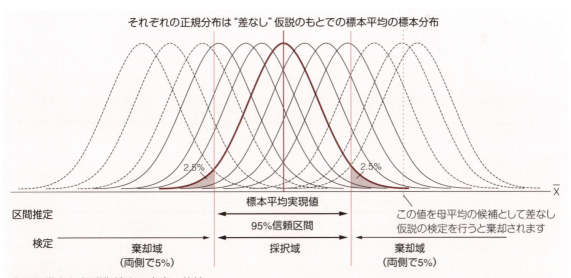

❼区間推定と（両側）検定の表裏一体性
実際には標本平均の実現値以外に推測の材料はありません．あらゆる母平均の値を想定して差なし仮説の検定を行った結果，有意水準5%で棄却されないで残った母平均の集合で95%信頼区間が構成されます．逆に95%信頼区間に差なし仮説における母平均としての候補の値があれば，差なし仮説は棄却されません．❻では差なし仮説を固定し"具体的な"検定をしています．この図では標本平均の実現値を固定し，検定と区間推定の関係を"一般的に"考えています．

の裏返しです．

　区間推定における"95%"信頼区間や検定における有意水準"5%"は，推測を無限に繰り返した場合を想定した確率であり，個々の推測結果に対するものではありません．1回ごとの調査で求めた信頼区間や，検定の結果は正しいか正しくないかのどちらかしかありません（○○%正しいなどという状態はありえません）．たとえば，サイコロを振る場合に，振る前（データを取る前）であれば3の目が出る確率は1/6といえますが，振った後（データを取った後）は，3の目が出ているか出ていないかのどちらかです（第6章の❷参照）．

　また，推測の考え方は間違える確率（的中しない割合）を問題にしており，間違いの量（誤差の大きさ）を問題にしているわけでないことを理解しておきましょう．もし，標本サイズが100から10,000になったとすれば，標準誤差は1/10に縮まります（標本サイズが100倍になれば標準誤差は$1/\sqrt{100}$になります．p127参照）から信頼区間の幅は4 cmから4 mmになり非常に正確な推測ができます．それでも依然として95%信頼区間の5%は正しい母数を含まないですし，検定を行えば5%は間違った結果を出します．

▶区間推定と検定は同じ内容を別の視点からアプローチしています
▶統計的な推測は個々の調査結果に対する確率的な判断ではありません

現実の標本調査では

　母集団分布が明らかであるという発想で話を進めてきましたが，一般の標本調査に切りかえて考えてみましょう．現実には母集団は未知です．つまり，区間推定や検定の結果が正しいか否かは決してわかりません（神のみぞ知る）．無作為抽出，中心極限定理，大数の法則，標本分布などの統計学の知識をたよりに確率的な判断（最初から誤りを認める判断）に任せるしかありません．視点を標本平均側にもっていくか母平均側にもっていくかは"相対的な"話です．推測統計を理解するには，標本側と母集団側の交互に視点を移して考えてみるとよいでしょう（第7章の❷参照）．

　本章で述べた推測の基本的思考回路が正しく理解できれば，後は個別の統計的推測（推定と検定）のパターンに慣れるだけです．

▶母集団が既知の場合を想定し推測の仕組みを理解しましょう

推定と検定に向けて

　本章までの内容が理解できれば推定と検定は理解しやすいと思います．後は，推定と検定に特有な考え方に徐々に慣れていけばよいでしょう．細部や専門用語にはあまり神経質になる必要はありません．統計学の多くのテキストでは推定や検定のいろいろな方法が延々と羅列されていくので，系統的な理解が難しくなっています．また，これらの方法を記憶しないといけないのかと誤解します．しかし，すべてを記憶することは不可能に近いですし，その必要もありません．具体的な例で実感をもって考え方を理解しておけば，個別の方法は実際に必要になったときに確認すれば十分だと思います．

▶推測の考え方を理解したうえで，個別のパターンに応用しましょう

第4部
推測統計（推定と検定）

10―推定
　　　―母数の存在する範囲を確率的に推定する
11―検定（統計的仮説検定）
　　　―仮説の正しさを確率的に判断する

第4部 推測統計（推定と検定）

⑩ 推定──母数の存在する範囲を確率的に推定する

Point

1. 標本の情報をもとに，母集団分布の母数を推し量る（値を定める）ことを推定といいます．点推定は母数を1つの値で推定する方法で，区間推定は推定量の標本分布をもとに母数が入る区間を確率的に定める方法です．
2. 標本平均と標本分散（不偏分散）は母数の推定に用いられる統計量であり推定量といいます．両者ともに期待値が母数に一致し（不偏性），標本サイズが大きくなるとともに母数に近づく性質（一致性）を兼ね備えています．
3. 区間推定を何度も繰り返した場合に，95％の確率（的中割合）で真の母数を含む範囲を95％信頼区間といい，標本分布の面積95％区間を使って推定します．具体的には，標本分布の面積95％区間を表す不等式（統計量が中心）を変形して，母数の範囲を特定します．
4. 区間推定の精度とは標本誤差（ばらつき）の程度のことです．平均値に関する推定では標本抽出に伴って標本平均が母平均の周辺をどの程度変動するかを標本分布の標準偏差（標準誤差）で評価します．標本サイズが大きい場合に推定精度は高くなります．
5. 標本サイズは信頼区間の幅に影響しますが，母集団の大きさそのものは信頼区間の幅には影響しません．それが標本調査をする意味です．

推定とは

　推定は標本の情報をもとに，その標本が抽出されたもとの母集団分布の母数（母平均，母分散，母比率など）を推し量る（値を定める）ことです．看護系のテキストでは推定について触れていない場合も多いですが，今後ますます重要になる推測統計の手法です．本書では特定の母集団分布を仮定するパラメトリックな推定だけを扱います．

　統計学と確率論が密接に関係していることはすでに述べたとおりですが，大きな違いは母数を推定するかしないかです．母数を推定するということは具体的な確率分布（母集団分布）が1つに定まることであり，実用面での価値が大きいということです．

　母数の推定のために標本から求める統計量を**推定量**（推定統計量）といいます．これに実際の値を入れたもの（推定量の実現値）が**推定値**です．推定量としては，これまでに述べてきた標本平均，標本分散，標本比率，標本相関係数などがあります．それぞれ，"標本"を"母"に変えると推定の対象となる母数になります（❶）．これは標本統計量が母数をいちばん反映すると考えられるからです．たとえば，身長の母平均を推定する場合に，標本平均が推定量で，具体的な平均身長160 cmが推定値になります．

❶母平均を例にした母数・推定量・推定値の関係

母数	推定量	推定値
母平均	標本平均	標本平均の実現値
日本人成人女性の平均身長	100人の成人女性の平均身長	具体的な100人の成人女性の平均身長160cm

▶推定とは標本統計量から母数を推定することです

点推定と区間推定

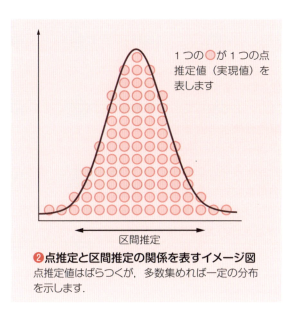

❷ 点推定と区間推定の関係を表すイメージ図
点推定値はばらつくが，多数集めれば一定の分布を示します．

母数を推定する場合に，ある1つの値として推定する方法を点推定といいます．たとえば，標本平均を用いて母平均を推定します．点推定値（点推定量の実現値）は1つの値というわかりやすさから，視聴率や支持率などの情報によく用いられます．しかし，点推定値が母数に完全に一致することはなく，誤差を伴うのでその評価（見積もり）が必要です．そのために標本分布を考えた確率的な扱いをします．標本分布というのは点推定値の分布の様子といえます（❷）．

区間推定では，母数を1つの値ではなく幅をもたせて推定します．推定量の標本分布をもとに真の母数が入る割合がある値（たとえば95％，99％）以上であることが保証できる区間を定めます．逆にいえば，定めた区間に母数が入らない可能性もあります．最初からある程度の誤りがあることを認めた推定法です．

▶ 母数の推定には点推定と区間推定があります

点推定—母数のより良い推定量とは

優れた推定量とはどのようなものでしょうか．母平均は標本平均で，母分散は標本分散で推定するというのが自然な発想です．ここでは推定量の2つの大事な基準を説明します（❸）．

不偏性

推定量の期待値（繰り返し求めたときの平均的な値）が真の母数に一致する性質です．つまり，推定量が平均的に過大な推定も過小な推定もしないことです．推定の間違いが平均的になくなることであって，間違いそのものが小さいという意味ではありません．標本平均はつねに母平均の**不偏推定量**です．しかし，分散に関しては注意が必要です．標本の記述に用いる分散 S^2 ＝偏差平方和/標本サイズ n（p40参照）には不偏性がなく，母集団分布のばらつきを小さく見積もることがわかっています．具体的には，母分散を $(n-1)/n$ 倍だけ過小

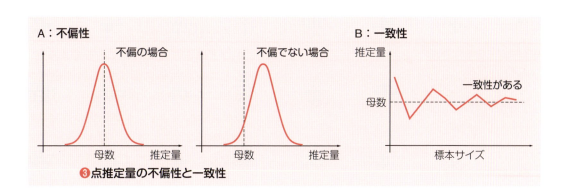

❸ 点推定量の不偏性と一致性

評価してしまいます（p124参照）．母分散を推定する場合には分母を n−1（自由度に相当します）で割り少し大きめに〔正確には n/(n−1) 倍大きめに〕見積もった，標本分散 s^2 = 偏差平方和/(n−1) を用います．

これは不偏性をもつ分散ですから**不偏分散**といいます．

標本サイズ n が大きければ，n で割っても n−1 で割っても大きな違いはありませんが，考え方（計算目的）が違います．なお，不偏性は標本の大きさとは関係がありません．

一致性

母数が不偏に推定できても，推定のばらつきが大きいことは好ましくありません．標本サイズ n が大きくなるとともに，推定量が真の母数に近づく性質を**一致性**といいます．

不偏性と一致性は推定量が最低限満たすべき条件です．標本平均と標本分散（不偏分散）は不偏性と一致性をあわせもちます．これは母集団分布に関係なく（正規分布でなくても）当てはまります．優れた推定量であっても点推定値は測定するたびにばらつきます．そのばらつきを評価するために確率的な考え方を用いたのが区間推定です．区間推定の原理を理解するうえで必要となる知識は 第8章 で述べています．

▶標本平均と不偏分散は不偏性と一致性をあわせもちます

区間推定の基本用語

区間推定とは，真の母数の値がある区間に入る確率を 1−α（α は母数の値が区間に"入らない"確率）以上になるように保証する方法です．1−α を**信頼係数**といい，その区間を 100（1−α）%**信頼区間** confidence interval：CI，信頼の精度 100（1−α）% を**信頼度**といいます．信頼区間の上下の両端（**信頼限界**）をそれぞれ**上側信頼限界・下側信頼限界**といいます（❹）．通常は，1−α が 0.99 か 0.95（α=0.01 か 0.05），つまり 99% か 95% が設定されます．1−α が 0.99 の場合を信頼度 99% の信頼区間（99%信頼区間），0.95 の場合を信頼度 95% の信頼区間（95%信頼区間）といいます．検定との対応でいえば α は後述する**両側検定**の**有意水準** significance level であり，α=0.01 が信頼度 99%，α=0.05 が信頼度 95% に対応します．標本分布の表記で標準正規分布（p97参照）と t 分布（p140参照）に両側確率を用いたのは，信頼区間や両側検定の説明と対応した理解をするためです．

信頼区間の幅が狭いほどばらつき（標準誤差）は小さく，推定が正確です（**信頼性・精度**が高い）．正規分布や t 分布であれば左右対称で対称軸に近いほど確率密度が高いことを考えると，0 を中心として左右対称に面積 95% 区間を選べば区間は最短になるので，95%信頼区間の最も狭く正確な推定となります．信頼区間は推定量の標本分布から求めます．つまり，標本平均や標本分散の分布をもとに推定されます．信頼区間は推定のばらつきの度合い，つまり信頼性の目安を示していま

❹区間推定の基本用語

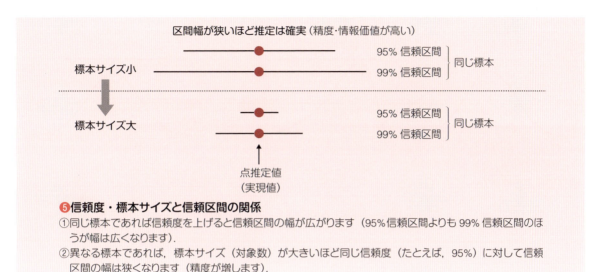

❺ 信頼度・標本サイズと信頼区間の関係
①同じ標本であれば信頼度を上げると信頼区間の幅が広がります（95％信頼区間よりも99％信頼区間のほうが幅は広くなります）．
②異なる標本であれば，標本サイズ（対象数）が大きいほど同じ信頼度（たとえば，95％）に対して信頼区間の幅は狭くなります（精度が増します）．

　す．点推定値は0％信頼区間に相当します．つまり，ピンポイントの推定は信頼できないということです．逆に信頼区間を限りなく大きくすれば100％信頼できることになりますが，区間の幅が広すぎて実用上の意味がなくなります．たとえば，成人女性の身長の平均値（母平均）を0.1 m〜5.0 mと推定すれば確かにその推定は正しいですが，使い道がありません．そこで，信頼度が90％，95％，99％といった実用上妥協できる区間を設定します．第8章で詳しく解説したように，標本分布の確率密度関数は標本サイズnがある程度大きければ山型の分布をしており，一定区間に面積の大半（たとえば95％）が含まれます．
　同じ標本の場合は，推定する区間の幅を広めに見積れば，推定ミスを減らせます（信頼度が上がります）．信頼度が大きいほど信頼区間の幅は広いわけです．つまり，95％信頼区間よりも99％信頼区間のほうが信頼区間の幅が広くなります（❹）．"信頼度が高い"という意味を間違えないようにしてください．間違いを減らすために区間幅を広げて推定を確実にしているということです．つまり，信頼度と情報の価値（より狭い範囲に絞り込んだ正確な推定）はトレードオフ（片方が増えれば片方が減る）の関係にあります．
　一方，標本サイズ（対象数，観測数）が大きくなると信頼区間の幅が狭くなり0に近づきます．つまり推定が正確になり信頼性・精度が増します．平均値であれば標準誤差 $\sigma/\sqrt{n}$ あるいはその推定値 $s/\sqrt{n}$ は，nが大きくなるにつれて小さくなることを考えれば理解できると思います．信頼度を変化させることなく，信頼区間の幅を狭めるには，標本サイズを大きくすればよいことになります（❺）．しかし，現実には標本サイズを大きくするには調査費用のコストがかかります．その意味では，同じ信頼度を保つには，情報の価値と調査費用がトレードオフの関係にあることになります．

▶信頼度を上げると信頼区間の幅は広くなります
▶同じ信頼度なら標本サイズを大きくすると信頼区間の狭い正確な推定になります

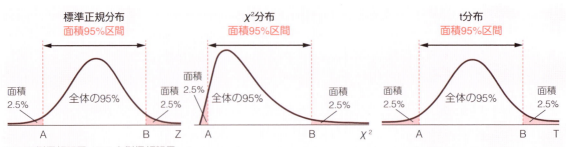

A：下側信頼限界，B：上側信頼限界

❻区間推定の考え方

標本分布は推定量と母数を含む統計量の分布です．実際には，正規分布，χ^2分布，t分布，F分布のどれかを使います．母数を含む不等式 A≦統計量（Z, χ^2, T）≦B が面積95％区間を表し，これを推定すべき母数について解くことで95％信頼区間が求まります．

区間推定の具体的な方法

　区間推定の対象となる未知母数を含む標本分布の面積95％区間を使って信頼区間を求めます（❻）．理論的には任意の信頼係数 $1-\alpha$ で区間推定は考えられますが，実際には95％か99％，せいぜい90％くらいしか使いません．本書では95％信頼区間で話を進めますが，他の信頼区間であっても原理は同じです．具体的には，標本分布の面積95％区間（第8章参照）の境界の値（信頼限界）を数値表か Excel 関数で求め（この先の具体的数値例も同様に求めています），○○≦未知母数と推定量を含む統計量≦□□という不等式を解くことになります．平均値に関する区間推定であれば1次不等式，分散に関する区間推定であれば簡単な分数不等式なので，不等式を解くこと自体は難しくありません．

▶区間推定では標本分布の面積95％区間を使って不等式を解きます

平均値に関する区間推定に使う1次不等式

　❼は基本レベルの推測統計で最も頻繁に出てくる式変形です．（第8章の❿，⓭も参照）．式変形そのものは簡単なものですが，それぞれの式が何を意味しているのかを説明したテキストは少ないと思います．推定の考え方の本質的な理解につながるので詳しく解説します．

　式①　標本分布を標準化したときの標準化変数 Z の面積95％区間です．

　式②　統計量 S が中央にあります．統計量（広い意味での母平均の推定量）S の95％が含まれる区間です．標本分布は統計量の分布であり，面積95％区間は統計量に対するものです．両端の定数（母数 P）で変数（統計量 S）を挟んでいます．統計量の動ける範囲が固定された区間に限定されることを意味します．しかし，母数は定数でも未知なのでこのままでは，母数の存在範囲は確定しません．

　式③　母数 P が中央にあります．母数の95％が存在する区間です．これを，95％信頼区間といい，無限回の標本調査で真の母数を含む的中割合が95％の区間です．式変形の結果，式②の S と P を入れかえた形になっています．統計量と母数の立場を変えて，母数からみたものであり，ここでは母数が主役です．両端の統計量（確率変数）で母数（定数）を挟ん

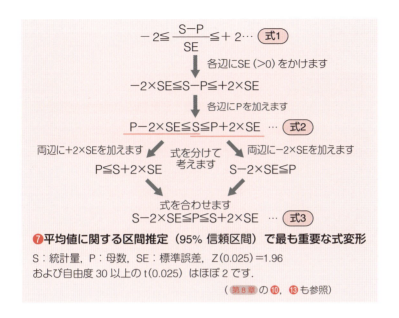

❼ 平均値に関する区間推定（95％信頼区間）で最も重要な式変形
S：統計量，P：母数，SE：標準誤差，Z(0.025)＝1.96
および自由度30以上のt(0.025)はほぼ2です．
（第8章の❿，⓭も参照）

でいますが，このままでは母数は固定された区間に挟まれているわけではありません．両端（つまり区間）が確率的に変動します．標本調査が行われ統計量の実現値が求まると，両端が固定され具体的な1つの95％信頼区間が求まります．別の標本調査で別の実現値が求まれば，別の95％信頼区間が求まります．つまり，95％信頼区間は標本調査ごとに異なります．

式1と式2では主役は統計量ですが式3では主役が母数に変わります．式2と式3は数学的には単なる移項にすぎませんが，統計学的な解釈がまったく違います．式3（95％信頼区間）を求めることが区間推定の目的です．これらの式の意味が区別できるようになると統計的推測の意味がみえてくるはずです．

▶平均値の区間推定に使う1次不等式の意味を理解しましょう

面積95％区間から95％信頼区間へ—統計量からみるか母数からみるか

一般正規分布や標準正規分布をはじめχ^2分布，t分布の面積95％区間については第8章で詳しく述べました（第8章の❷，❻，❾参照）．それでは実際の区間推定ではこれらはどのように利用されるのでしょう．面積95％区間は統計量の存在範囲です．統計量は変数ですから95％の確率でこの区間に存在するという主張は正しいものです．しかし，母数の存在範囲についての推定はなされていません．推定したいのは母数を挟む区間（母数の存在範囲）です．

母集団が未知である以上，視点を統計量側にもっていくか母数側にもっていくかは相対的な話です（❽）．❼の式3では母数は両端を統計量（確率変数）で囲まれています．つまり，調査ごとに囲まれる区間が異なるということです．変数と定数の区別をきちんとつけることが重要であることを思い出しましょう（p130参照）．

実際には，（あまり本質的な理解ではないですが）母数と統計量の違いにあまり深くこだわらなくても，標準誤差の2倍を足したり引いたりするだけと考えてしまえば，区間推定の結果は直感的には理解しやすいかもしれません．

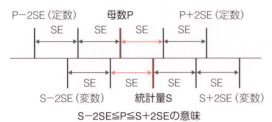

❽ 母数と統計量の相対的な位置関係
母数 P の 2 標準誤差範囲内に統計量 S があるということは，統計量 S の 2 標準誤差範囲内に母数 P があるということと同じです．SE：標準誤差．

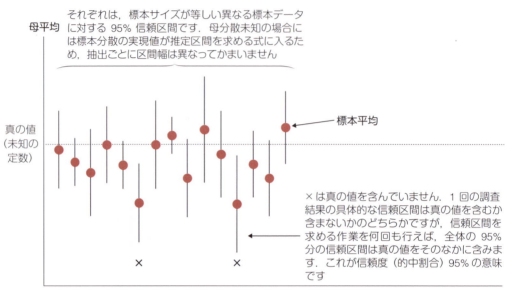

❾ 95％信頼区間の意味（母分散未知の母平均の推定例）

95％信頼区間の意味

　それでは，母数がある区間に存在するとはどういうことでしょうか．すでに 第9章 でも述べましたが，❾を見ながら理解しましょう．これは，同じ母集団に対して同じ標本サイズの標本調査を何度も繰り返した場合に，母集団での母数の真の値が 95％ の確率で含まれる範囲を表したものです．母集団での真の値は未知であっても定数であり，信頼区間が決まれば定数ですから信頼区間に入るか入らないかのどちらかです．母数が存在する確率が 95％ の区間という意味は，同じ母集団から同じサイズの標本を抽出し繰り返し 95％ 信頼区間を求めたとすれば，100 回中 95 回程度は 95％ 信頼区間に正しい真の母数を含んでいるという意味です（的中割合 95％）．逆にいえば，100 回中 5 回は 95％ 信頼区間に母数を含まない間違った区間推定をしています．得られたデータ（標本の実現値）が偶然のものである（標本誤差がある）ことを考えれば推定に間違いがあることは当然のことです．1 回の区間推定の結果として母数の真の値が 95％ の確率で入っているという意味ではありません．この確

率的な考え方は，両側検定における有意水準5％でも同じです．

推定・検定によらず推測における〇〇％とは多数の推測を繰り返したと仮想的に考えた場合の当たり外れの確率（的中割合）を問題にしているのであり，1回の結果を問題にしているわけではありません．

▶ 95％信頼区間の95％は100回中95回程度の的中割合（信頼度）です

正規母集団の母数の区間推定の4パターン

どの母数を推定するのか，母数の1つが既知であるかどうかによって4通りのパターンが考えられます． 第8章 の❿を見ながら確認していきましょう．母数を推定するために確認すべき事項は，①既知母数，②変数（推定量），③標本分布（標準正規分布，χ^2分布，t分布，F分布），④標本サイズあるいは自由度です．既知母数がない場合には統計量（実際にはその実現値）で代用します．母平均には標本平均を，母分散には標本分散を代用します．以下の4つのパターンでは，どれも正規母集団N（μ, σ^2）から抽出した大きさnの標本（n個の独立な確率変数 X_1, X_2, …, X_n）を考えています．その平均値を$\overline{X}$，標本分散をs^2とします．

パターン1：母分散が既知のときの母平均の区間推定

標本平均の標本分布が，平均μ，分散σ^2/nの正規分布に従うという知識だけから推測可能です．既知なのは，σ^2, $\overline{X}$, n, s^2です．これらを使ってμの存在する範囲を推定します．標本平均の標本分布はN（μ, σ^2/n）に従います．これを標準化すると
$Z = (\overline{X} - \mu)/(\sigma/\sqrt{n})$ となり，これは標準正規分布に従います．

本章の❼と❿の式変形を見て理解しましょう．

ステップ1　標本平均と母平均のズレを標準誤差で割ることで標準化して，標準正規分布の面積95％区間と関係づけたものです．

ステップ2　標本平均と母平均のずれ（標本誤差）の存在範囲を示します．

ステップ3　標本平均を中心に置いた面積95％区間になります．標本平均を中心に考えているので具体的な意味がわかりやすいです．しかし，これでは母平均の推定になりません．

ステップ4　ステップ3とまったく同じことを，母平均を中心とした（母平均を左右から囲んだ）ものです．結果的には点推定量$\overline{X}$を中心にして左右に等しく誤差を見込んだ幅をつけています．

以上のように，μの範囲は$\overline{X}$, n, σを使って表せます．σ^2が既知ですからs^2はとくに使いません．これが母分散既知の場合の母平均の95％信頼区間です．標本調査が実施され具体的な標本サイズnと標本平均の実現値$\overline{x}$が求まれば具体的な95％信頼区間が1つ定まります． ステップ3 と ステップ4 の発想の転換が平均値に関する区間推定のポイントです．

例題1　標本サイズ100人の身長の平均値$\overline{X}$を求めたら$\overline{x}=158$ cm でした．母標準偏差σが10 cmである場合，母平均μの95％信頼区間を推測してみましょう．

答え　$Z = (158 - \mu)/(10/\sqrt{100}) = 158 - \mu$ となります．$-2 \leq Z \leq +2$ の範囲を求めればよいことになります．$-2 \leq 158 - \mu \leq +2$ より $156 \leq \mu \leq 160$ となり95％信頼区間は156〜160 cmです．

あるいは直接 $\overline{X} - 2(\sigma/\sqrt{n}) \leq \mu \leq \overline{X} + 2(\sigma/\sqrt{n})$ に代入して，$158 - 2 \leq \mu \leq 158 + 2$ を解いても構いません．

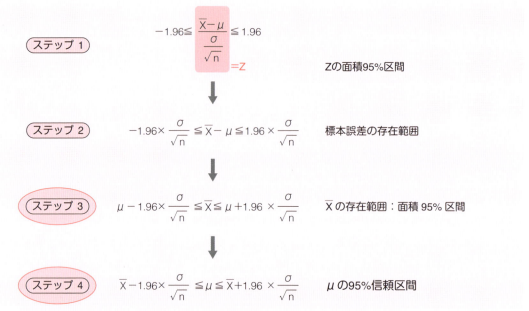

❿ 母分散が既知のときの母平均の 95% 信頼区間

パターン2：母平均が既知のときの母分散の区間推定

母分散 → 分散 → 2乗 → χ^2 と連想して χ^2 分布の利用を考えます．$V = \{(X_1 - \mu)^2 + (X_2 - \mu)^2 + \cdots + (X_n - \mu)^2\}/\sigma^2 = SS_p/\sigma^2$ が自由度 n の χ^2 分布 $\chi^2(n)$ に従うことを利用します．標本調査が実施されれば標本データ $X_1, X_2, \cdots, X_n$ は既知であり，μ も既知です．よって $V = $ (具体的な数値)$/\sigma^2$ となります．$\chi^2(n)$ 分布の面積95%区間の信頼限界 $\chi^2(n, 0.975)$ と $\chi^2(n, 0.025)$ を求め，面積95%区間 $\chi^2(n, 0.975) \leq SS_p/\sigma^2 \leq \chi^2(n, 0.025)$ の式を σ^2 について解けば，95%信頼区間 $SS_p/\chi^2(n, 0.025) \leq \sigma^2 \leq SS_p/\chi^2(n, 0.975)$ が求められます（⓫）．

例題2 正規母集団（$\mu = 6$ がわかっています）から観察された標本の実現値が 1, 4, 5, 9, 11 でした．母分散 σ^2 の95%信頼区間を求めてみましょう．

答え $V = \{(1-6)^2 + (4-6)^2 + (5-6)^2 + (9-6)^2 + (11-6)^2\}/\sigma^2 = 64/\sigma^2$ が自由度 5（$=n$）の χ^2 分布に従います．自由度 5 の面積95%区間は数値表（第8章の❻）から 0.8 ～ 13.0 です．よって，$0.8 \leq 64/\sigma^2 \leq 13$ より $0.8\sigma^2 \leq 64$ かつ $64 \leq 13\sigma^2$ となり（あるいは直接 $64/13 \leq \sigma^2 \leq 64/0.8$ として），95%信頼区間はおよそ $5 \leq \sigma^2 \leq 80$ です．

パターン3：母平均が未知のときの母分散の区間推定

この場合は，$W = \{(X_1 - \overline{X})^2 + (X_2 - \overline{X})^2 + \cdots + (X_n - \overline{X})^2\}/\sigma^2 = (n-1) \times s^2/\sigma^2 = SS/\sigma^2$ が自由度 $n-1$ の χ^2 分布 $\chi^2(n-1)$ に従うことを利用します．SS は変数ですが，標本調

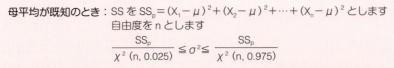

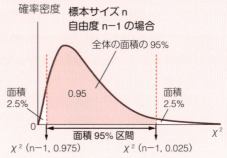

⓫ **母分散の95%信頼区間**

査が実施されれば標本データ $X_1, X_2, \cdots, X_n$ は既知であり，$\bar{X}$ も計算できます．よって，偏差平方和 SS が具体的に求まります．この先は**パターン2**の自由度をnからn−1に変えるだけです（⓫）．95%信頼区間を

$$\frac{n-1}{\chi^2(n-1, 0.025)} \times s^2 \leq \sigma^2 \leq \frac{n-1}{\chi^2(n-1, 0.975)} \times s^2$$

と変形してみると，式の構造としては点推定値 s^2 を何倍かして幅をつけることで信頼区間を作っていることがわかります．母平均の場合は点推定値の左右に一定数（誤差）を加減して信頼区間を作っていますが，母分散の場合は，点推定値を何倍かする形で信頼区間を作ります．

平均値は原点（起点）の取り方により値が変わるので"差"が問題になりますが，分散は大きさそのものに意味があるので"比"をとります．

例題3 正規母集団から観察された標本（n=5）の実現値が 1, 4, 5, 9, 11 でした．母分散 σ^2 の95%信頼区間を求めてみましょう．

答え 標本平均は $(1+4+5+9+11)/5 = 30/5 = 6$，標本分散は $s^2 = \{(1-6)^2+(4-6)^2+(5-6)^2+(9-6)^2+(11-6)^2\}/(5-1) = 64/4 = 16$ です．その値から $W = (n-1) \times s^2/\sigma^2 = 4 \times 16/\sigma^2 = 64/\sigma^2$ です．信頼区間を求めるだけなら SS = 64 だけわかれば十分です．自由度4（= 5 − 1）の面積95%区間は数値表（ 第8章 の❻）から 0.5 〜 11.0 です．よって，$0.5 \leq 64/\sigma^2 \leq 11$ より $0.5 \sigma^2 \leq 64$ かつ $64 \leq 11 \sigma^2$ となり（あるいは直接 $64/11 \leq \sigma^2 \leq 64/0.5$ として），95%信頼区間はおよそ $6 \leq \sigma^2 \leq 128$ です．点推定値である標本分散 $s^2 = 16$ が信頼区間のかなり下側にくるのは χ^2 分布が左右非対称な分布だからです．

母平均が既知の場合の 例題2 の結果と比較しましょう．標本サイズが等しく，母平均と標本平均が同じ値でも，母平均がわかっている場合のほうが，母分散の推測範囲が狭く，推測が確実なことがわかります．標本平均で代用すると自由度が下がり推定の精度が落ちるのです．

パターン4：母分散が未知のときの母平均の区間推定

最も一般的な区間推定です．$T = (\overline{X} - \mu)/(s/\sqrt{n})$ は自由度 $n-1$ の t 分布 $t(n-1)$ に従います．この場合は，標準正規分布を t 分布に変えるだけで式変形そのものは**パターン1**と同じです．⑫のように，μ の範囲は $\overline{X}$, n, s を使って表せます．これが母分散未知の場合の母平均の95%信頼区間です．標本調査が実施され具体的な標本サイズと標本平均，標本分散の実現値が求まれば具体的な95%信頼区間が1つ定まります．t 値は両側5%（0.05）であることに注意しましょう．

数値表（ 第8章 の❾）を見てもわかるように，とくに自由度1と2で t 値の違いが顕著です．平均値は2つの数値（自由度1）よりも3つの数値（自由度2）で求めることで格段に精度が上がります．

例題4　標本サイズ100人の身長の平均値 $\overline{X}$ を求めたら158 cm でした．母分散が未知なので標本分散を使うことにします．標本標準偏差 s が10 cm である場合，母平均 μ の95%信頼区間を推測してみましょう．

答え　$T = (158 - \mu)/(10/\sqrt{100}) = 158 - \mu$ となります．$-t(99, 0.025) \leq T \leq +t(99, 0.025)$ の範囲を求めればよいことになります．$t(99, 0.025) = 1.98$ です． 例題1 では $Z(0.025) = 2$ としましたが，厳密には $Z(0.025) = 1.96$ ですから $156.04 \leq \mu \leq 159.96$ となります．一方， 例題4 では $t(99, 0.025) = 1.98$ なので $156.02 \leq \mu \leq 159.98$ となり，t 分布による推測では95%信頼区間の幅は若干広くなります．母分散の代わりに標本分散を代用すると推測の精度が落ちることがイメージとして理解できればよいでしょう．一般に t 値はつねに $Z(0.025) = 1.96$ よりも小さな値を取ります（$n = \infty$ で $t = 1.96$ です）．しかし，$n = 100$ にもなれば t 分布でも標準正規分布でも大差はありません．

▶正規母集団の母数の区間推定はパターン化すれば系統的に理解できます

ステップ1　$-t(n-1, 0.025) \leq \dfrac{\overline{X} - \mu}{\dfrac{s}{\sqrt{n}}} \leq t(n-1, 0.025)$　　T の面積95%区間

$= T$

ステップ2　$-t(n-1, 0.025) \times \dfrac{s}{\sqrt{n}} \leq \overline{X} - \mu \leq t(n-1, 0.025) \times \dfrac{s}{\sqrt{n}}$　　標本誤差の存在範囲

ステップ3　$\mu - t(n-1, 0.025) \times \dfrac{s}{\sqrt{n}} \leq \overline{X} \leq \mu + t(n-1, 0.025) \times \dfrac{s}{\sqrt{n}}$　　$\overline{X}$ の存在範囲

ステップ4　$\overline{X} - t(n-1, 0.025) \times \dfrac{s}{\sqrt{n}} \leq \mu \leq \overline{X} + t(n-1, 0.025) \times \dfrac{s}{\sqrt{n}}$　　μ の95%信頼区間

⑫ **母分散が未知のときの母平均の95%信頼区間**

母比率の区間推定

母比率の区間推定は，知っておくと実用面で便利です．すでに述べたように，成功確率をpとすれば失敗確率は$1-p$（$=q$）です．このとき，n回中r回成功する成功比率（成功回数の平均値）として$\hat{p}=r/n$を考えると，期待値は$E(\hat{p})=p$，分散は$V(\hat{p})=pq/n$になります．$D(\hat{p})=\sqrt{pq/n}$が標準偏差（標準誤差）です（p107，143参照）．標本比率$\hat{p}$の標本分布はnが大きいときに（$np>5$かつ$nq>5$が1つの目安）近似的に正規分布$N(p, pq/n)$に従います（p107参照）．よって，$Z=(\hat{p}-p)/\sqrt{pq/n}$は近似的に標準正規分布$N(0, 1^2)$に従います．

あとは標準正規分布の面積95%区間の考え方で解決できます．つまり，$-1.96 \leq (\hat{p}-p)/\sqrt{pq/n} \leq +1.96$となる確率が95%です．nが大きければ$\hat{p}$もpも大差がないことを利用して，分母の$pq=p\times(1-p)$を$\hat{p}\times(1-\hat{p})$で置きかえてしまいます．すると，$-1.96 \leq (\hat{p}-p)/\sqrt{\hat{p}\times(1-\hat{p})/n} \leq +1.96$となりpの95%信頼区間は，平均値の区間推定と同じ変形をして$\hat{p}-1.96\sqrt{\hat{p}\times(1-\hat{p})/n} \leq p \leq \hat{p}+1.96\sqrt{\hat{p}\times(1-\hat{p})/n}$となります．なお，統計解析ソフトを利用すればこの種の近似は必要なくなってしまいます．

▶母比率の区間推定には正規近似を利用します

参考 比率の区間推定の具体例

第8章（p143）で使った例では，モニター400人の視聴率が20%（$=0.2$）ですから，その標準偏差は，$\sqrt{pq/n}=\sqrt{(20\times 80)/400}=\sqrt{4}=2\%$になります．$np=400\times 0.2=80>5$なので二項分布を正規分布にみなせます．標準偏差が2%なので，本当の視聴率はだいたい上下$2\times 2=4\%$程度の範囲（16%以上24%以下）にあることがわかります（暗算のため1.96を2としました）．平均値（標本平均）にばらつきがあることを知っていれば視聴率の1%程度の差に一喜一憂することは無意味なことがわかります．

2 標本問題―母平均値の差の区間推定

母集団分布$N(\mu_1, \sigma_1^2)$の正規母集団から標本サイズmの第1の標本$X_1, X_2, \cdots, X_m$を，母集団分布$N(\mu_2, \sigma_2^2)$の正規母集団から標本サイズnの第2の標本$Y_1, Y_2, \cdots, Y_n$を，それぞれ"独立に"抽出したとします．母分散が未知の場合を説明します．

母分散が等しい場合

母分散が未知でも$\sigma_1^2=\sigma_2^2=\sigma^2$が仮定できる場合は標本分散で母分散を代用します．合併した分散を

$$s_p^2 = \frac{SS_1+SS_2}{(m-1)+(n-1)} = \frac{(m-1)s_1^2+(n-1)s_2^2}{m+n-2}$$

とすると2標本の統計量$T=\{(\overline{X}-\overline{Y})-(\mu_1-\mu_2)\}/(s_p\sqrt{1/m+1/n})$が自由度$m+n-2$のt分布$t(m+n-2)$に従います．$\overline{X}$, $\overline{Y}$とs_pは計算でき，mとnは与えられています．

$$-t(m+n-2, 0.025) \leq \frac{(\bar{X}-\bar{Y})-(\mu_1-\mu_2)}{s_p\sqrt{\frac{1}{m}+\frac{1}{n}}} \leq t(m+n-2, 0.025) \quad \text{T の面積 95\% 区間}$$

$$= T$$

$$-t(m+n-2, 0.025) \times s_p\sqrt{\frac{1}{m}+\frac{1}{n}} \leq (\bar{X}-\bar{Y})-(\mu_1-\mu_2) \leq t(m+n-2, 0.025) \times s_p\sqrt{\frac{1}{m}+\frac{1}{n}} \quad \text{標本誤差の存在範囲}$$

$$(\bar{X}-\bar{Y})-t(m+n-2, 0.025) \times s_p\sqrt{\frac{1}{m}+\frac{1}{n}} \leq \mu_1-\mu_2 \leq (\bar{X}-\bar{Y})+t(m+n-2, 0.025) \times s_p\sqrt{\frac{1}{m}+\frac{1}{n}} \quad \mu_1-\mu_2 \text{ の 95\% 信頼区間}$$

❸ 母分散が未知で等しい場合の母平均の差の 95% 信頼区間

$t(m+n-2)$ 分布の面積 95%区間の信頼限界 $t(m+n-2, 0.025)$ を求め，❸の式を解けば，95%信頼区間が求まります．

母分散が等しいと仮定できない場合

ウェルチの近似法という推測方法がありますが，p146で述べたように，ばらつきが大きく異なる2集団の平均値の差を検討する意味はあまりありません．このような場合には基本に戻り，まずヒストグラムを十分に検討して，両群の特徴を記述するべきでしょう．

▶対応のない独立2標本の母平均値の差の区間推定の式の構造を理解しましょう

区間推定の精度の評価

推定において最も重要なことは，推定の精度がどの程度かということです．精度（信頼性）とは何回も測定を繰り返したときの標本誤差（ばらつき）の程度のことです．推定値（統計量の実現値）と母数の差が標本誤差ですが，母数が未知であるため実際には求められません．そこで通常は標本抽出に伴って推定量（とくに標本平均）が母数の周辺をどの程度変動するかに注目します．その大きさが標準誤差（推定量の標本分布の標準偏差）です（第7章の❸）．以上から，標準誤差が具体的な精度の指標になります．

重要なことは，標本サイズ n は信頼区間の幅に直接影響するが，母集団の大きさ（通常は無限母集団）そのものは信頼区間の幅にはまったく影響していないということです．それが標本抽出調査をする本質的な意味です（p207 の〔参考〕を参照）．

▶母集団の大きさは区間推定の精度（標本誤差）には無関係です

母数の既知と未知と推定精度

母数が既知ということは一般には少ないので，何らかの形で代用品を推定に用いることになります．母平均 μ の推定で母分散 σ^2 を標本分散 s^2 で代用すると $N(0, 1^2)$ から t に分布が変わること，母分散 σ^2 の推定に用いるのはいつでも χ^2 分布ですが μ を $\bar{X}$ で代用すると自由度が n から n−1 へと1下がることを説明しました．分布曲線を見ると，t 分布は標

準正規分布より裾が広がるので面積95％区間が両側に均等に広がります．χ^2分布では自由度が下がる（小さくなる）と面積95％区間が狭まりますが，推定区間（95％信頼区間）ではこの"逆数"として反映されます．つまり，どちらの場合も推定区間は広がり，推定の精度は落ちています．代用品（母数の推定値）にはすでに不確かさが入っているから純正品（母数）以上の役割はできないということです．

▶既知母数がある場合に推定精度が上がります

標本サイズと推定精度

平均値の差や比率を含めて，平均値に関する区間推定では，一般に n が大きくなると標準誤差は小さくなる数式構造をしています（第8章の⓭）．たとえば，母平均や母比率の標準誤差は，いずれも分母に $\sqrt{n}$ を含みます．よって，n が大きくなれば標準誤差は $\sqrt{n}$ に反比例して小さくなり推定精度は上がります（第7章の⓫）．母分散が未知で等母分散の平均値の差の場合も m と n が大きくなると標準誤差の推定値は小さくなります．

母分散の推定では自由度（標本サイズ n を反映）が大きくなるにつれて χ^2 分布の面積95％区間は広がります．95％信頼区間はこれを逆数として反映するため，区間推定の式の分母は小さくなり，この場合も母分散 σ^2 は狭い範囲に収まり推定精度はどんどん上がります．つまり，自由度は平方和 SS の値打ち（精度のよさ）を表しています．

標本サイズが大きくなると推定精度がよくなる性質は第11章で解説する検定でも大きな意味をもちます．標本サイズが大きくなると95％信頼区間が狭くなりすぎて，真の母数との間に実質的に意味のない少しのずれ（違い）であっても敏感に検出され，統計学的に有意な差と判断されてしまうのです．

▶標本サイズが大きい場合に推定精度が上がります

参考 標本の大きさ（調査対象数）の見積もり方

母比率に関しては，面積95％区間が $-1.96 \leq (\hat{p}-p)/\sqrt{pq/n} \leq +1.96$ であることを利用して，逆に標本の大きさを見積もることができます．推定の誤差は $|\hat{p}-p|$ ですから，これを E とすれば辺々を二乗して $E^2/(pq/n) \leq 1.96^2$ より $n \leq (1.96/E)^2 pq = (1.96/E)^2 p(1-p)$ となります．何度か述べたように右辺は $p=1/2$（放物線の頂点）で最大になるので $n \leq (1.96/E)^2 pq \leq (1.96/E)^2 (1/2)(1/2) = (1.96/2)^2/E^2$ が成立します．これを満たす"最小の" n が必要な標本サイズとなります．

説明を簡単にするために，1.96 をおよそ 2 とみれば，$n \leq 1/E^2$ となります．たとえば，95％信頼区間で誤差を5％（E＝0.05）以内に抑えたければ，必要な標本の大きさを $(1/0.05)^2 = 400$ にすれば十分であることになります．実際には，質問紙調査などでは，回収率や有効回答の割合なども考えなければいけません．また，最大値を考えて母比率を $p=1/2$（50％）としましたが，母比率に対する情報が事前に多少なりとも得られていれば p の値を変えることで必要な標本の大きさを節約できます［$p(1-p)$ は上に凸の放物線ですから p が 0 や 1 に近づくほど必要数は減ります］．以上は，標本の大きさを定める基本的な考え方として知っておくとよいでしょう．なお，母比率以外の推定で標本の大きさを見積もる手順も似ていますが，もう少し複雑になります．

第4部 推測統計(推定と検定)

11 検定(統計的仮説検定)
——仮説の正しさを確率的に判断する

Point

1. 検定では母数に対する仮説の正誤を確率的に判断します。真の母数と仮定された母数(既知の値)あるいは2つの集団の母数の値に"差がない"とする帰無仮説を立てます。このもとでの検定統計量の分布において、その実現値が確率的に珍しいときに帰無仮説を棄却して、"差がある"という対立仮説を積極的に採択します。帰無仮説が棄却されない場合は、積極的な判断はしません。
2. 真実に対する判断にはつねに2種類の間違いの可能性があります。検定では、帰無仮説が真なのに棄却する間違い(αエラー)だけを考慮します。帰無仮説が偽なのに採択する間違い(βエラー)は直接検討しません。両エラーはトレードオフの関係にあります。
3. 正規母集団では、検定と区間推定は表裏一体の関係にあります。母数として可能なすべての数値について両側検定を行った結果、有意水準5%で棄却できなかった数値、つまり母数としてありえそうな数値が95%信頼区間を構成します。
4. 標本サイズが大きくなると、精度が高くなるので95%信頼区間は狭くなり、両側検定の棄却域が広がり、無意味な差でも有意にしてしまいます。本来、検定は1回しか調査ができないような、比較的小さな標本に対して確率的判断をするための道具です。
5. 平均値の差の検定の検定統計量の式の構造で大切なことは、①実質的な差が大きく、②標本サイズが大きく、③ばらつきが小さい、場合に検定統計量が大きくなり有意差が検出しやすくなることです。これを区間推定の立場からみれば、標準誤差が小さくなり、正確な推定ができているということです。

もう一度区間推定と検定について

第9章 で述べたように区間推定では母数を正しく含む区間の推測に焦点が当てられ、肯定的・直接的立場でこれを求めます。標本分布とその面積95%区間をもとに直接的な推測を行うので、その原理は比較的理解しやすかったと思います。一方、検定では"差なし仮説"が棄却されることで差があることを認めるという、否定的・間接的立場で母数に対する推測を行うので、考え方そのものが非日常的であり、その原理を理解することがやや難しいといえます。なお、これまで検定 test とよんできた推測統計の方法は、**統計的仮説検定**あるいは**仮説検定**を略したものです。

検定の発想—1

本題に入る前に、少し考えてみましょう。ここに一見正しそうな普通のコインがあります。これを投げたら10回続けて表が出ました。では、11回目に表の出る確率(p)はどうなるでしょう。
① 10回も続けて表が出たのだから、おそらく11回目は裏だろう(p<1/2)。

② 10回目までの表裏とは無関係だから，11回目に表か裏が出る可能性は半々だろう（p＝1/2）．
③ 10回も続けて表が出たのだから，このコインは最初から表が出やすいのだろう（p＞1/2）．

　日常生活ではどの考え方を選ぶかは個人の自由です．しかし，③を選んだ人が多いのではないでしょうか．問題を聞いたとき，頭のなかでは無意識に，コインの表裏が出る可能性は半々，つまりp＝1/2と仮定し，その条件で表が10回続く可能性は（1/2）×（1/2）×…×（1/2）＝$(1/2)^{10}$＝1/1,024であり，珍しい現象が起こったと考えたはずです．つまり，表の出やすさを直接示すのではなく，表裏の出やすさに差がない状況（p＝1/2）をまず考え，その状況で実際に起こった結果の珍しさを示すことで，これはおかしいと判断したのです．

　これは検定の発想法そのものです．つまり，多くの人はこの発想法を自然に身につけています．しかし，10回も続けて表が出るのは珍しいと判断できますが，もし5回続けて表が出た場合（$1/2^5$＝1/32）だったらどうでしょう．そうなると何か判断基準が必要になります．こうした考え方を理屈づけたのが検定の理論です．

▶検定の発想自体は自然にもちあわせています

検定の発想―2

　さらに3つの状況に対する解釈を考えてみましょう．
①完全に理想的なコインがあります．10回投げたらすべて表でした．
②完全に理想的なコインに意図的に表が出やすいような細工をしました．10回投げたら表が5回，裏が5回出ました．
③正しそうな普通のコインがあります．10回投げたらすべて表でした．

　検定の知識があるとかえって答えに迷うかもしれません．解釈としては，①は偶然そういう珍しいことが起こっただけです．1,024回（＝2^{10}）に1回はそのようなことが起こっても不思議はありません．②も，偶然そのようなことが起こっただけです．つまり，（現実には考えにくいですが）コインが完全に理想的な状態にあるという真実が判明している世界では，どのようなまれな結果が起こったとしても，それは偶然の結果として処理できます．余計な推測（確率）に基づく判断は不要なのです．統計的な判断や推測が必要になるのは真実がわからないからです．

　③は，2通りの判断があります．（ⅰ）コインがおかしい（表裏の出方が等しくない）と判断した場合，コインがおかしいことが判明すれば判断は正しいことになります．逆に完全に理想的なコインだとわかれば判断は間違いになります．（ⅱ）まれなことが偶然起こったと判断した場合は，コインがおかしいことが判明すれば判断は間違いになります．逆にコインが完全に理想的なコインだとわかれば判断は正しいことになります．

　検定では，上記のうち③の（ⅰ）の立場をとります．つまり，すべての可能性を考えるわけではありません．真実が不明である以上，（ⅰ）と（ⅱ）のどちらの場合でも，判断の誤りが起こる可能性があり，しかも判断の誤りは確認できません．

▶検定が必要なのは真実が不明だからです
▶検定では"偶然にしては珍しすぎる"という判断基準を採用します

検定の手順

検定では母数に関する仮説の正しさを標本データによって確率的に判断します．❶の検定の考え方を表した模式図を見ながら理解していきましょう．ここでは母分散を既知とした母平均の検定を例に検定の基本的な考え方と手順をステップに分けて解説します．母平均 μ がある既知の値 μ_0 に等しいかどうかを検定することにします．

ステップ1：仮説を立てる（"差なし"仮説と"差あり"仮説）

最初に母平均 μ が，既知の値 μ_0 に等しい（$\mu = \mu_0$），つまり母平均と既知の値 μ_0 には"差がない"（$\mu - \mu_0 = 0$）という仮説を立てます．これを**"差なし"仮説**といい，通常は，**帰無仮説** null hypothesis；H_0 といいます．検定で否定され（**棄却** reject され）て"無に帰する"ところに意味がある仮説というニュアンスです．帰無仮説のもとで（帰無仮説が成立しているとき）の母数の値には μ_0 など，添え字の0を付けて表します．帰無仮説は通常"差なし"（記号では等号"="）の形で設定され，不等号（たとえば，$\mu \leq \mu_0$）にはしません．これに対して，真の母数と帰無仮説のもとでの母数の値には"差がある"という**"差あり"仮説**は，"差なし"仮説を棄却することで採用されます（**採択** accept します）．"差あり"仮説は差なし仮説が棄却された場合の受け皿になるもので，**対立仮説** alternative hypothesis；H_1 といいます．多くの場合，検定で本当に証明（主張）したいのは，差があるという対立仮説のほうであり，帰無仮説は主張したいことの否定です．しかし，実際に検定される仮説はつねに帰無仮説だけです．たとえば，新薬が開発された場合，従来薬に比べて"明らかに血圧に変化

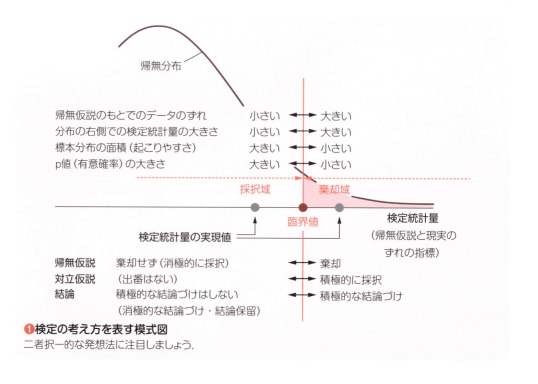

❶**検定の考え方を表す模式図**
二者択一的な発想法に注目しましょう．

がみられた"などを主張したいわけです．しかし，差があることを直接証明するのは，どの程度の差なのか1つに絞るのは容易ではありません．そこで，差がないことを否定することで差があることを主張する方法（いわゆる**背理**〈はいり〉**法**）をとります．

ステップ2：検定に使う標本統計量（検定統計量）の選択

次に，検定に必要な統計量（**検定統計量**）を選択します．正規母集団 $N(\mu, \sigma^2)$ を想定するかぎり，検定統計量とは，標本平均に関する Z や T，標本分散に関する χ^2 や F などの統計量です．検定統計量も推定における推定量も推測の"用途"の違いによって統計量の名称が変わっただけで，標本分布として目新しいものはありません．

たとえば，母分散既知の場合の標本平均 $\overline{X}$ は $N(\mu, \sigma^2/n)$ に従いますから，これを標準化すれば，$Z = (\overline{X} - \mu)/(\sigma/\sqrt{n})$ は標準正規分布に従います．帰無仮説が成立するとすれば，母平均 $\mu = \mu_0$ を代入して，標本平均 $\overline{X}$ は $N(\mu_0, \sigma^2/n)$ に従います．これを標準化した $z_0 = (\overline{X} - \mu_0)/(\sigma/\sqrt{n})$ が検定統計量です．実際には Z と z_0 のどちらを検定統計量と考えても標本分布に違いはなく，テキストによっても表記はまちまちです．この場合，検定統計量は標準正規分布に従います．

帰無仮説のもとでの（帰無仮説を正しいと仮定したときの）検定統計量の標本分布をとくに**帰無分布**といいます．母平均が具体的な値 μ_0 に置きかわったと思えばよいでしょう．帰無仮説を"差なし"（等号）の形にするのは，このように統計的分布を明瞭に導け，容易に推論できるからです．不等号では分布が1つに特定しないことに注意してください．検定では区間推定のように μ の範囲を推定することが目的ではなく，μ_0 そのものの値が母平均としてありえそうかどうかだけを検証します．

検定統計量は帰無仮説が成立する場合（差がない場合）に帰無分布の中心付近の値を示し，帰無仮説が成立しない場合（差がある場合），すなわち，対立仮説が成立する場合に，帰無分布の裾の値を示します．μ と μ_0 の差（ずれ）の大小を反映しているといってもよいでしょう（❶）．

帰無分布となる標準正規分布，t 分布，χ^2 分布の外形の共通の特徴として確認しておきたいのは，左右対称か否かはともかく，自由度が1や2の χ^2 分布を除けば山型の分布，つまり分布の裾では曲線が x 軸に接近する分布だということです（第10章 の❻参照）．よって，検定統計量の実現値が大きく（小さく）なればなるほど分布の裾に位置します．検定に特有の言い回しでは分布の裾に"落ちる"といいます．つまり，上側あるいは下側確率（面積）が小さくなり，"珍しい""まれな""不自然な"出来事だということを意味しています．逆に，検定統計量の実現値が比較的起こりやすい場合には分布の中心付近に落ちると考えても同じです．

ステップ3：仮説の正否の判断基準となる確率（有意水準）の決定

次に，どの程度の珍しい差がみられれば統計学的に"意味のある"（**有意な** significant）差になるかをあらかじめ決めます．この基準となる確率を**有意水準**といい α で表します．これは区間推定で用いた信頼係数（$1 - \alpha$）と対応します．有意水準は検定実施前に定められる固定した基準値です．多くは $\alpha = 0.05$ ないし 0.01 が用いられます．つまり，帰無仮説の

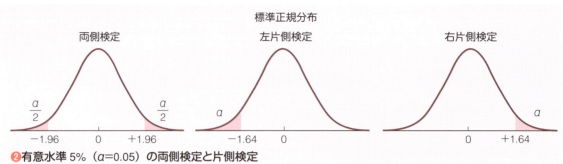

❷ 有意水準 5%（$a=0.05$）の両側検定と片側検定
臨界値から外側の面積が両側あるいは片側で 5% です．色をつけた部分の底辺の範囲が棄却域です．

もとでは 5% あるいは 1% でしか生じない珍しい（不自然な）出来事だということです．なお，実際の論文などで極めて頻繁にみられる "有意水準を $p < 0.05$（5%未満）にした" という表現は初歩的な間違いです．後述する有意確率（p 値）との混同だと思われます．

有意水準 a より小さい確率に対応する標本分布の領域を帰無仮説の**棄却域**といいます．つまり，検定統計量の実現値を帰無分布と照らし合わせてみて，棄却域の範囲に落ちる場合は珍しい出来事と判断し帰無仮説を棄却するのです．もし，帰無仮説が正しければ分布の中心付近に落ちるはずです．❷のように標準正規分布であれば $a = 0.05$ のときに両側で 5%，上側・下側それぞれで 2.5% ずつになります．棄却域でない部分を，帰無仮説の**採択域**（確率は $1 - a$）といいます．その境界が**臨界値**（採択域と棄却域を分ける境の値）です．標準正規分布で $a = 0.05$ ならば $\pm Z(0.025) = \pm 1.96$ です．有意水準が小さければ，臨界値は分布の裾になるので有意になりにくい厳しい検定になります．

ステップ 4：実際のデータから検定統計量の実現値を求めます

標本調査が行われ，実際のデータが得られれば $z_0 = (\overline{X} - \mu_0)/(\sigma\sqrt{n})$ に $\overline{X}$ の実現値 $\bar{x}$ と n を代入することで，具体的な**検定統計量の実現値**が得られます（μ_0 と σ は既知です）．この値が帰無分布上のどの位置に落ちるかが決定します．

ステップ 5：仮説の判断

あらかじめ定めた有意水準 a の棄却域と比較して帰無仮説を棄却するか採択するかが決まります．帰無仮説が棄却された場合は，対立仮説を採択します．こうした判断の結果を，統計学的に有意差があるといいます．検定結果の記述方法として，"有意水準 5% で帰無仮説を棄却し対立仮説を採択する" "5% 水準で有意であった" "μ と μ_0 は異なる" などと表現します．

帰無仮説が棄却されなければ，帰無仮説を消極的に採択します．なぜなら，採択域に落ちても母数と帰無仮説の値が完全に等しい保証はどこにもないからです．この場合は，"有意水準 5% で有意でない" "帰無仮説を棄却できなかった" "μ と μ_0 は異なるとはいえない" などと表現します．よくある間違いは，"帰無仮説を採択し対立仮説を棄却する" "$\mu = \mu_0$ である" というものです．

検定の思考方法では，検定されるのも棄却される可能性があるのも帰無仮説だけであり，対立仮説が棄却されることはありません．帰無仮説が棄却されず，（消極的に）採択されたとしても，対立仮説が棄却されるわけではありません．帰無仮説が棄却されないときには対立仮説の出番はないということです．つまり，検定とは帰無仮説を棄却するかしないかの二者択一であって，帰無仮説か対立仮説のどちらか1つを選ぶというわけではありません．この点をしっかり押さえておきましょう．

　以上が基本的な検定の考え方の流れですが，検定で本当に証明したいのは差があること（帰無仮説の棄却）です．しかし，実際の手順は差がないこと（帰無仮説の成立とそこから得られる帰無分布と臨界値の利用）が主役になっています．その点が，検定の原理を理解することを難しくしています．

例題　身長が正規分布に従うものとします．18歳女性の身長の母平均が158 cmといえるか確かめるため標本サイズ25の標本調査を行いました．その結果，標本平均 $\bar{x} = 163$ cm，標本標準偏差 $s = 10$ cmでした．母平均 $\mu = 158$ cmであるといえるかどうかを有意水準5%で検定しましょう．

答え　"母平均 $\mu = 158$ cm（$= \mu_0$）である"と帰無仮説を立てます．この場合は，母分散が未知なのでt分布を利用した検定を行います．$T = (\bar{X} - \mu_0)/(s/\sqrt{n})$ は，自由度 $25 - 1 = 24$ のt分布に従います．与えられた情報から $T = (163 - 158)/(10/\sqrt{25}) = 5/2 = 2.5$ となります．有意水準5%（$\alpha = 0.05$）の臨界値は $t(24, 0.025) = 2.06$ですから，この値より大きい検定統計量 $T = 2.5$ は棄却域に落ちます．つまり，この母集団から選ばれたと考えると5%でしか起きない珍しいことが起きたことになります．よって，母平均は158 cmとは考えにくいと結論します（158 cmとは等しくないと判断します）．

▶帰無仮説を確率的に否定し，対立仮説を積極的に主張するのが検定の考え方です
▶棄却される可能性があるのは帰無仮説だけです

有意確率（p値）について

　検定には，通常は統計解析ソフトを利用します．この場合，帰無仮説が正しいという条件のもとで，標本から計算された検定統計量の実現値以上の検定統計量が得られる確率（帰無分布の図でいえば実現値より端になる面積の割合）が得られます．これを **p値**（ピーち，確率 probability のp）あるいは**有意確率**ないし**限界水準**といいます．有意水準と混同しやすい名称なので注意してください．簡単にいえば，検定統計量の実現値を確率（0〜1）に変換して検定結果を解釈しやすくした値です．得られた結果がぎりぎり有意になるのは有意水準をいくつにしたときであるかを示す値といっても同じです．データを取る前に有意水準の大きさをいくつに設定しても，p値と比較することができます．

　有意水準とp値を混同しているテキスト（あるいは論文）がかなりあるので注意してください．有意水準は検定する前に決めておく固定した値ですが，p値は得られたデータをもとに事後的に値が計算されます．有意水準5%で有意であれば $p < 0.05$（p値は0.05より小さい）となります．

▶p値をみれば検定統計量の実現値が確率分布のどのあたりに位置するかがわかります

両側検定と片側検定

　対立仮説を考える場合に，μ と μ_0 の大小関係を考えずに，$\mu \neq \mu_0$ だけを考える場合を**両側検定**といいます．これに対して，$\mu > \mu_0$（右側）または $\mu < \mu_0$（左側）の一方を対立仮説とする場合を**片側検定**といいます（❷）．両側検定か片側検定かはデータを取る前に決めます．

　帰無仮説を $\mu = 15$ とした場合，両側検定では対立仮説は完全否定となる $\mu \neq 15$ となります．片側検定では，たとえば，対立仮説を $\mu > 15$ とすれば $\mu < 15$ は最初から考慮しません．この場合，μ は"あらゆる数値（実数）"を検定の対象にしてはいません．これは対立仮説の設定方法が両側検定と違うためですから問題ありません．帰無仮説の否定は可能なあらゆる数値に対するものでなくてもよいのです．

　片側検定を用いれば，同じ有意水準5％でも片側だけを考えればよいことになります（両側にすれば10％に相当します）から棄却域が広がり，棄却されやすくなります．つまり，目的とする対立仮説が採択されやすくなります．しかし，検定の目的は，有意差を得ることではなく，理屈に合った検定をして正しい結果を出すことです．明らかに大小関係がはっきりしている場合には片側検定でもよいですが，人間が対象の場合は母集団についての確かな知識が少ないので，一般には両側検定を使います．両側検定は区間推定と表裏一体の関係にあるので初歩的な原理を理解するのに向いています．以上の理由で本書では両側検定だけを扱います．

▶両側検定か片側検定かはデータを取る前に決め，通常は両側検定を考えます

検定の実際（パラメトリックな場合）

　本書では正規分布ないし正規近似を仮定できる母集団での有意水準5％の両側検定だけを扱います．対応する区間推定と比較すると両側検定の特徴がよくわかります．ワンパターンな流れを理解しましょう．棄却域と信頼区間の両方に不等号（≧か≦）が付いていると境界（信頼限界あるいは棄却の臨界値）がどちらに含まれるのか気になるかもしれませんが，実際にはある1点での確率は0ですからあまり大きな問題ではありません（二項分布など離散的なデータでは多少の考慮が必要ですが基本レベルを超えます）．臨界値（あるいは信頼限界）に等号を付けるかどうかはほとんどのテキストで統一されていません．本書では95％信頼区間は等号を付け，棄却域は等号を除きました．

1 標本の母数の検定

　正規母集団 $N(\mu, \sigma^2)$ における真の母数が帰無仮説における値（従来からの知見など既知の値）と差がないかどうかを検定します．対応する95％信頼区間において帰無仮説のもとでの母数の値を代入すれば，それが帰無仮説の採択域となります．その範囲外が帰無仮説の棄却域です．帰無仮説における値と検定統計量の実現値のずれが小さければ，検定統計量の実現値は帰無分布の平均的な位置（標準正規分布や t 分布なら0，χ^2 分布なら自由度

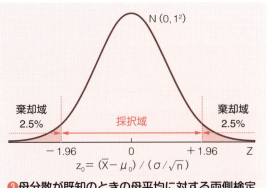

❸母分散が既知のときの母平均に対する両側検定
標本サイズnです．nが大きい場合の母比率の検定も同様な方法です．

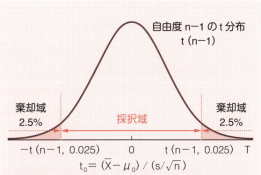

❹母分散が未知のときの母平均に対する両側検定
標本サイズnです．自由度m+n−2にすれば平均値の差の検定と同じです．

付近）に落ちる可能性が高くなります．任意の値を母数の候補として有意水準5％の両側検定を行った場合に，棄却されなかった母数が95％信頼区間を構成しているというのが基本的な仕組みです（ 第9章 の❼参照）．

用いる記号はこれまでと同じで，母平均 μ，母分散 σ^2，母比率 p，標本サイズ n，標本平均 $\overline{X}$，標本分散 s^2，標本比率 $\hat{p}$，偏差平方和 SS です．

母分散が既知のときの母平均の検定（❸）（p134, 169 も参照）

①帰無仮説 H_0：$\mu = \mu_0$（母平均 μ は μ_0 に等しい）
　対立仮説 H_1：$\mu \neq \mu_0$（母平均 μ は μ_0 と異なる）
・μ_0 はあらかじめ仮定された母平均の値（既知の値）です．

②検定統計量：$z_0 = (\overline{X} - \mu_0)/(\sigma/\sqrt{n})$
・$z_0 = 0$ は標本平均 $\overline{X}$ と帰無仮説のもとでの値 μ_0 の一致（差がないこと）を意味します．棄却域は $\overline{X}$ と μ_0 に十分なずれがある領域です．

③有意水準 a を定めます（$a = 0.05$）

④判定：$|z_0| > z(0.025) = 1.96$（$z_0 < -1.96$ または $z_0 > +1.96$）なら帰無仮説を棄却
＊95％信頼区間：　$-1.96 \leq (\overline{X} - \mu)/(\sigma/\sqrt{n}) \leq 1.96$
　　　　　　　　　$\Leftrightarrow \overline{X} - 1.96 \times (\sigma/\sqrt{n}) \leq \mu \leq \overline{X} + 1.96 \times (\sigma/\sqrt{n})$

・推定では μ の範囲を定めること自体が目的ですから，$\mu = \mu_0$ と値を確定させていないことに注意してください．$\mu = \mu_0$ とすれば帰無仮説の採択域になります．その範囲外が帰無仮説の棄却域です．

母分散が未知のときの母平均の検定（t 検定）（❹）（p139, 172 も参照）

①帰無仮説 H_0：$\mu = \mu_0$（母平均 μ は μ_0 に等しい）
　対立仮説 H_1：$\mu \neq \mu_0$（母平均 μ は μ_0 と異なる）
・μ_0 はあらかじめ仮定された母平均の値（既知の値）です．

②検定統計量：$t_0 = (\overline{X} - \mu_0)/(s/\sqrt{n})$
・母分散が未知ですから σ を s で代用して，t 分布を用います．$t_0 = 0$ は標本平均 $\overline{X}$ と帰無仮説のもとでの値 μ_0 が一致することを意味します．棄却域は $\overline{X}$ と μ_0 に十分なずれがあ

る領域です．

③有意水準 α を定めます（$\alpha = 0.05$）

④判定：$|t_0| > t(n-1, 0.025)$ 〔$t_0 < -t(n-1, 0.025)$ または $t_0 > +t(n-1, 0.025)$〕なら帰無仮説を棄却

*95％信頼区間： $-t(n-1, 0.025) \leq (\overline{X} - \mu)/(s/\sqrt{n}) \leq t(n-1, 0.025)$
$\Leftrightarrow \overline{X} - t(n-1, 0.025)(s/\sqrt{n}) \leq \mu \leq \overline{X} + t(n-1, 0.025)(s/\sqrt{n})$

・$\mu = \mu_0$ と値を確定させていません．$\mu = \mu_0$ とすれば帰無仮説の採択域になります．その範囲外が帰無仮説の棄却域です．

母平均が未知のときの母分散の検定（χ^2 検定）（❺），（p138，170 も参照）

①帰無仮説 $H_0: \sigma^2 = \sigma_0^2$
（母分散 σ^2 は σ_0^2 に等しい）
対立仮説 $H_1: \sigma^2 \neq \sigma_0^2$
（母分散 σ^2 は σ_0^2 と異なる）

・σ_0^2 はあらかじめ仮定された母分散の値（既知の値）です．

②検定統計量：$\chi_0^2 = (n-1)s^2/\sigma_0^2 = SS/\sigma_0^2$

・母分散の問題ですから χ^2 分布を利用します．

③有意水準 α を定めます（$\alpha = 0.05$）

④判定：$\chi_0^2 < \chi^2(n-1, 0.975)$ または $\chi_0^2 > \chi^2(n-1, 0.025)$ なら帰無仮説を棄却

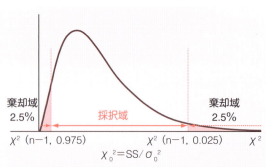

❺母平均が未知のときの母分散に対する両側検定
標本サイズ n です．

*95％信頼区間： $(n-1)s^2/\chi^2(n-1, 0.025) \leq \sigma^2 \leq (n-1)s^2/\chi^2(n-1, 0.975)$

・$\sigma^2 = \sigma_0^2$ と値を確定させていません．$\sigma^2 = \sigma_0^2$ とすれば帰無仮説の採択域になります．その範囲外が帰無仮説の棄却域です．母平均が既知の場合は自由度を n にし，平方和を $SS_p = (X_1 - \mu)^2 + (X_2 - \mu)^2 + \cdots + (X_n - \mu)^2$ とします（p170 参照）．

母比率の検定 （p143，173 も参照）

正規母集団ではないですが，n が大きい場合の正規近似の例です．比率も平均値の一種（ベルヌーイ試行の平均値）です．

①帰無仮説 $H_0: p = p_0$（母比率 p は p_0 に等しい）
対立仮説 $H_1: p \neq p_0$（母比率 p は p_0 と異なる）

・p_0 はあらかじめ仮定された母比率の値（既知の値）です．

②検定統計量：$z_0 = (\hat{p} - p_0)/\sqrt{p_0(1-p_0)/n}$

・$z_0 = 0$ は標本比率と帰無仮説のもとでの母比率が一致することを意味します．棄却域は $\hat{p}$ と p_0 に十分なずれがある領域です．

③有意水準 α を定めます（$\alpha = 0.05$）

④判定：$|z_0| > z(0.025) = 1.96 (z_0 < -1.96$ または $z_0 > +1.96)$ なら帰無仮説を棄却

*95％信頼区間： $-1.96 \leq (\hat{p} - p)/\sqrt{p(1-p)/n} \leq 1.96$
$\Leftrightarrow \hat{p} - 1.96\sqrt{\hat{p}(1-\hat{p})/n} \leq p \leq \hat{p} + 1.96\sqrt{\hat{p}(1-\hat{p})/n}$
（n が大きいので分母は $p = \hat{p}$ で近似しています．）

・$p = p_0$ と値を確定させていません．$p = p_0$ とすれば帰無仮説の採択域になります．その範

囲外が帰無仮説の棄却域です．

▶ 1 標本では仮定された母数の値と検定統計量の差が大きければ棄却されます

2 標本問題

検定といえば平均値の差の検定（いわゆる t 検定）と思う人が多いくらい有名な検定です．2 つの正規母集団を $N(\mu_1, \sigma_1^2)$，$N(\mu_2, \sigma_2^2)$ とし，それぞれの母集団から標本サイズ m，n の標本を抽出したとします．そして，それぞれの標本平均を $\overline{X}$，$\overline{Y}$，標本分散を s_1^2，s_2^2（偏差平方和 SS_1，SS_2）とします．

母分散比の検定（F 検定）

ばらつきがあまりにも違う 2 つの集団の平均値を比較することには無理があります．t 分布を利用した 2 標本の平均値の差の検定には，以下の 3 つの前提条件があります．①正規母集団であること（正規性），②測定値が独立であること（独立性），③母分散が等しいこと（**等母分散性・等質性**），です．独立性に関しては，無作為抽出で代用することもありますが，無作為抽出であっても，何段階かに分けるような抽出（層別抽出や多段抽出など）では厳密には独立性は保たれません．

上記の③を確認するのが，母分散比の検定です．この場合は母分散に"差があるとはいえない"（帰無仮説が棄却されない）ことに意味があります．通常の検定のように，棄却されて積極的に差を示す場合とはやや趣が異なります．さらに，2 つの標本の対象数は大きく異ならないほうが望ましいとされます．

第 8 章 で説明した F 分布を使って 2 つの母集団の母分散が等しいかどうかを検定するのが F 検定です．F 分布は独立な χ^2 分布（をその自由度で割った統計量）の比の分布であることを思い出してください．χ^2 分布は分散の標本分布に密接に関わっていますから，F 分布を使って母分散比の検定ができるのです．

具体的には，以下のような検定を行います．F 分布の定義より $F = (s_1^2/\sigma_1^2)/(s_2^2/\sigma_2^2)$ は自由度 $(m-1, n-1)$ の F 分布 $F(m-1, n-1)$ に従います（p146 参照）．そこで，帰無仮説 $H_0 : \sigma_1^2 = \sigma_2^2$ のもとで検定統計量として $F_0 = s_1^2/s_2^2$，つまり標本分散の比をとり，この値が 1（2 つの標本分散が一致）から大きくずれていれば等母分散の仮説が棄却されます．

記述統計では分散よりも標準偏差を結果として示すことが多いはずです．よって，2 標本の平均値を比較する場合には，大きい標準偏差を小さい標準偏差で割って，値（比）が "1 から大きくずれていないか" をいつでも確認する習慣をつけるとよいです．これを，正確に検定するのが母分散比の F 検定です．棄却されればばらつきに大きな違いのある 2 標本ということになり，単純に平均値を比較することには問題があります．

▶ 2 標本の平均値を比較する前に標準偏差の比をみる習慣をつけましょう

対応がない場合の平均値の差の検定（いわゆる t 検定）（p144，173 も参照）

F 検定の結果，等母分散性が保証されれば，母分散が未知でも $\sigma_1^2 = \sigma_2^2 = \sigma^2$ として合併した標本分散 s_p^2 で母分散を代用します．

①帰無仮説 $H_0 : \mu_1 = \mu_2$（母平均 μ_1 と μ_2 は等しい："差がない"）

対立仮説 $H_1 : \mu_1 \neq \mu_2$（母平均 μ_1 と μ_2 は異なる："差がある"）

②検定統計量：
$$t_0 = \frac{\overline{X} - \overline{Y}}{s_p\sqrt{1/m + 1/n}}$$

・この検定統計量は2標本の平均値の差の推定に用いるT統計量

$$T = \frac{(\overline{X} - \overline{Y}) - (\mu_1 - \mu_2)}{s_p\sqrt{1/m + 1/n}}$$

において，帰無仮説 $\mu_1 = \mu_2$ つまり $\mu_1 - \mu_2 = 0$ が成立している場合です．母平均の差の推定量 $\overline{X} - \overline{Y}$ と0との比較をしていることになります．t_0 は自由度 $m+n-2$ の t 分布 $t(m+n-2)$ に従います．

③有意水準 α を定めます（$\alpha = 0.05$）

④判定：$|t_0| > t(m+n-2, 0.025)$ 〔$t_0 < -t(m+n-2, 0.025)$ または $t_0 > +t(m+n-2, 0.025)$〕なら帰無仮説を棄却

＊95％信頼区間：

$$-t(m+n-2, 0.025) \leq \frac{(\overline{X} - \overline{Y}) - (\mu_1 - \mu_2)}{s_p\sqrt{1/m + 1/n}} \leq t(m+n-2, 0.025)$$

$$(\overline{X} - \overline{Y}) - t(m+n-2, 0.025) \times s_p\sqrt{1/m + 1/n}$$
$$\leq \mu_1 - \mu_2 \leq (\overline{X} - \overline{Y}) + t(m+n-2, 0.025) \times s_p\sqrt{1/m + 1/n}$$

において，任意の（あらゆる）$\mu_1 - \mu_2$ に対して両側検定を行った場合に，有意水準5％で棄却されなかった値の集合が95％信頼区間を形成しています（❹）．2標本問題であっても，両側検定と95％信頼区間の基本的な関係は同じです．帰無仮説 $\mu_1 = \mu_2$ のもとでは，

$$(\overline{X} - \overline{Y}) - t(m+n-2, 0.025) \times s_p\sqrt{1/m + 1/n}$$
$$\leq 0 \leq (\overline{X} - \overline{Y}) + t(m+n-2, 0.025) \times s_p\sqrt{1/m + 1/n}$$

ですから，95％信頼区間に0が含まれれば帰無仮説を採択し，0が含まれなければ帰無仮説を棄却します．なお，2つの集団の標本サイズmとnがあまりに違うこと（たとえば，2倍以上の違いという目安もあります）は好ましくありません．

▶独立2標本の平均値に有意差がある場合95％信頼区間は0を含みません

χ^2 分布を用いた質的データに対するノンパラメトリックな検定
(いわゆる χ^2 検定)

χ^2 分布を用いた検定は一般に χ^2 検定といわれます．χ^2 分布は本来母分散に関する標本分布ですが，広く"ばらつき"についての検定の基準として近似的に用いられます．そのなかでも，確率分布の適合度の検定と独立性の検定はとくに重要です．独立性の検定のことを χ^2 検定というのだと思っている人も多いはずです．それくらい有名な検定方法ですから，正しく理解しておきたいものです．これらは，いずれも質的データ（おもに名義尺度）を対象としています．不連続な質的データに対して，連続的な確率分布である χ^2 分布を用いた近似ですから，データ数が少ないとき，セルの度数が少ないときには近似が悪くなります．原理としては，記述統計で説明したクロス表における2変数の関連を示す指標（p60 参照）の考え方を用いることになります．

観測度数を O，期待度数 E とすれば，"$\chi^2 = \{(O-E)^2/E\}$ の合計" がずれの指標となります．このとき，χ^2 の単位が観測値の単位と同じであることに注意してください．一般に，n が大きいときに χ^2 値が χ^2 分布に近似的に従うことが知られています．χ^2 値を求めること自体が独立性の検定と直結するので，純粋な記述統計だけを目的とするのでもなければ，χ^2 値を使った関連の指標は多用されないのです．

特定の母集団分布をとくに想定しないのでノンパラメトリックな検定になります．区間推定は対応しません．

適合度の検定

仮定された理論的あるいは経験的な確率分布に対して，標本から得られた度数分布が適合するかを検証するのが**適合度の χ^2 検定**です．

たとえば，ABO 式血液型の経験的分布は A 型：O 型：B 型：AB 型 = 4：3：2：1 に近いことが知られています．今，100 人の学生の血液型を調べた結果，A 型：O 型：B 型：AB 型 = 45：28：21：6 でした．これは，経験的な分布と一致しているといえるでしょうか．

もし 100 人が期待どおりに分布すれば，A 型：O 型：B 型：AB 型 = 40：30：20：10 になるはずです．そこで，期待される数と観測された数のずれ（差）を考えます．すると，ずれは A 型で +5 人，O 型で −2 人，B 型で +1 人，AB 型で −4 人です．これを合計すれば 0 になりますから，ずれの指標にはなりません．そこで，ずれの平方和を求めると $(+5)^2 + (-2)^2 + (+1)^2 + (-4)^2 = 25+4+1+16 = 46$ です．しかし，これでは標本サイズによって値が大きく変わるのでよい指標にはなりません．分散であれば標本サイズ n（あるいは自由度 n − 1）で割ることになりますが，今回の場合，もともとの期待される頻度に違いがあるのですから，全体を加えて総度数で単純に割ることには意味がありません．そこで，それぞれの差の 2 乗を期待度数で割って補正します．つまり，$(+5)^2/40 + (-2)^2/30 + (+1)^2/20 + (-4)^2/10 = (75+16+6+192)/120 = 2.4$ がずれの指標となります．

χ^2 分布を用いるので自由度が気になりますが，"ずれの合計は 0" という制約を考えれば，自由度が（カテゴリー数 −1）であることがわかります．この例では，自由度は 4 − 1 = 3 です．自由度は標本サイズとは無関係です．カテゴリーが k 個の場合，$\{(O-E)^2/E\}$ の k 個の合計は自由度 k−1 の χ^2 分布 $\chi^2(k-1)$ に従います．

この例では，自由度 3 の χ^2 分布の上側確率 5% 点は 7.8 です．よって，ずれの実現値 $\chi_0^2 = 2.4$ は有意水準 5% で大きなずれとはいえません．

それではカテゴリー数 k 個の適合度の検定の手順を整理してみます．

①帰無仮説 H_0：観測度数と期待度数の分布は一致する
 対立仮説 H_1：観測度数と期待度数の分布は異なる（両側検定）
②検定統計量：$\chi_0^2 = \{(O-E)^2/E\}$ の k 個の合計
③有意水準 α を定めます（$\alpha = 0.05$）
④判定：$\chi_0^2 > \chi^2(k-1, 0.05)$ なら帰無仮説を棄却

この場合，χ_0^2 は差の大きさの指標ですから，ずれが大きい場合だけ棄却されるため，上側確率が使われています．適合度の検定ではどのカテゴリーで期待度数と観測度数に有意差があるかはわかりません（全体として適合度の有無がわかるだけです）．

期待度数が5未満のカテゴリーがある場合は、近似がよくないのでχ^2検定を用いないほうが無難です。カテゴリーを併合して度数を増やすこともできますが、むやみに（無条件で）行うべきではありません。研究計画の段階で分析に適したデータを取る工夫が必要です。

▶ χ^2分布は広く"ばらつき"についての検定の基準として用いられます

4 分クロス表の独立性の検定

クロス表のなかでも2×2の4分クロス表は応用性が高く、すべての基本になります。4分クロス表の2つの質的データ（名義尺度）に関連がみられるかどうかを検定するのが、独立性の検定です。

関連の指標を説明する際に用いたクロス表（第5章の❼参照）で、性別と統計学の好き嫌いに関連があるかどうかを検定してみましょう。この場合の検定統計量は$\chi_0^2 = 1.79$（p61参照）でした。有意水準5%で$\chi^2(1, 0.05) = 3.84$ですから、性別と統計学の好き嫌いには関連がある（十分なずれがある）とはいえません。

独立性の検定の手順を整理してみます（❻）。
①帰無仮説 H_0：項目間に関連はない（独立である）
　対立仮説 H_1：項目間に関連がある（独立でない）
②検定統計量：$\chi_0^2 = \{(O-E)^2/E\}$の4つの合計
③有意水準αを定めます（$\alpha = 0.05$）
④判定：$\chi_0^2 > \chi^2(1, \alpha)$なら帰無仮説を棄却

実際に4つのセルa, b, c, dの観測度数と総度数nを使って"$\chi_0^2 = \{(O-E)^2/E\}$の4つの合計"を計算すると、

$$\chi_0^2 = \frac{n \times (ad-bc)^2}{(a+b)(c+d)(a+c)(b+d)}$$

❻ 4分クロス表の独立性の検定

になります（p61参照）。この式から、一般にnが大きくなれば分子も大きくなり、結果的にχ_0^2が大きくなることがわかります。つまり、帰無仮説は棄却され2変数は独立ではない（関連がある）という結果になります。標本サイズが大きくなればあまり意味のない関連でも検出されることになります。逆に、標本サイズが小さければかなりの関連がみられても有意差が出にくくなります。

▶ 4分クロス表の独立性の検定で質的データ間の関連の有無を調べます

参考 $\chi^2(1)$の右側5%が4に近い理由

ところで、自由度1のχ^2分布の有意水準5%での臨界値が3.84になる意味はわかるでしょうか。χ^2分布が標準正規分布からの標本の平方和の分布であることを理解していれば、$\chi^2(1)$が標準正規分布に従う確率変数の値の2乗であることがわかります。標準正規分布の面積95%区間でZ=

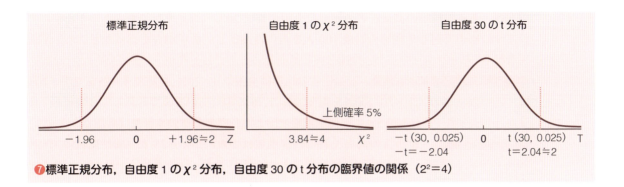

❼ 標準正規分布，自由度1のχ^2分布，自由度30のt分布の臨界値の関係（$2^2=4$）

±1.96（≒2）ですから$\chi^2(1)$の右側5%は$2^2=4$に近くなります．実際に$3.84≒1.96^2$です．Zとt(n)（自由度nは30以上がよい）と$\chi^2(1)$の5%水準での臨界値が2か$4=2^2$くらいであることは重要な目安なので，標本分布の関係とともに記憶しておくとよいでしょう（❼）．

クロス表の独立性の検定

2つの質的データA（カテゴリー数m）とB（カテゴリー数n）についてm×nのクロス表を作り，変数間に関連があるかないかを検定します．観測度数と期待度数の考え方は4分クロス表の独立性の検定と同じです．この場合の期待度数も各セルの属する行と列の周辺度数の積を総度数で割れば求まります．自由度は適合度の検定と同じで，行，列ともカテゴリー数よりも1つ少ない数で情報がそろえば，周辺度数から値は決定するので，m×nのクロス表の自由度は(m−1)×(n−1)になります．セルの期待度数に5未満のセルがある場合の注意は適合度の検定と同じです．あまりカテゴリー数が大きなクロス表は検定しないほうが無難です．有意な関連がみられたとしても，現実的な意味を解釈しにくいからです．

検定手順は以下のとおりです．
① 帰無仮説H_0：項目間に関連はない（独立である）
　対立仮説H_1：項目間に関連がある（独立でない）
② 検定統計量：$\chi_0^2=\{(O-E)^2/E\}$の合計
③ 有意水準αを定めます（$\alpha=0.05$）
④ 判定：$\chi_0^2>\chi^2[(m-1)\times(n-1),\ \alpha]$なら帰無仮説を棄却

▶ m×nのクロス表の独立性の検定では自由度(m−1)×(n−1)のχ^2検定を行います

補足　χ^2検定と両側検定・片側検定

独立性や適合度のχ^2検定では，一般にχ^2分布の上側確率を用いるので片側検定と書いているテキストがあります．しかし，検定の両側・片側という考え方は本来，検定の方向（つまり，対立仮説として大きい場合だけあるいは小さい場合だけのどちらか一方だけを考えるのか，それとも大きい場合も小さい場合も区別しないで両方を考えるのか）に関するものであり，利用する標本分布の確率の両側・上側（あるいは下側）と同じとは限りません．独立性や適合度のχ^2検定では，観測値と期待値の間に差があるのかないのかだけを問題にしており，ずれの方向は問題にしていません．したがって，上側確率を用いていたとしても両側検定になります．

例題 ある年齢層の高血圧者の頻度は全国調査で20％（母比率）であることがわかっています．K市で同じ年齢層の対象100人を無作為抽出し，血圧調査を行ったところ，高血圧者は25人（25％）でした．全国と同じ傾向といえるでしょうか．

二項分布の正規近似による方法 高血圧者の比率は全国で $p = 20\%$，K市で $\hat{p} = 25\%$ です．よって，$Z = (25 - 20)/\sqrt{20 \times 80/100} = 5/4 = 1.25 < 1.96$ です（％のままで計算しても問題ありません，p143参照）．有意水準5％の両側検定で全国と同じであるという仮説は棄却できません．

適合度の χ^2 検定 K市での高血圧者の観測度数は $100 \times 25\% = 25$ 人，期待度数は $100 \times 20\% = 20$ 人，高血圧でない者の観測度数は $100 - 25 = 75$ 人，期待度数は $100 - 20 = 80$ 人です．

$\chi_0^2 = \{(O - E)^2/E\}$ の合計 $= (25 - 20)^2/20 + (75 - 80)^2/80 = 25/16 = 1.5625 < 3.84 = \chi^2(1, 0.05)$ です．よって，有意水準5％で全国と同じであるという仮説は棄却できません．

解説 両方の検定が実質的に同じことをやっていることに注意してください．そして，二項分布の正規近似による例は両側検定を行っています．すでに述べたように，$\chi^2(1)$ は Z^2 そのものです．よって，$5/4 < 1.96$ の両辺を2乗すると $25/16 < 3.84$ になります．適合度の χ^2 検定における χ^2 値の計算方法をみると，$(O - E)^2/E$ では分子のカッコ内の数値の正負によらず，それを2乗するので，必ず0以上の値になります．これは χ^2 値の計算がずれの方向（OとEの大小）を問題にしていないからです．つまり，実質的には観測度数と期待度数が等しいか等しくないかだけを考える両側検定だということです．

母分散に関する χ^2 検定（母分散がある値と等しいかどうか）であれば，分散そのものが平方和で定義されているので，帰無仮説よりも極端に大きい場合と小さい場合を考えた両側検定（上側2.5％と下側2.5％の両側5％）にすることに違和感はないと思います．

参考 適合度や独立性の検定に χ^2 分布を利用できるわけ

何気なく多用している適合度や独立性の χ^2 検定ですが，その根拠を知っている人は少ないと思います．適合度の検定にしても独立性の検定にしても，観測度数と期待度数のずれの程度を問題にしていることには変わりありません．離散的な回数の分布あるいは頻度の分布に二項分布を用いたことを思い出してください．カテゴリーが2つ（たとえば，成功と失敗）の場合の適合度の検定を例に簡単に解説します．

1回あたりの成功確率が p の試行を n 回行った場合の成功回数は二項分布 $B(n, p)$ に従い，試行回数が多くなると正規分布で近似できます（p107参照）．成功回数 r に関して，$z = (r - np)/\sqrt{npq}$ と標準化できますから，両辺を2乗して $z^2 = (r - np)^2/(npq)$ となります．$p + q = 1$ を用いると，$1/(npq) = 1/(np) + 1/(nq)$ と変形できるので，失敗回数を s とすると $r + s = n$ から $z^2 = (r - np)^2\{1/(np) + 1/(nq)\} = (r - np)^2/(np) + (s - nq)^2/(nq)$ と示せます．ここで，r と s は観測度数，np と nq は成功回数や失敗回数の期待度数ですから，$(r - np)^2/(np)$ も $(s - nq)^2/(nq)$ も（観測度数 − 期待度数）^{2}/期待度数 です．つまり，z^2 は （観測度数 − 期待度数）^{2}/期待度数 の合計（和）になっています．z^2 は自由度1の χ^2 分布そのものです（p136参照）から，結局，二項分布は正規近似を介して χ^2 分布に近似できます．この原理を利用して χ^2 分布を利用した適合度の検定を行っています．χ^2 値を求める際に，観測度数と期待度数のずれの2乗を期待度数で割った理由も納得できたと思います．

カテゴリー数が3つ以上の場合の適合度には，二項分布の発展型である多項分布を利用します．各セルに入る度数に多項分布を仮定することで，一般のクロス表における2変数の独立性の検定（関連の有無）でも当てはめることができます．

参考 順序尺度で表された質的データの関連

　順序尺度で表されたデータは基本的には質的データとみなしますので，初歩的な分析方法は，クロス集計とそこから関連係数や順位相関係数を算出することです．2変数の関係の有無をχ^2検定することも可能ですが，χ^2検定では順序の情報を考慮しないのであまり適切な方法ではありません（実際の関係を過小評価します）．順序尺度に関しては，たとえば背後に正規分布を想定する（パラメトリックに扱う）など応用的な分析方法がいくつも考案されていますが，いずれも基本レベルを超えるので本書では触れません．順序尺度の扱いは難しいということを頭の片隅に置くとよいでしょう．

クロス表のセルの度数が少ない場合の問題

　4分クロス表の検定では，不連続な度数分布に連続なχ^2分布を当てはめるので，セルの期待度数や総度数が小さいと偏りが生じます．この場合に，イエーツ（Yates）の連続性補正（分子のカッコ内を$|ad-bc|-n/2$とします）を行います．

　あるいは，フィッシャー（Fisher）の直接確率検定という考え方の異なる検定方法があります．観測度数がより偏った状態で生じる確率のすべてを合計し，有意水準と直接比較する検定方法です．この方法も有名でよく利用されますが，検定の仕組みをよく知らないで利用し，誤った解釈をする人が多くいます．とくに両側検定と片側検定の混乱が多くみられます．

　統計解析ソフトを用いると，セル度数が小さい場合には機械的に直接確率検定を行ってしまいます．これは，対応のない2群の平均値の差の検定で等母分散性が保証されない場合に機械的にウェルチ（Welch）の検定を行ってしまうのと同じです．本来であれば，なぜこのような状況が生じたかを考えてみるべきですが，統計解析ソフトで数値が出てしまうと，なかなか疑問に思う習慣が身につかなくなります．

　クロス集計をするのであれば，可能なかぎり1つのセルの期待度数が5以上になるようにし，全体で最低でも20以上の標本サイズで検定することが望ましいといえます．

▶検定に適したデータであるか確認することも大事です

参考 多重比較

　データの傾向を知るために，いろいろな組み合わせで平均値の差や独立性の検定などをする場合には注意を要します．有意水準5%ということは，20回検定をすれば1回は間違えて有意差を出す可能性があるということです．たとえば，10教科の科目間で平均値の差の検定を行えば，科目の組み合わせは45通りありますから，2つくらいの組み合わせで意味のない有意差が出ることになります．あれもこれも検定すると意味のない有意差が出やすくなります．このような場合には，**多重比較**という方法で有意水準を下げて検討しないといけません．

検定の本質的な限界—正しく理解するために

　看護研究の現場では検定が多用（乱用）されています．以下はやや論理的に難しいかもしれません．しかし，検定の考え方そのものに付随する2つの問題点，①検定の非対称性，②2種類の過誤（誤り），を知ることで，検定をより正しく理解することができます．

検定の非対称性

帰無仮説が"偽"である（正しくない）ことは立証できますが，"真"である（正しい）ことを積極的には証明できません．2本の線の長さが等しくないことはわかりやすいけれど，完全に等しいことは簡単に証明できないのと似ています．たとえば，"$\mu = \mu_0$ ならば t_0 の実現値が帰無分布の採択域に落ちる"という命題が正しければ，その対偶である"t_0 の実現値が帰無分布の採択域に落ちない（＝棄却域に落ちる）ならば $\mu \neq \mu_0$ である"はいつでも正しくなります．よって，t_0 の実現値が帰無分布の棄却域に落ちることで帰無仮説が正しくないこと（$\mu \neq \mu_0$）を示せます．しかし，命題の逆である"t_0 の実現値が帰無分布の採択域に落ちるならば $\mu = \mu_0$ である"は必ずしも正しくありません．採択"域"という区間に落ちる母数の候補は μ_0 以外にもいくらでもあります．つまり，帰無仮説 $\mu = \mu_0$ が正しいことを直接示すことはできません．論理学的にいうと，もとの命題が真であれば"対偶"はつねに真ですが，"逆"は必ずしも真ではないということです．

帰無仮説の棄却は，危険率（有意水準）を覚悟して帰無仮説を実質的に捨て去ることであるのに対して，帰無仮説の採択は実質的に態度を保留することです．このように帰無仮説の棄却と採択は最初から対等な関係ではありません．帰無仮説とデータが矛盾している場合，帰無仮説が間違っていると主張することはできます．しかし，帰無仮説とデータが矛盾していない場合は，帰無仮説が正しいことを積極的に支持することはできません．なぜなら，別の帰無仮説がデータと矛盾していない可能性も残るからです．

2標本の平均値の差でいえば，現実世界で異なる母数が互いに厳密に等しいこと（$\mu_1 = \mu_2$ が厳密に成立すること）はありえない話です．つまり，帰無仮説は初めから偽りであることが明白です．これは検定全体に共通する性質です．

本当に主張したいことの否定を帰無仮説とし，主張したいこと自体は対立仮説とする理由には，以下に述べる2種類の過誤（あやまり）が関係してきます．

2種類の過誤—α エラーと β エラー

一般に，真実がわからない状況では，真実（本当は○，本当は×）と判断結果（○と判断，×と判断）はつねに4通りの可能性（○を○と正しく判断，○を×と誤って判断，×を○と誤って判断，×を×と正しく判断）があります．こうした考え方は検定を超えて広く一般的なものです．

検定では，偶然のばらつきがある現象に対して珍しいかどうか（不自然さ）を一定のルールで判断するので，同様な誤りを犯す可能性がつねにあります．母集団での真実と検定結果が正しいかどうかは4分クロス表で考えることができます（❽）．日常的にはわかりやすいですが，統計用語が出てくると急速に理解しにくくなります．❾，❿を見ながら考えてみましょう．

▶真実が不明な状況での判断はつねに2種類の誤りの可能性があります

α エラー（第1種の過誤）

帰無仮説が正しいのに，これを棄却する（対立仮説を採択する）間違いのことです．簡単

❽検定に伴う2種類の過誤

		母集団での差（真の姿）	
		差がある （帰無仮説は正しくない）	差がない （帰無仮説は正しい）
標本の検定結果 （有意差）	差がある （帰無仮説の棄却）	正しい結論 真陽性 確率：$1-\beta$（検出力）	第1種の過誤（αエラー） 偽陽性（読みすぎ） 確率：α（有意水準）
	差がない （帰無仮説の採択）	第2種の過誤（βエラー） 偽陰性（見落とし） 確率：β	正しい結論 真陰性 確率：$1-\alpha$

検定では帰無仮説が正しいものとして
その真偽を検討していることに注意してください．

↑ 検定が直接扱う部分です

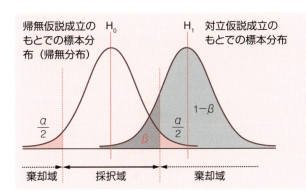

❾αエラーとβエラーの定義

αはH_0（帰無仮説成立）のもとでのH_0の棄却域の面積で表され，βはH_1（対立仮説成立＝帰無仮説不成立）のもとでのH_0の採択域の面積で表されます．採択域と棄却域は帰無仮説に関するものであることに注意しましょう．$1-\beta$を検出力といいます．

❿検定におけるαエラーとβエラーの関係

	αエラー	βエラー
別名	第1種の過誤	第2種の過誤
検定との関係	直接考慮する 有意水準（＝危険率）	直接は関係しない
前提条件 検定結果 （❽参照）	帰無仮説の成立 帰無仮説を棄却 （対立仮説を採択）	帰無仮説の不成立（対立仮説の成立） 帰無仮説を採択（棄却しない）
解釈	読みすぎ 偽陽性	見落とし 偽陰性
値	事前に定めた数値	特定できない（広範囲を移動）
標本サイズとの関係	なし	標本サイズが大きければ小さくなる
実質的な差との関係	なし	差が大きければ小さくなる
統計学的な用途	検定	検出力（$1-\beta$）の分析 αとβを考慮した標本サイズの見積もり

にいえば"差がない"のに"差がある"とする誤り（読みすぎ）です．臨床検査でいえば**偽陽性**（疾病でないのに検査結果を間違って陽性とすること）に相当します．この確率αが有意水準です．普通は5%や1%などの事前に定められた特定の値（範囲ではありません）を

用います．有意水準を**危険率**ともいいます．5％以下がまれだから棄却する（検定の立場）ということは，逆にいえばまれなことも5％くらいは起こるということです．有意水準5％とは間違える危険率が5％であることと同じです．つまり，棄却域は誤りの観点からみれば$α$エラーの存在範囲です．

両側検定での$1-α$は区間推定でいえば信頼係数に相当します．読みすぎ（$α$エラー）を小さくすれば信頼度は上がります．これは母集団で差がなく，検定結果でも差がないと正しく検出できる確率です．臨床検査でいえば**特異度**（疾病でないときに検査結果を正しく陰性とする確率）に相当します．

検定は帰無仮説が正しいと仮定したうえで，$α$エラーだけを直接考慮した判断です．

▶検定とは$α$エラー（読みすぎ）の確率（有意水準）だけを扱った判断です

$β$エラー（第2種の過誤）

帰無仮説が成立しない（正しくない）のに，これを採択する間違いのことです．簡単にいえば"差がある"のに"差がない"とする誤り（見落とし）です．臨床検査でいえば**偽陰性**（疾病なのに検査結果を間違って陰性とすること）に相当します．この確率は一般に$β$で表します．❾でいえば対立仮説が成立するときの分布で帰無分布の採択域に入っている面積です．

検定では"帰無仮説が成立すれば"という前提で標本統計量の実現値が出現する確率を検討するので$β$エラーは直接考慮していません．検定というのは，実際には帰無仮説の真偽そのものが不明な状態で"帰無仮説が成立すれば"という前提から出発した判断だということを理解しましょう．検定をしていると有意水準（$α$エラー）ばかりに注意が向かうので，$β$エラーの存在が見えなくなります．

$β$エラーはわかりにくいのでコイン投げを例にして解説します．正しいコインであれば表が出る確率（帰無仮説）は$p=1/2$です．ここで，帰無仮説が正しくない状況（＝対立仮説が正しい状況）（$p≠1/2$）における見落としを考えるのが$β$エラーです．$p≠1/2$であればどのような値で仮説を立てても構いませんので，次のような極端な場合を考えます〔極端な場合を考えるのは数学の鉄則です（p58，79参照）〕．対立仮説が$p=1/100$の場合（極端に表が出にくい場合），これを見落として帰無仮説$p=1/2$（コインの裏表の出方に差がない）を採択することは考えにくいはずです．ほとんど表の出ないコインがおかしいことを見落とす可能性は少ないということです．しかし，対立仮説が$p=49/100$であれば，これと$p=1/2$の差を見分けることは困難です．つまり，対立仮説が正しくてもこれを見落として帰無仮説$p=1/2$を採択してしまう可能性は非常に高くなります．簡単にいえば，"ほぼ半々に表が出るように巧妙に作られた偽物のコインは見破りにくい"ということです．

$α$の値を固定した場合に$β$エラーは対立仮説の具体的な選び方次第で極端に変化します．この関係は図示すれば明快です（⓫）．帰無仮説と対立仮説のもとでの分布がほぼ完全に分離していれば$β≒0$です．一方，分布がほとんど重複していれば$β≒1-α=0.95$となります．つまり，対立仮説に応じて$β$エラーは0から0.95までの広範囲にわたります．本来は意味のある差であっても，それを見落としている可能性（$β$エラー）がかなり大きい場合もあるということです．

$1-β$は帰無仮説が正しくない場合に帰無仮説を棄却する（有意差を得る）確率になり，

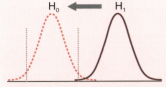
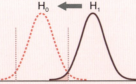
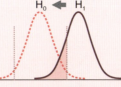
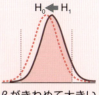

βがきわめて小さい状態（β≒0）
2つの分布にほとんど重複がないので両者を区別できます
点線：H_0のもとでの分布
実線：H_1のもとでの分布

βが小さい状態（β=0.025）
2つの分布が上側臨界値で左右対称になっています

βが大きい状態

βがきわめて大きい状態（β≒0.95）
この場合，下側臨界値以下ではβエラーは生じないことに注意してください

⓫αエラーを固定にした場合のβエラーの変化
有意水準α（αエラー）を0.05に固定し，対立仮説を変化させた場合のβエラーの大きさです．H_1が成立するもとでの分布を右から左に平行移動していけばβエラーが変化する様子がイメージできます．βは0（2曲線がほとんど分離）から次第に大きくなり，最大0.95（=1−α）近く（2曲線がほぼ一致）となりますが，その後，さらに左側に移動するので，また減少し0に近づきます．

これを検定の**検出力**（**検定力・パワー**）といいます．わかりやすくいえば，母集団で本当に差があり，検定結果でも差があると正しく検出できる確率です．臨床検査でいえば**感度**（疾病のときに検査結果を正しく陽性とする確率）に相当します．

▶検出力は母集団で差があり，検定結果でも差があるとする確率です

> **参考** αエラーとβエラーの記憶の仕方
>
> この2種類の過誤は慣れないと混乱しがちです．しかし，検定の理論を発展的に考える場合には，両者の区別が基本になりますから必ず記憶しておく必要があります．裁判にたとえれば，本当は無実（差なし）なのに有罪（差あり）とされるのがαエラー（冤罪〈えんざい〉）であり，逆に本当は有罪（差あり）なのに証拠不十分で無罪（差なし）とするのがβエラー（疑わしきは罰せず）です．あるいは，"あわてのアルファ（読みすぎ），ぼんやりベータ（見落とし）" という記憶法が昔から有名です．本文で紹介したように，臨床検査における検査性能の指標と対比して記憶すると，その意味まで確実に理解できると思います．

有意差と2種類の過誤の関係

通常の標本調査ではβエラーは考慮しないので，有意差なしの結果が出てもその判断が間違い（見落とし）である確率（β），あるいは検出力は不明です．帰無仮説が棄却されず採択されたところで，最初から帰無仮説自体が成立していない可能性があるわけです．そのため，せいぜい "差があるとはいえない" 程度の消極的な結論（態度保留）しかいえないわけです．"採択" という表現が誤解を与えますが，積極的に採択しているわけではないので間違えないでください．帰無仮説の採択は "滑り止め" 程度の消極的な意味しかなく，積極的に "差がない（等しい）" ことを主張しているわけではありません．

▶検定では帰無仮説を棄却できた場合だけ積極的に差を主張できます

標本サイズと2種類の過誤の関係

有意水準αは事前に決める固定した値です．したがって，αエラーは標本サイズの影響を受けません．データが増えることで有意水準が変わったらおかしいですね．データが増える

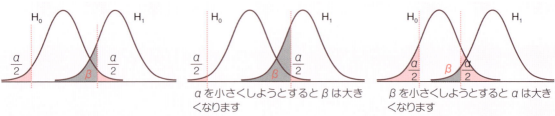

⓬ αエラーとβエラーのトレードオフの関係
帰無仮説 H_0 と1つの対立仮説 H_1 を固定させます.

ことで変わるのは，有意水準ではなく有意差の出やすさ，つまり p 値（有意確率）です．
　一方，βエラーは標本サイズと関係します．一般に，標本サイズが大きくなると見落とし（βエラー）は減り，逆に検出力（$1-\beta$）が上がります．これは重要な性質です．
　たとえば，平均値に関する検定であれば，標本サイズが大きくなれば H_0 ないし H_1 のもとでの標本分布は標準誤差（分母は標本サイズの平方根です）が小さくなり急峻になります（なだらかな分布が次第に鋭くなってきます．第7章 の⓬参照）．したがって，両分布の違いがはっきりとしてくるので見落としが減ると考えれば納得できるのではないでしょうか．βエラーの説明で"ほぼ半々に表が出るように巧妙に作られた偽物のコインは見破りにくい"とたとえました．しかし，"巧妙に作られた偽物のコインでも数多く振ってみれば偽物であることを見破りやすくなる"ということなります．

▶ 標本サイズが大きくなると検出力（$1-\beta$）は増加します

αエラーとβエラーの関係

　αエラーを固定しない場合の両者の関係を⓬で比較してみましょう．いったん帰無仮説と対立仮説（の1つ）のもとでの分布が固定されれば，α とβ はトレードオフ（片方を上げるともう一方が下がる）の関係にあります．有意水準を厳しく（たとえば，0.01 など小さな値に）設定し，有意差が出ると何かとても良い結果のように思いがちですが，実際にはβエラーが増加（検出力が低下）しているということです．なお，$\alpha + \beta = 1$ と誤解している人がいるので注意してください．もし，αエラーを小さく保ちβエラーも同時に減らしたければ，最初から差が大きな（分布が離れた）集団ないし，前述のように大規模な標本を対象に検定すればよいわけですが，それでは検定する意味自体が少なくなります．
　通常の検定は"読みすぎ"（αエラー）だけを問題にしています．これは，本当は差がないのに，検定結果で差があったと間違った結果を採択してはいけないという考え方からです．その点，"見落とし"（βエラー）には寛容な判断だといえます．

▶ αエラーとβエラーはトレードオフの関係にあります

発展 検出力分析

　αエラーに依存するという検定の弱点を補うものとして検出力分析があります．検出力を規定する要因には，有意水準（α）以外に，母集団における真の違いと標本サイズがあります．母集団における真の違いとは，たとえば，母平均と帰無仮説における平均値の差，あるいは2群の平均値の

差の検定における両群の母平均の差，を母標準偏差で割って標準化した値くらいに考えてください．母数を含みますから，実際には（先行研究などを根拠に）感覚的な判断（目安）で見積もります．この指標は，一般には"母集団における効果の大きさ（効果量）"とよばれます．すると，帰無仮説のもとでの分布と対立仮説のもとでの分布は，（母集団における効果量）×（標本サイズ）が大きいほど明確に分離され，検出力が高まります．より効果的な検定を行うために，有意水準（α），検出力（$1-\beta$），効果量，標本サイズの4つの数値を検討する方法を検出力分析といいます．この4つは互いに影響し合っています．

標本サイズを大きくしすぎると，真の差が小さくても検出力が上がりすぎてしまい，有意差が出やすくなります．そして，それが本当に意味のある差なのか標本サイズの影響なのかの区別がつかなくなります（p198参照）．したがって，より意味のある検定結果を出すには，本来はαだけでなく，検出力と効果量を考慮したうえで標本サイズを設定することが望ましいということになります．その意味で，一定の検出力を確保して標本サイズを設定することを検出力分析ということもあります．推測の手段として検定を考えるのであれば，本来ならば標本サイズはいきあたりばったりで決めるのではなく，事前にある程度は見積もりを立てておくべきだということになります．言いかえると，とりあえず得られたデータを検定してみても，あまり価値がある検定結果は得られないということになります．

望ましい検定とはαを一定に低く抑えたうえで，βが小さく（つまり検出力が大きく）なるものです．目安として，$\alpha = 0.05$，$\beta = 0.20$（αの4倍）がよく使われます．これは，読みすぎを5％まで許したうえで，見落としは20％以内にする（本来の差を80％正しく検出する）ことを意味します．

検出力に対する知識を多少でももちあわせていると，たとえば，独立2群の平均値の差の検定（いわゆるt検定）をする場合に，両群の対象数をなるべく近くするほうが望ましいことなどもわかります（標本サイズの差が大きいほど検出力が低下します）．

推測統計のまとめ—区間推定と両側検定の類似と相違

推測統計のまとめとして，区間推定と両側検定の類似点と相違点，両者の関係について解説します．❸を見ながら理解を深めましょう．

❸区間推定と両側検定の比較

	区間推定	両側検定
用途	標準誤差を分離した情報の抽出 母数の存在する区間を推定する	客観的で合理的な統計的判断 母数に対する二者択一的判断
情報量	多い 量的（推定区間）	少ない 質的（有意か否か）
基本的発想法	肯定的・直接的	否定的・間接的（背理法）
標本サイズとの関係	大きいときに有効	小さいときに有効
大きい場合	推定精度が上がる 標準誤差が小さくなる 信頼区間が狭くなる	有意になりやすい 無意味な差を検出する
用語の対応関係	信頼係数$1-\alpha$ 信頼限界	有意水準（危険率）α 臨界値
統計量の名称	推定量 $\bar{x}$, s^2など	検定統計量 Z, T, χ^2, F統計量など

統計的な推測における間違いとは

統計的な推測（推定・検定）では，推測の誤差の大小を問題にするのではなく，間違える確率（頻度）の大小を問題にしています．この間違いの確率をリスク（危険）ともいいます．誤差が小さいとは間違いの量（標準誤差の大きさ）が小さいことです．リスクが小さいとは間違える確率が小さいことであり，間違えたときの誤差の量が小さいこととは直接関係ありません．標準誤差がいくら小さくても，95%信頼区間では100回中5回（5%）程度は正しい母数を含んでいません．検定では直接には誤差を扱いませんが，有意水準（危険率）5%であればやはり100回中5回程度は間違った判断を下しています．

統計量の実現値を使って母数に対する推測を行い，個々の結果ではなく無限回の標本調査を仮想したうえで的中割合を考えている点は推定でも検定でも同じです．

▶推測では，誤差の大小ではなく間違える確率の大小を問題にします

平均値に関する統計量の式の構造を正しく理解しましょう

区間推定と両側検定で用いる統計量がほぼ同じであることに注意してください．区間推定で推定量とよばれる統計量自体は，標本平均，標本分散，標本比率など母数の推定に直結するものです．これらの推定量と母数を含んだ統計量（ZやT）の標本分布をもとに区間推定をします．

母分散未知の場合の母平均の区間推定を例にすれば，推定量は $\bar{X}$ ですが，$\bar{X}$ と μ の関係を含んだ標本分布には統計量 $T=(\bar{X}-\mu)/(s/\sqrt{n})$ を用います．この式で，帰無仮説での値 $\mu=\mu_0$ を代入すると検定統計量 $t_0=(\bar{X}-\mu_0)/(s/\sqrt{n})$ が完成します．この関係はいつでも成立します．検定統計量を変形すると $t_0=\{(\bar{X}-\mu_0)/s\}\times\sqrt{n}$ になります．$(\bar{X}-\mu_0)/s$ は実際の差を標準偏差で割って標準化したものであり，$\sqrt{n}$ は標本サイズを反映します．独立2標本の平均値の差 $t_0=(\bar{X}-\bar{Y})/(s_p\sqrt{1/m+1/n})$ であれば $t_0=\{(\bar{X}-\bar{Y})/S_p\}\times\sqrt{(m\times n)/(m+n)}$（$s_p$ は合併した分散）と変形できます．標本サイズを $m=n$ とすれば，ルート内は $n/2$ となり，標本サイズが大きければ t_0 が大きくなります．

一般に，平均値に関する統計量では，

$$\text{検定統計量}=\frac{\text{差の大きさ}}{\text{ばらつき}}\times\text{標本サイズ}$$

の関係が成立します〔分子に"さ"（差，サンプルサイズ），分母に"ば"が来ると記憶しておくとよいです〕．つまり，①実質的な差が大きく，②標本サイズが大きく，③ばらつきが小さい，ときに検定統計量は大きくなり有意な差を検出しやすくなります．差の大きさ/ばらつき の部分を"（標本における）効果の大きさ"ということがあります．検出力分析で出てきた"（母集団における）効果の大きさ"に対応するものです．一般には，検定統計量＝効果の大きさ×標本の大きさ と表せます．この構造を正しく理解していないと，とにかく有意差が出れば何でも意味があるという誤解をもつことになります．あるいは，p値が小さければ小さいほど，差が大きいという誤解もあります．p値は標本サイズの影響を受けるので，標本サイズが大きくなればなるほど小さくなります．そして，残念ながらこの種の誤解は非常に多いです．実質的にわずかな差であっても，標本サイズさえ大きければ（あるい

は，ばらつきが極端に小さければ）いくらでも有意になります．逆に，標本サイズが小さければ実際に価値のある差でも有意になりにくくなります．また，標本サイズが小さい場合に，正しく差を検出するにはばらつきが小さく抑えられていることが大事です．すぐに検定結果を信じるのではなく，記述統計の結果から以上の点を確認してください．

つまり，有意差や検出力は"差"と"ばらつき"と"サイズ"の合作だということです．これを区間推定との対比でみれば，区間推定の場合には，標本サイズは標準誤差に反映されています．そして，平均値に関する標準誤差は"ばらつき/標本サイズ"という基本構造をしています（数式的には$\sigma/\sqrt{n}$あるいはその実現値の$s/\sqrt{n}$です．p127参照）．よって，標本サイズが大きくなれば（あるいは母集団のばらつきが小さければ），標準誤差は小さくなりますから信頼区間の幅はいくらでも小さくなり，母数は正確に推定できます．これは，検定の立場でいえば，棄却域がいくらでも広がることを意味しています．つまり，狭い範囲でピンポイントな区間推定ができれば，そこからほんのわずかに外れる差でも有意になるということです．標本サイズが大きい状況で検定することはあまり意味がないことがわかると思います．検出力が高くなりすぎてすぐに有意になってしまうのです．どの星〔有意差がみられることを表す記号：＊（アスタリスク）〕に真の価値があるのかわからず，"満天の星を仰いで途方に暮れる"とういことになります．

具体的にどの程度の標本サイズがよいのか気になるかもしれませんが，統計解析の対象（人か物かなど）によって変わります．人のようにばらつき（個人差）が大きな対象では，規格の統一された工業製品や実験などでの推測とは事情がやや異なります．どちらにしても，検定とは本来は1回しか調査のできない標本サイズの小さなデータに対して，それだけのデータからでも十分確かにいえる偶然からの差を示す方法であることは知っておきましょう．

標本サイズの影響を統計量（ZやT）の分母としてみるのが区間推定で，分子としてみるのが検定だと考えても同じです（要するに，同じ内容を式変形で見方を変えているだけです）．統計量がどのような要素を反映しているのかを知っておけば，検定結果だけに惑わされず，その意味することを正しく理解する力が身につくでしょう．

▶統計量を表す式の特徴を知り推定と検定の意味を理解しましょう

区間推定と両側検定の結果の解釈

統計学を学んだことのある人でも推定と検定がまったく別の方法だと思っている人がいます．確かに推定と検定は異なる統計的手法ですが，これまで述べてきたように区間推定と両側検定は表裏一体の側面があります．推定の考え方を知っていればその延長で検定の方法を簡単に理解できる場合も多々あります．このような理由で，本書では意識して検定と推定を対応させてきました．

推定における信頼区間と両側検定の基本的な関係を❶に示しました．独立な2群の平均値の差の検定であれば，帰無仮説のもとでの値（差＝0）が95%信頼区間（信頼度$1-\alpha=0.95$）に含まれ

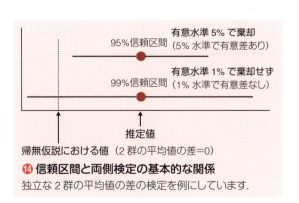

❶ 信頼区間と両側検定の基本的な関係
独立な2群の平均値の差の検定を例にしています．

ないことと，母平均の差なし仮説が棄却されることは同じことです．この図では95%信頼区間は0（差なし）をまたいでいないので，5%水準で有意な差があることが保証されます．しかし，99%信頼区間（$1-\alpha=0.99$）は0をまたいでいるため，1%水準（$\alpha=0.01$）では有意であることは保証されません．

こうした関係は，区間推定と両側検定ではいつでも成り立ちます．つまり，有意水準αに比重を置くのが検定であり，信頼度$1-\alpha$に比重を置くのが区間推定です．

▶有意水準5%で棄却されなかった集合が95%信頼区間を構成しています

検定の結果と推定の結果の情報量の違い

信頼区間を示せば，その上限や下限が帰無仮説での差なしの値よりも大きいか小さいかを同時に判断できます．また，観測値の大きさと偶然誤差によるおよそのばらつきの範囲も表現できます．信頼区間の幅を決める信頼係数を変えても，観測値（統計量の実現値）の大きさそのものについての判断は基本的には変わりません．しかし，検定だと有意水準を変えれば，同じ観測値であっても有意差なしから有意差ありへと結果が"正反対に"変わります．

検定結果だけでは，有意かどうか（あるいは p 値）しかわかりませんので，それだけで判断することは非常に危険です（⑮）．しかし，区間推定の結果をみるとそれぞれの意味することはかなり異なっています．標本サイズや実質的な2群の差の大きさ，さらにはばらつきの程度などさまざまな可能性が考えられます．たとえば，AとDの結果をみると，有意差のないDのほうが，有意差のあるAよりも2群の平均値の差そのものは大きく，両者に本質的な差がある可能性も考えられます．DよりもAのほうが信頼区間の幅が小さいので標本サイズが大きい可能性もあり，Dの標本サイズが増えればCのように"有意差あり"になったかもしれません．検定ではこうした検討はできません．

人を対象とした研究において，たった1つの研究結果で白黒をはっきりさせることはありません．最近では明らかに推定のほうが重視されつつあります．これは検定では有意かどう

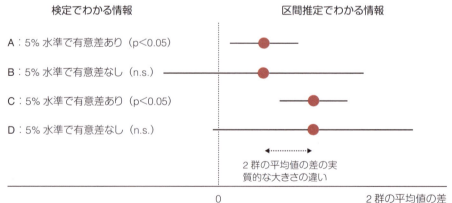

⑮ **区間推定と両側検定の基本的な情報量の違い**
独立な2群の平均値の差の検定と推定を例にしています．95%信頼区間が帰無仮説成立のもとでの値（差=0）を含まなければ有意になります．n.s.；not significant（有意ではない）.

か（要するに○か×か）以上の情報が得られないからです．あるいは，検定であっても効果量の提示や検定力分析が推奨されています．区間推定では，母数の確率的な上限と下限を表現できるうえに，区間推定と同じ目的の検定であれば，推定の結果から検定の結果が予想できます．しかし，検定の結果から区間推定を行うことは不可能です．これは量的データのほうが質的データよりも情報量が多いことと同じです．情報量の少ない質的データを情報量の多い量的データにすることはできません．人間に関する判断は，○か×かではなく，あくまでも確率的な幅をもって考えるべきでしょう．

　理論的な解説では検定の基本として1群の母数（母平均，母分散，母比率など）の検定を扱いますが，保健医療系の研究で多用されるわけではありません．この場合，母数に対する区間推定の結果を示すほうが有益です．もちろん検定の多様な方法は非常に重要であり，ノンパラメトリックな独立性の検定のように検定以外が使えない状況も多くあります．推定と検定では目的と結論が異なることをよく理解したうえで，状況に応じて正しく使い分けられることが肝心です．

▶パラメトリックな状況では区間推定は検定よりも情報量が大きく有用です

第5部
まとめ（統計学の理論と実際の調査研究について）

12─統計学の理論と現実の
　　　調査研究のギャップを考える

第5部 まとめ（統計学の理論と実際の調査研究について）

12 統計学の理論と現実の調査研究のギャップを考える

Point

1. 人間を対象にした現実の調査研究では統計学の理論の前提条件を満たすことはほとんどありません．この点についてどのように対処するかは調査者の判断による部分が大きくなります．現実的な母集団の再設定や無作為標本との"みなし"などで対処したうえで，結果を十分に考察して過度の一般化を避けるべきです．
2. 理論と現実の間に乖離があったとしても統計学的な方法の仕組みを理解したうえで，標本データの特徴，分析方法の制限や結果の限界を考えるのと，機械的に統計解析ソフトを使うのとでは得られた結果に対する解釈の度合いがまったく異なります．
3. 正確な統計記述があって初めて推測統計が意味をもつという大原則を忘れてはいけません．1変数・2変数の記述統計を徹底的に行い，得られたデータの意味を実感しましょう．その結果をふまえて，推測の結果を考察するようにしましょう．
4. 統計学の理論は調査研究というより大きな枠組みのなかに位置づけることによって，有効に活用できます．得られたデータが信頼できるものでなければ複雑な統計解析をしても意味がありません．また，実用的に意味のある差は統計学的な有意差に優先することを忘れないようにしましょう．

理論と現実のギャップ

　推測統計学の理論は純粋な確率論と数学（数理統計学）に支えられています．また，推測統計の理論は明確な母集団の存在と理想的な無作為抽出を前提にしています．これがあいまいな場合は，見当違いの推測をする危険があります．現実には標本調査で得られるデータしか数値情報がないので，どのようにしてデータを得たか，どこに向かって推測をしているのかはなかなか意識されません（❶）．

　数学のように仮想世界での話であれば，任意の集団を想定し，式変形で理論を組み立てることが可能です．しかし，人間を対象とした実際の調査・観察は，理論どおりの理想的な条件が満たされることはまずありえません（量的な看護研究の大半はそうでしょう）．理論としての統計学のテキストでは，理論（理想）と現実のギャップについてまったく触れないか，十分な説明をしていません．そのため，実際にデータを分析する段階になって混乱をきたすことも多くあります．理論と現実のギャップに絶えず疑問を感じながら統計解析をするか，何も考えないで機械的に統計解析ソフトを操作するかのどちらかになりがちです．推測統計はものごとを深く考えるタイプの人ほど，自信をもってデータを解析できないという矛盾した側面があります．

　本書の目的は，将来的な利用をふまえた統計学の考え方を解説することです．そこで，理論と現実のギャップについて若干の説明を加えておきます．ただし，これはあくまでも1つの考え方です．理論と現実のギャップについて，①推測統計学的な概念として考えるべき問

理論と現実のギャップ | 205

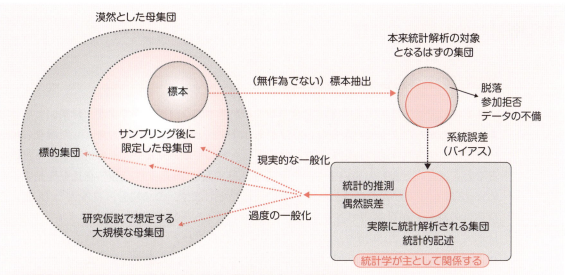

❶ 現実の標本調査（看護研究）と統計学（統計解析）の位置づけ

第7章の❷と比較すると推測統計の理論と現実の標本調査の差がわかります．統計学の知識が正しく適用されたとしても，それだけではすべてに対処できません．こうした全体像をイメージしておかないと，結果の解釈を大きく誤ることになります．

❷ 推測統計の理論（前提）と現実のデータに対する対処法

	理論（前提）	現実	対処法
推測統計学的な概念の問題			
母集団	明確に定義	しばしば不明確	●データ収集後に現実的な母集団を再設定（限定）します
抽出方法	無作為抽出（確率的抽出）	非無作為抽出（非確率的抽出）が大半	●無作為抽出とみなし，その限界を考察します ●限られた集団からの無作為抽出をこころがけます
正規性	正規分布	正規分布からのずれ	●きちんとした統計的な記述と考察 ●ノンパラメトリックな推測 ●正規性の検定
統計学を超えた問題			
系統誤差（バイアス）	分析対象の選び方や測り方の偏りは考えません	確実に存在するが一般的には数量的に評価ができません	●研究デザインを綿密に組み立てます ●統計的推測結果の限界を考察します

題，②調査研究全体の枠組み（研究デザイン）で考えるべき問題，に便宜的に区別し，推測統計の理論の流れに沿って考えていきます（❷）．

▶現実の標本調査や統計解析は統計学の理論どおりにはいきません

推測統計学的な概念の問題

母集団の具体的なイメージをもつ

　推測統計では，母集団を明確に定義することが基本的な前提条件ですが，母集団という考え方は，わかったようでわからない部分があります．とくに，人間を対象とした調査の場合には，母集団を具体的に特定することは必ずしも容易ではありません．分析しながら意識することもほとんどないと思います．たとえば，日本人の18歳女性全体の身長を推測するために18歳女性100人の身長データを手に入れたとします．この場合，日本人の18歳女性全体（の身長）が母集団であり，入手した100人（の身長）が標本といえます．しかし，日本人といっても20年前や，未来までを含められるでしょうか．この場合，母集団を"現在の"と限定して考えたほうがよいことになります．また，入手データが1つの県だけからのものであった場合，この結果を日本人一般に当てはめられるでしょうか．この場合，母集団を"○○県の"と考えたほうがよいかもしれません．このように考えていくと，最終的には調査者の考え方次第で母集団が決まることがわかります．

▶母集団は調査者が意識して決める以外にありません

母集団からの対象の代表性と結果の一般化

　実際に研究結果を一般化したい集団を**標的集団**ということがあります．標的集団と標本の関係は，母集団と標本の関係とは異なり，無作為抽出のような手順では結びつけられていません．そこで，統計的推論ではなく，これまでの研究結果を含めて推論することになります．実際には母集団と標的集団の区別もあいまいです．しかし，結果の一般化という言葉を使う場合には，統計学的な意味での一般化（標本から母集団への推論）を意味するのか，生物学的な意味も含めた一般化（標的集団に対する推論）を意味するのかをある程度区別しておくほうがよいと思います．研究結果を一般化したい集団と，実際に調査・観察できる集団との間には大きな違いがあります（❶）．

　母集団が限られた範囲のものであればあるほど，研究結果は狭い範囲でしか意味をなさず，広い意味での一般化はできません．逆に，この点を無視して無理やり一般化すればこじつけになってしまいます．人間の集団を対象に疾病や健康に関する看護研究を実施する場合，母集団から**代表性**の高い標本（母集団の縮図となる標本）を確保することと研究仮説を一般化すること（推測統計の目的）はもともと両立しにくいのです．より大きな集団への仮説の一般化を優先すれば標本の代表性が確保されにくく，代表性を確保するために対象を限定していけば，仮説の一般化が困難になるからです．実際には代表性の確保を優先する場合が多く，その代わり，いろいろな集団を対象に仮説の検証が行われています．

▶対象の代表性と結果の一般化を両立することは困難です

母集団の再設定を考える

　母集団が明確に定義され，そこから無作為抽出をすれば，得られた結果を一般化する標的

は比較的明確でしょう．しかし，一般的な看護研究の調査対象は身近な地域や医療機関などが多くなります．この場合，対応する母集団がどういう集団なのか，一般化の対象がどこであるのかが非常にあいまいになります．この点を解決しないまま調査研究が進み，統計解析が行われると，便宜的に選んだ調査対象（標本）があたかも"研究仮説で想定される大きな母集団"からの無作為標本であるかのように錯覚し，結論が大きな母集団に一般化されます．これは無作為抽出以前の問題です．この場合，実際に選んだ標本からその結果を一般化しても無理がないと考えられる母集団を新たに設定しなおす必要があります．つまり，母集団を実際の標本に合わせて限定（制限）し，過度の一般化を防がないといけません．ただし，母集団を限定する作業を理論的に行うことは不可能です．

▶実際の標本に合わせて母集団を限定し，結果の過度の一般化を避けます

無限母集団からの無作為抽出とは

標本は母集団からの無作為抽出を前提としています．一方，通常母集団は無限に大きいことを前提としています．常識的に考えるとこの2つの条件は相いれません．"無限"に大きい集団からどのように無作為に（誰もが等しい確率で）選び出せるのでしょうか．多くの統計学のテキストには**単純無作為抽出法**という標本抽出方法が記されています．これは母集団の名簿をもとに乱数表などで無作為に対象者を選び出す方法です．しかし，無限に大きな集団に名簿は存在するでしょうか．結局，理論は無限母集団で構築しても，現実には有限母集団で調査をすることになります．この場合，社会調査であれば母集団を最もよく代表すると思われ，実際の抽出に使用できる集団の名簿（フレームといいます）から標本を抽出することになります．フレームに偏りがある場合はいくら無作為抽出をしても母集団を代表しているとはいえません．この偏りは統計学ではなく，フレームに対するさまざまな情報から推察します．

標本抽出の理論は社会調査法で発達してきました．この場合，大きさNの有限母集団で導き出された理論的な推定式においてNを大きくすることで近似的に無限母集団に当てはめます．つまり，標本サイズに比べて非常に大きな母集団を考える場合には，母集団の大きさを一律に無限大としても統計的な推測の結果にはほとんど影響がないと考えます．

▶有限の大きさの母集団に対してでも統計学の理論は利用できます

参考 標本調査の本質的な意味

有限の大きさの母集団に統計学の理論を用いることができる理由を説明します．有限の大きさNの母集団（分散はσ^2）から標本サイズnの単純無作為抽出を繰り返し，標本平均の標本分布を求めると，標本分布の分散は，

$$\frac{N-n}{N-1} \times \frac{\sigma^2}{n}$$

になることが知られています．この分散は，無限母集団における分散σ^2/nの$(N-n)/(N-1)$倍です．$(N-n)/(N-1)$を**有限修正項**といいます．母集団が有限の大きさの場合の補正項だと考えてください．大事なのはこの式でnを一定にし，Nを非常に大きくすれば有限修正項はほとんど1になり（たとえば，N＝10,000，n＝100でも補正項は0.99です），分散は無限母集団の場合と同じσ^2/nになります．つまり，母集団がある程度大きくなると標本平均のばらつきにはほとんど影響しないことがわかります．そして，わずかな標本サイズの調査結果から"無限の"大きさの母集団

の性質を推定できます．これが標本調査の本質的な意味です（p174 参照）．同じ理屈は，N に比較して n が非常に小さい場合でも成り立ちます．つまり，有限の大きさであっても無限母集団で構築した統計の理論が問題なく使えます．

無作為抽出は本当に可能なのだろうか

理論上は無作為抽出が行われなければ確率モデルにもとづく統計的推測はできません．しかし，仮に，母集団を代表するフレームを選んだとしても，無作為抽出は簡単ではありません．現実には，無作為抽出でない標本であっても，とくにその正当性を説明しないまま統計解析がなされ報告されます．

無作為標本でないという理由で記述統計しか認めないと，小さな標本サイズから得た偶然の結果も大規模な調査結果も同じ扱いになるため，結果を過大評価する危険があります．標本サイズが大きければ結果が安定する傾向は，無作為標本でなくてもしばしば観察されます．たとえば，平均値をとる場合に，5 人，10 人と数が増えれば結果が安定します．

調査対象となる変数の内容や統計量を考慮したうえで一般化の標的となる母集団を限定したら，とりあえず（正当な理由がなくても）得られた実際の標本はその限定された母集団からの無作為標本とみなします．そうすれば，確率モデルにもとづく推測統計の有用な理論は適用できます．その後に，無作為標本とみなすことによる限界を考えていきます．少なくとも，幅広い統計的推測の理論をまったく用いないよりも，妥当な結論に近づく可能性は高いはずです．問題は，こうした無作為標本という"みなし"がどのような場合にどの程度まで正当化できるかを客観的に示せないことです．標本抽出のプロセスを正確に記述することで，どの程度無作為抽出から偏っているかを考察することができます．

▶無作為標本とみなして統計的推測の理論を適用します

母集団は厳密には正規分布に従わない

基本的な推測統計理論が正規母集団を前提とするのは，正規母集団を仮定すれば理論の構築（標本分布の数学的な導出）が容易だからです．しかし，現実には正規母集団に完全に合致するような分布はむしろまれです．正規分布でないと推測統計の方法はまったく当てはめられないのでしょうか．母集団分布が正規分布でない場合に正規母集団を仮定すると得られる結果がどの程度妥当なのかを考えてみます．仮定したモデルが真の状態と異なる場合に，それでもモデルに基づく結果が妥当である程度を **頑健性**（**ロバストネス**）といいます．これは純粋に数学的な問題です．標本平均の例でもわかるように一般に標本サイズが大きいときに，母集団分布の違いの影響は小さくなり頑健性が増すことが知られています．

標本サイズが小さい場合や，母集団分布が正規分布から大きくずれている場合には，正規母集団を仮定することには注意を要します．具体的に，どの程度の標本サイズが"小さい"とみなされ，どの程度のずれが"大きい"と判断されるのかはかなり感覚的な問題です．標本サイズを最低 30 から 50 にすることを"目安"にするテキストも多くあります（これは 1 つの群に対してであり，2 群の比較であれば各群がこの数になります）．あるいは，対数を取るなどの変数変換をして正規分布に近づけたり，ノンパラメトリックな分析を用いたりすることも 1 つの選択肢です．また，正規分布に適合しているかどうかを検定する方法（正規

性の検定）もあります．しかし，どれも一長一短です．

　母集団そのものを明確に定義すること自体が難しい状況で，母集団分布の特徴やそこからの逸脱の影響を詳しく議論することには限界があります．しかし，そのような状況だからこそ，モデルからの逸脱に対しても検討してみる必要性があります．

▶大標本であれば正規分布からのある程度のずれは許されます

統計解析の前提条件をどこまで考えるか

　たとえば，対応のない 2 標本の平均値の差の t 検定の前提条件の 1 つに等母分散性があります．しかし，実際にはこの条件が満たされていなくても 2 つの標本サイズが大きく異ならなければ t 検定の結果は大きく変化しないことがわかっています．また，正規母集団の仮定に関しても，大標本であれば大きな問題とはなりません．しかし，無条件にこの点を強調すると推測の基本的な理論や前提条件を無視することになりかねません．可能なかぎり，統計解析の前提条件を満たしているか検討するべきです．

▶できるかぎり統計解析の前提条件を考えます

統計解析の目的を考える

　看護研究の現場では，根拠のない解析方法（？）がたくさん流布しています．"対象数が○○以上であれば量的に扱ってよい" "正規性はあまり気にしなくてもよい" "□□検定を使うと有意差を出しやすい" "有意差が出るまでとにかくデータ数を増やしたほうがよい" "とりあえず数多く検定してみて有意差が出たものだけを報告するとよい"．

　確かに，正規分布からの "多少の" ずれは許容できますが，これを認めると次第に "かなりずれても" "気にしなくても" と拡大解釈されていきます．また，標本サイズに対する誤解も多く，"一桁サイズの小さな標本でも統計解析ができる" といっても，綿密な実験計画のもとで集めた 8 人からの生体試料のデータと，とりあえず協力してくれた 8 人からの質問紙調査のデータの価値は同じはずがありません．

　統計学の知識を利用する目的を考えましょう．現状を正しく報告すること，複雑な現象の背後にある規則性や法則性に迫ることが本来の目的です．単に有意差を出すことが目的ではないはずです．この点を意識しないと，無用な検定至上主義（いわゆる，有意差病…有意差が出ないと不安になり，有意差が出ると嬉しくなる）に罹患しやすくなります．

▶統計学を利用する目的を考えましょう

確実な記述統計の重要性

　一般には統計学といえば検定（推測統計）と思われています．本書でも推測統計に紙面の多くを割いています．しかし，母集団やそこから導いた標本分布はあくまでも仮想的な存在であり，現実には母集団を映し出す情報は正確な記述統計以外にないことを忘れないでください．具体的な標本データだけが母集団を映す鏡なのです．標本データの数値要約やヒストグラムを正しく記述し，その特徴を詳しく検討していないデータに対して正規母集団を前提とした推測が正しくできるわけがありません．外れ値を見落として計算した標本平均をもとに平均値の差の検定をしても意味がありません．さらに，本当に推測統計が必要な研究（デー

タ）なのかどうかもよく考える必要があります．たとえば，1病院の院内研究であれば，多くの場合研究目的は実態把握や現状報告であり，一般化は必ずしも必要がありません．仮に一般化するとしたらどのような集団に向けての一般化でしょうか．このような場合，推測統計は必要なく記述統計で十分なのですが，"何となく検定"をしがちです．基本レベルで最も重要なことは正確な統計的記述の技術を身につけることです．次いで，推測の仕組みを理解したうえで，推定の方法を理解し，そして，検定の方法を理解するのが正しい順序です．

▶正確な記述統計がなければ推測は意味をなしません

統計学を超えた問題

量的な調査研究のなかでの統計学の位置づけ

調査研究は，研究計画の立案，データの収集，統計解析，結果の解釈と公表といったプロセスをとります（❸）．そのなかで"統計学"の知識が必要なのは，おもに統計解析の部分です．もちろん，研究計画の立案やデータ収集にも統計学的な考え方が必要です．たとえば，何を目的に（記述か推測か，目的に合った仮説と効率的な解析方法），どのような対象を想定し（推測なら母集団と標本），どのくらいの規模で（標本サイズの見積もり），どのように選ぶのか（標本抽出法）などです．ただし，この部分には，経済的・時間的制約や倫理的問題などが複雑に絡むため純粋な統計学的知識だけでは対応できません．

人間集団を対象に調査をすれば無作為抽出が難しいうえに，調査対象者が決定しても参加拒否・回答拒否・（複数回の調査であれば）脱落が必ず起こります．また，現実のデータ解析の場面でも，さまざまな予期せぬ出来事に遭遇します．たとえば，外れ値，欠損値（無回答），矛盾する回答などです．これらについての対処方法も純粋な統計学が教えるものではありません．統計学ではデータとしての数値を超えた判断はできないからです．

このように，調査研究という大きな枠組み（研究デザイン）で考えた場合に，統計学だけでは対処のできない問題は数多くあります．近年では，統計解析ソフトが普及しすぎたために，とりあえずデータを取ってきて，データを入力し，統計解析方法を指定すれば，答えが出てきます．しかし，GIGO（Garbage in, garbage out："ごみを入れたら，ごみしか出てこない"の意味）とならないように注意しないといけません．

▶現実の調査では統計学では解決できないさまざまな問題が生じます

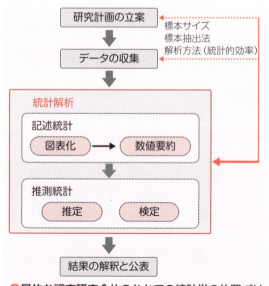

❸量的な調査研究全体のなかでの統計学の位置づけ

実際的な解釈は統計学的な解釈に優先します

標本サイズがある程度大きければ，差がわずかでも理論的には統計学的には有意となります（p198参照）．しかし，統計学的な有意差が，現実的に意味のある結果を示しているとは限りません．たとえば，標本サイズ1,000人の2つの集団で血圧の平均値を比較して，2 mmHgの差が有意であった場合，この2 mmHgの差は臨床的に意味があるでしょうか．

差には，①実践上（あるいは臨床上）意味のある差，②統計学的な効果の大きさ（標準化した平均値の差，p196参照），③統計学的な有意差，があります．そして，この順に重要だということに気をつけてください．統計学的に有意になっても，実践上まったく意味がないということもあります．統計学的な有意差がそのまま実践的に意味があるわけではありません．そのため，単純集計の結果において，（先行研究あるいは実践経験や臨床経験をもとにした判断で）実用的に意味のあると思われる差が見られない場合には，本来なら無理に検定をする必要はないのです．

検定より情報量が多い推定に関しても，基本的な考え方は同じです．知りたいのは，人間を対象とした研究についての有意義な知見です．結果の最終的な解釈は，人間の健康や疾病に関する従来の知見や情報，現場での実用的な意味との総合的な判断に委ねられます．そのため，研究テーマに関連する情報は幅広く収集しないといけません．推測統計はあくまでも分析のための1つの道具であり，生物学的な解釈，実用面・実際上の意義が統計学的な解釈に優先することを忘れないようにしましょう．

▶統計学的な推測の結果は1つの目安にすぎません

統計学で扱える誤差──統計学の限界

人間を対象に調査を行った場合に真実を妨げる要因を一般に**誤差**といいます．誤差は大きく分けると，理想的な状況でもなお起こる偶然のばらつき（**偶然誤差**）とデータの収集方法が不完全なために起こる系統的な誤差（**系統誤差・バイアス**）に分けられます（❹）．系統誤差は，偏った集団に調査をする場合や誤った測り方をする場合に起こります．たとえば，高齢者で健康診断を受診するのは比較的元気な人，健康に関心が高い人です（選択バイアス）．また，壊れた体重計で測定すれば正しい測定値は絶対に得られません（測定バイアス）．系統誤差は数量的に把握することが非常に困難です．

推測統計がおもに扱うのは偶然誤差のうちの標本誤差です．偶然誤差は標本サイズを大き

❹誤差のまとめ

種類	偶然誤差（ばらつき）	系統誤差（バイアス）
性質	ランダム	系統的
方向性	なし（大小どちらにも）	あり（一方向）
指標	信頼性（精度）	妥当性
意味	何度やっても同じ結果か？	結果は真実を反映しているか？
標本サイズを大きくすると	小さくなる	変わらない
対処方法	推測統計	研究デザイン

くすれば減少しますが，系統誤差は減少しません．系統誤差に対して統計学は無力です．実際の調査結果に与える影響は系統誤差のほうが大きいので，研究計画全体のなかで事前に対処方法を検討する必要があります．

▶推測統計は偶然誤差に対処します

道具としての統計学の有用性

現実に人間の集団を対象に量的な研究を行う場合（とくに看護研究のように疾病や健康に関するテーマが含まれる場合）には，統計学の理論だけでは対処できないさまざまな問題があります．人間を対象にした研究では，1つの結果報告ですべてが決まることはありません．類似の結果を積み重ねることで，次第に真実に接近していきます．さまざまな分野からの知見をもとに，結果が一般化され，価値が高まっていくのです．理想的状況が多少確保できなくても，よく検討した研究デザインのもとでデータが収集され，適切に統計手法が使われた場合には，人類に貢献する数多くの知見が得られてきたという事実を見逃すわけにはいきません．道具としての統計学の価値は非常に大きいだけに，正しく使えるようにしましょう．

▶道具としての統計学は非常に大きな役割を果たしてきました

統計学の学習目標と今後の学習に向けて

看護系の統計学の学習目標は，①統計学の理論や方法の概念的な理解，②看護研究との関係で統計学を利用できる知識の習得，③分析方法（統計解析ソフト）に関するスキルの習得，④理論や方法の数学的な理解，に分けられます．これらの目標はお互いに密接な関係があります．これらの目標が十分達せられれば理想的ですが，現実にはさまざまな制約があります．

本書では，おもに①に重点を置き，できる範囲で②をふまえた解説をしていますので，何度か通読することで統計学の基本知識は身につくと思います．その後は，Excelや統計解析ソフト（SPSSなど）の使い方に慣れること，データ解析のノウハウを知ること，実際の量的看護研究を計画し実施すること，を行えばよいでしょう．統計学の基本的な考え方が身についていないと，"何となく分析している感"はいつまでたっても解消できません．

今後は本書で得た知識をもとに，やや高度な統計的手法を学習してもよいと思います．たとえば，回帰分析，分散分析，いろいろな検定方法，多変量解析などです．看護研究では検定を利用することが多いので，検出力分析など検定を正しく運用できる技術を身につけることも重要です．あるいは，統計解析に必要なデータ収集の手法を身につけてもよいでしょう．統計学の理論は，社会調査法（標本抽出法など），質問紙調査法などの技術を学び実践することでその知識が生きてきます．

▶基本が身についたら実際の応用へ進んでみましょう

『量的な看護研究のきほん』へ

　本書では，統計学の基本的な考え方が理解できるように，全体の流れを重視して記述統計から推測統計までの解説をしました．しかし，具体的にどのような点に注意して統計分析を進めていけばよいのか，その着眼点などについてはあまり触れていません．
　そこで，看護研究に慣れていない初心者が，臆せず第一歩を踏み出せるように，『量的な看護研究のきほん』を執筆しました．アンケートの集計から簡単な検定まで，統計解析の基本となる10のテーマについて実例を用いて解説しています．
　統計の基本的な知識を身につけるためにも，実践的・具体的な内容で量的な看護研究を学んでみましょう．

『基本からわかる看護疫学入門（第3版）』へ

　看護系の専門科目の1つに『疫学』があります．疫学では，人間集団の健康と疾病の頻度や分布，および関係する要因を統計学的に把握して，疾病予防や健康増進に役立てます．その際，さまざまな研究の方法（研究デザイン），誤差の分類や対処方法，健康にかかわる要素と疾病の因果関係などについて詳しく学習します．
　今日では，看護師が臨床現場でさまざまな判断を下す場合に，その根拠を求められます．その根拠を考えるとき，疫学や統計学の知識が必要になります．人間に対する科学的な根拠を判定する場合に，人間の集団を対象にした研究の結果が最も重要だとされます．なぜならば，実験室の結果や動物実験，あるいは少数の個人に対する結果を一般化することは難しいからです．また，保健師が地域の状態を観察するときにも地域診断（集団の健康状態の統計学的な把握）は必須の素養となっています．疫学を学んでから統計学を振り返ると，道具としての統計学の役割や位置づけがよくわかると思います．

Column

ベイズ統計学について

　本書で解説してきた推測統計の考え方は，伝統的な統計学の考え方で，一般には頻度論的統計学（あるいは，この分野を構築した研究者たちの名を冠してフィッシャー・ネイマン統計学，ネイマン・ピアソン統計学）といわれるものです．その推測理論では，明確な母集団分布と母数を仮定し，そこから確率的にデータが得られるという考え方にもとづいています．そして，繰り返しデータを取ることができたら（その頻度がある分布に従うだろう）という仮定のもとで推測を行います．

　しかし，伝統的な統計学以外にもベイズ統計学という別の考え方があります．ベイズというのは，条件付き確率のベイズの定理を発見した人の名前です．高等学校の数学でも習うので，名前なら聞いたことがあるかもしれません．ベイズの定理をもとにした統計学の体系がベイズ統計学です．

　伝統的な統計学では，母数を固有の値とし，目の前にあるデータを（数ある可能性のなかから）たまたま得られたものとして扱いますが，ベイズ統計学ではデータはまさに1回きりのデータとして考え，そこから確率変数としての母数を推測します．つまり，（本書で解説してきた）伝統的な統計学では母集団におけるある状態（たとえば帰無仮説の分布）を前提として，あるデータが得られる（たとえば帰無仮説を棄却する）条件付確率を考えています．一方，ベイズ統計学では得られたデータをもとに母集団における仮説の真偽を確率として表現します．これは，データを前提としたときに仮説が真である条件付き確率という正反対のことを考えることになります．伝統的な統計学では，95%信頼区間に対して"母数が特定の区間に含まれる確率が95%"という解釈は典型的な誤りとされますが，母数そのものを確率変数とみなすベイズ統計学では正当化されます．

　身近な例でいうと，ベイズの定理をもとに，臨床検査の検査結果からある"個人"が疾患に罹患している確率を求めることができます．検査前に罹患している確率（事前確率）をさまざまな可能性（たとえば有病割合の統計）から設定し，検査結果が陽性という情報（病気で検査結果が陽性の条件付き確率：感度）などをもとに罹患している確率（事後確率）を算出します．この場合，事後確率は結果（検査結果）から原因（疾患）にさかのぼる推測なので逆確率ともいわれます．また，検査の数を増やすことで罹患している確率は順次修正されていきます（ベイズ更新といわれる一種の学習機能です）．頻度にもとづく客観確率のみを扱う伝統的な統計学と異なり，ベイズ統計学では事前確率として"主観確率"（適当な客観的データがないので，ある種の信念に基づき主観的に割り当てた確率）を許容している点が最大の特徴ともいえます．

　主観確率や逆確率などが，正統な確率・統計理論になじまないという理由で長いこと学問的には敬遠されてきたベイズ統計学ですが，人間的な感覚にはむしろ合致しています．ベイズ統計学を応用した考え方は"迷惑メールの選別"をはじめ，日常生活でも多く取り入れられ，しかも実用的な成果を得ています．実際には，伝統的な統計学よりも普及しているとさえいわれます．おそらく，今後は看護研究の分野でも取り入れられていくと思われます．しかし，いきなりベイズ統計学から入ると，確率や推測統計そのものに対する誤解をもちかねません．そのため，伝統的な統計学の考え方が一通り身についてから，ベイズ統計学に進むのがよいと思います．

参考文献

本書の執筆にあたり参考にしたおもな和文書を厳選して列記しました（絶版書は省略）．最初はなるべく単著で考え方を中心に記述してあるものを読み，統計学を一貫した流れとして理解するとよいでしょう．統計解析ソフトの使い方や統計解析手法を羅列してあるテキストを読むのは基本的な考え方が身についた後でも十分です．基本レベルで有益と思われるテキストの番号に赤色をつけたので，本書の後に読んでみるとよいでしょう．ただし，必ずしも基本レベルのすべてを扱っていないので併読する必要があります．内容がわかりやすくしっかりとまとまっており，本書よりややレベルの高いテキストには○をつけました．

1. 市原清志，佐藤正一，山下哲平．新版統計学の基礎．第2版，日本教育研究センター，2016．
2. 涌井良幸，涌井貞美．統計学の図鑑．技術評論社，2015．
○ 3. 宮川公男．基本統計学．第4版，有斐閣，2015．
4. 南風原朝和．続・心理統計学の基礎．有斐閣アルマ，2014．
5. 石井秀宗．人間科学のための統計分析．医歯薬出版，2014．
6. 緒方　昭．看護統計学への招待．改訂4版，金芳堂，2013．
7. 浜田知久馬．新版　学会・論文発表のための統計学．真興交易医書出版部，2012．
8. 向後千春，冨永敦子．統計学がわかる．技術評論社，2007．
9. 小島寛之．完全独習　統計学入門．ダイヤモンド社，2006．
10. 田久浩志，小島隆矢．マンガでわかるナースの統計学．オーム社，2006．
11. 吉田耕作．直感的統計学．日経BP社，2006．
12. 大村　平．今日から使える統計解析．講談社，2005．
13. 高橋　信．マンガでわかる統計学．オーム社，2004．
14. 山田剛史，村井潤一郎．よくわかる心理統計．ミネルヴァ書房，2004．
15. 三土修平．ミニマムエッセンス統計学．日本評論社，2004．
16. 野村由司彦．図解　確率・統計入門．コロナ社，2004．
17. 中野正孝．新版　看護系の統計調査入門．真興交易医書出版部，2003．
18. 足立堅一．統計学超入門．篠原出版新社，2003．
19. 本田克也，浅野昌充，神庭純子．統計学という名の魔法の杖．現代社，2003．
20. 永田　靖．サンプルサイズの決め方．朝倉書店，2003
○ 21. 南風原朝和．心理統計学の基礎．有斐閣アルマ，2002．
22. Rowntree D（加納　悟訳）．新・涙なしの統計学．新世社，2001．
23. 佐伯　胖，松原　望 編．実践としての統計学．東京大学出版会，2000．
24. 吉田寿夫．本当にわかりやすいすごく大切なことが書いてあるごく初歩の統計の本．北大路書房，1998．
25. 粕谷英一．生物学を学ぶ人のための統計のはなし．文一総合出版，1998．
26. 永田　靖．統計的方法のしくみ．日科技連，1996．
27. 服部　環，海保博之．Q&A心理データ解析．福村出版，1996．
28. 鳥居泰彦．はじめての統計学．日本経済新聞社，1994．
○ 29. 永田　靖．入門　統計解析法．日科技連，1992．
○ 30. 東京大学教養学部統計学教室編．統計学入門．東京大学出版会，1991．

索引

あ
アンスコムの数値例	77

い
イエーツの連続性補正	191
異集団の混在	72
一様分布	104
一致性	164
因果関係	73

う
ウェルチの近似法	146, 174
ウェルチの検定	191
打ち切りデータ	71
上側確率	97, 137, 189
上側信頼限界	164

え
疫学	213
円グラフ	25

お
折れ線グラフ	25
帯グラフ	25

か
カイ2乗	135
カテゴリー	14
カテゴリー化	15, 26, 55
加重平均	48
過度の一般化	72, 205
回帰	75
——による平方和	76
——の変動	76
回帰係数	55, 73
回帰直線	55, 73
回帰分析	55, 73, 76
階級	26
——の個数	29
階級値	26
確率モデル	91, 117, 122, 149, 208
確率分布	86
確率変数	86, 117, 118
確率密度	51, 88
確率密度関数	88

確率論	7, 84
片側検定	182
合併した分散	145, 173
看護研究	15, 191, 204, 207, 209, 212
間隔尺度	13
頑健性	208
感度	195
幹葉表示	32
関連	55
関連係数	55
観測度数	60, 187

き
危険率	159, 194
記述統計	8, 16, 113, 199, 209
記述統計学	7, 18, 114
記述統計量	19, 81
帰無仮説	178
帰無分布	179
偽陰性	194
偽陽性	193
規則性	6, 31
基本統計量	19, 45
寄与率	55, 76
幾何平均	33
期待値	90
——の加法性	100
期待度数	59, 60, 187
棄却	157, 178
棄却域	159, 180
疑似相関	72
級間変動	78
級内変動	78
共分散	67, 68
共変動	67, 70

く
クラメルの関連係数	60
クロス集計	56
クロス集計表	56
クロス表	55, 56
区間推定	154, 199, 200, 201
偶然誤差	211
群間平方和	78
群間変動	78
群内平方和	78

群内変動	78

け
系統誤差	205, 211
決定係数	55, 76
限界水準	181
研究デザイン	210
検出力	195, 198, 199
検定	157
——の非対称性	192
検定統計量	179
——の実現値	180
検定力	195

こ
コイン	87, 92, 93, 176
コンピュータシミュレーション	108, 111
ゴセット	142
個人差	6, 199
誤差	211
根拠に基づく医療	4
根拠に基づく看護	4

さ
サイコロ	85, 87, 94, 100, 104, 111
サンプリング	117
サンプル	16, 114
サンプルサイズ	19, 117
差あり仮説	157, 178
差なし仮説	157, 178
再生性	104, 133, 142
採択	157, 178
採択域	159, 180
最小値	26
最小2乗法	74
最大値	26
最頻値	34
三平方の定理	80
散布図	55, 64
散布度	25, 33, 37
算術平均	33
残差	74
——の変動	76
残差平方和	76

索引

し
シンプソンのパラドックス	61
四分位数	34
四分位範囲	37
四分位偏差	37
自由度	61, 135, 164
自由度1のχ^2分布	136, 188, 190
事象	86
視聴率	19, 107, 120, 143
試行	85
下側確率	97
下側信頼限界	164
実現値	84, 87
悉皆調査	115
質的データ	13
質的変数	13
社会調査	7, 207
尺度	11
尺度水準	11, 34
周辺度数	56
周辺分布	56
従属変数	73
順序尺度	11, 13, 34, 72
順序性	11
順位相関係数	72
信頼区間	164
信頼係数	164, 179
信頼限界	164, 182
信頼性	164
信頼度	156, 164, 194

す
スピアマンの順位相関係数	72
図表化	9, 19
推測	6
推測統計	16, 112
推測統計学	7
推定値	139, 143, 156, 162
推定統計量	162
推定量	162, 179, 198
──の実現値	162
数値要約	9, 19
数理統計学	7, 204

せ
セル	56
正の相関関係	65, 67
正規近似	107, 132, 133, 182
正規性	205
正規分布	30, 41, 52, 92, 94, 149, 205
正規分布表	98
正規母集団	116, 132, 208
生物統計学	7
精度	127, 164, 174
積事象	86
切断効果	71
絶対零点	13

そ
相加平均	33
相関	55
相関係数	55, 68, 70
相関図	64
相関比	55, 78
相関表	66
相関分析	66, 73
相乗平均	33
相対度数	25, 26, 56, 57
──の密度	51, 88, 123
層	30, 72
層化	30, 61
層別	72
層別化	30
層別抽出法	128
総度数	56

た
多重比較	191
大数の法則	107, 108, 128, 143
代表性	206
代表値	25, 33
対応がない場合の平均値の差の検定	185
対応がない場合の母平均の差	144
対応のある場合の平均値の差	148
対立仮説	178
第1四分位数	34
第1種の過誤	192
第2四分位数	34
第2種の過誤	194
第3四分位数	34
単純無作為抽出法	207
単峰性	29

ち
地域診断	213
中央値	33, 72
中心位置	90
中心極限定理	107, 108, 133, 149, 153
中心傾向	33
抽出	117
柱状グラフ	28
調和平均	33

て
データ	9
定性データ	13
定量データ	13

と
的中割合	156, 166, 198
適合度のχ^2検定	187
点推定	163

と
トレードオフ	165, 196
度数	25, 26
度数多角形	28
度数分布	25
度数分布表	19, 25, 26
同時度数分布	56
同時分布	56
等間隔性	13
等質性	185
等母分散性	185, 191, 209
統計解析ソフト	7, 81
統計学	6
統計的記述	16
統計的推測	16
統計量	19, 116
──の実現値	118
独立	55, 58, 86, 108
独立試行の定理	94
独立性の検定	55, 61, 188
独立変数	73

な
ナイチンゲール	4
生データ	18, 49

に
二項分布	91, 93, 94, 106, 133, 149
二峰性	30, 36, 72

の
ノンパラメトリック	130, 131, 205, 208

は
バイアス	205, 211
パーセンタイル	34
パスカルの三角形	94
パラメータ	116
パラメトリック	130, 131, 162
パワー	195
背理法	179
倍数関係	13
箱ひげ図	32
外れ値	32, 34, 36, 37, 71
範囲	26, 37

ひ
ヒストグラム	19, 25, 28, 29, 50, 123
ピアソンの積率相関係数	68
比尺度	13
比率	92
左に歪んだ分布	30
百分位	34
表側	56

表頭	56	偏差積和	67	両側検定	164,182,199
標準化	48,91,149	偏差値	48	量的データ	13
標準化変数	91,149,157,166	偏差平方和	40,60,70,76	量的変数	13
標準誤差	127,129,139,153,198	偏相関係数	72	臨界値	98,140,180,182
標準正規分布	96,148	**ほ**		**る**	
標準得点	48,68,134	ポリゴン	28	累積相対度数	26,28
標準偏差	40,41,43,49,70,90,127,129	母集団	16,31,51,114,205,206	累積度数	26,28
標的集団	206	——の再設定	206	**れ**	
標本	16,51,114	母集団分布	121	レンジ	37
——の大きさ	19,117	母数	116	連関	55
——の大きさの見積もり方	175	母比率の検定	184	連続データ	14
——の実現値	118	母分散	116,124	連続型の確率分布	94
標本サイズ	19,117	母分散比の検定	185	連続変数	14
標本データ	86,114,209	母平均	116,124	**ろ**	
標本誤差	119,129,211	法則性	7	ロバストネス	208
標本抽出誤差	119,154	棒グラフ	25	**わ**	
標本抽出調査	115	**み**		歪度	45
標本抽出法	117,128	右に歪んだ分布	29	**欧文，その他**	
標本調査	115,152	**む**		$\sqrt{n}$ 法則	104
標本統計量	116	無限母集団	115,207	0-1 データ	11,92
標本比率の標準誤差	143	無作為	117	2×2クロス表	56
標本分散	124,162	無作為抽出	117,122,152,205,207	2種類の過誤	192
標本分布	125,129,138,149,163,198,207	無作為標本	117,207	2値データ	11,92
標本平均の標準誤差	127	無相関	65	2値変数	92
標本変動	119,129	無名数	43,48,70	2標本の平均値の差の検定	185
ふ		**め**		2標本問題	144,173,185
フィッシャー	147	名義尺度	11,34	3シグマ範囲	98
——の直接確率	191	面積95%区間	53,98,136,137,139,140,	4分クロス表	56,188
フレーム	207		141,143,146,153	95%信頼区間	153
不確実さ	9	**も**		α エラー	192
不偏推定量	163	目的変数	73	β エラー	194
不偏分散	124,138,164	**ゆ**		ϕ 係数	61
負の相関関係	65,67	有意確率	181	χ^2	135
分散	40,48,49,70,90	有意水準	158,164,179,200	——検定	184,186
分散説明率	76	有限修正項	207	——値	60
分散分析	55,80,147	有限母集団	115,207	——分布	148,149,170,186
分布	9,135	**よ**		accept	178
——の形状	33	予測	73	alternative hypothesis	178
へ		予測値	74	analysis of variance	80
ベイズ統計学	214	要約統計量	19,45	ANOVA	80
ベルカーブ	96	**ら**		association	55
ベルヌーイ試行	92	ランダム	117	binomial distribution	93
ベルヌーイ分布	91,92,106,149	ランダムサンプリング	117	central limit theorem	108
ベルヌーイ母集団	132	**り**		chi-square distribution	135
平均	33	離散データ	14	confidence interval	164
——への回帰	75	離散型の確率分布	92	correlation	55
平均値	33,35,49	離散型一様分布	87	correlation coefficient	68
——からの偏差	67	離散変数	14	covariance	68
——の科学	33,103	両側確率	97,140	data	9
平均偏差	39,40			deviation	37
平方和の分解	76,78			distribution	9
変数	10			EBM	4
変動係数	43			EBN	4
変量	10				
偏差	37				
偏差積	67				

Excel 関数	*98,137,140,166*	population	*16,114*	significant	*179*
expectation	*90*	probability	*85*	standard deviation	*40,90*
F 検定	*185*	p 値	*181*	standard error	*127*
F 分布	*146,147,149*	range	*37*	statistic	*116*
independent	*86*	regression	*75*	statistics	*6*
mean	*33*	—— analysis	*73*	t 検定	*183,185*
median	*33*	—— coefficient	*73*	t 分布	*139,140,142,148,149,172*
mode	*34*	—— line	*73*	variable	*10*
normal distribution	*96*	reject	*178*	variance	*40,90*
null hypothesis	*178*	sample	*16,114*	Z 得点	*48*
parameter	*116*	scattergram	*64*		
pooled variance	*145*	significance level	*164*		

【著者略歴】
大木秀一（おおき しゅういち）

東京大学医学部保健学科卒業，東京大学大学院医学系研究科保健学専攻修了，山梨医科大学医学部医学科卒業，博士（保健学）（東京大学），博士（医学）（東京大学）．社会医学系指導医・専門医，日本医師会認定産業医，健康スポーツ医，労働衛生コンサルタント，情報セキュリティアドミニストレータ，日本公衆衛生学会認定専門家．
専門は，公衆衛生学，遺伝疫学，双生児（多胎）研究．
元石川県立看護大学教授．医学，保健学，看護学の分野で公衆衛生学，疫学，統計解析，研究方法論の教育に携わる．数少ない多胎研究者として，遺伝疫学研究とともに多胎育児家庭支援の地域参加型実践研究（CBPR）に取り組む．
主な著書：「文献レビューのきほん」（医歯薬出版），「量的な看護研究のきほん」（医歯薬出版），「基本からわかる看護疫学入門 第3版」（医歯薬出版），「基本からわかる看護統計学入門 第2版」（医歯薬出版），「多胎児家庭支援の地域保健アプローチ」（ビネバル出版），（以下，分担執筆），「よくわかる看護研究の進め方・まとめ方 第3版」（医歯薬出版），「よくわかる地域看護研究の進め方・まとめ方」（医歯薬出版），「医療職のための　公衆衛生・社会医学」（医学評論社），「臨床ゲノム科学入門」（杏林図書），「すぐに役立つ双子・三つ子の保健指導BOOK」（診断と治療社）など多数．

基本からわかる
看護統計学入門　第2版　　ISBN978-4-263-23683-3

2008年11月25日　第1版第1刷発行
2016年 1月10日　第1版第9刷発行
2016年 9月20日　第2版第1刷発行
2024年 1月10日　第2版第9刷発行

著　者　大　木　秀　一
発行者　白　石　泰　夫
発行所　医歯薬出版株式会社
〒113-8612　東京都文京区本駒込1-7-10
TEL．(03)5395-7618（編集）・7616（販売）
FAX．(03)5395-7609（編集）・8563（販売）
https://www.ishiyaku.co.jp/
郵便振替番号　00190-5-13816

乱丁，落丁の際はお取り替えいたします　　印刷・三報社印刷／製本・明光社
© Ishiyaku Publishers, Inc., 2008, 2016. Printed in Japan

本書の複製権，翻訳権，翻案権，上映権，譲渡権，貸与権，公衆送信権（送信可能化権を含む）・口述権は，医歯薬出版（株）が保有します．
本書を無断で複製する行為（コピー，スキャン，デジタルデータ化など）は，「私的使用のための複製」などの著作権法上の限られた例外を除き禁じられています．また私的使用に該当する場合であっても，請負業者等の第三者に依頼し上記の行為を行うことは違法となります．

JCOPY ＜出版者著作権管理機構 委託出版物＞
本書をコピーやスキャン等により複製される場合は，そのつど事前に出版者著作権管理機構（電話03-5244-5088，FAX 03-5244-5089，e-mail:info@jcopy.or.jp）の許諾を得てください．